# Kinder in Bewegung

Aus Gründen der besseren Lesbarkeit haben wir uns entschlossen, durchgängig die männliche (neutrale) Anredeform zu nutzen, die selbstverständlich die weibliche mit einschließt.

Das vorliegende Buch wurde sorgfältig erarbeitet. Dennoch erfolgen alle Angaben ohne Gewähr. Weder die Autoren noch der Verlag können für eventuelle Nachteile oder Schäden, die aus den im Buch vorgestellten Informationen resultieren, Haftung übernehmen.

Sollte diese Publikation Links auf Websiten Dritter enthalten, so übernehmen wir für deren Inhalte keine Haftung, da wir uns diese nicht zu eigen machen, sondern lediglich auf deren Stand zum Zeitpunkt der Erstveröffentlichung verweisen.

GERFEN | KURPIERS | HOFFMANN

# Kinder in Bewegung

## 100 TIPPS GEGEN BEWEGUNGSMANGEL UND FEHLERNÄHRUNG

Meyer & Meyer Verlag

Für meine Mutter Edda Gerfen

DANKE für eine liebevolle und unbeschwerte Kindheit

Kinder in Bewegung

Bibliografische Information der Deutschen Nationalbibliothek
Die Deutsche Nationalbibliothek verzeichnet diese Publikation in der Deutschen Nationalbibliografie; detaillierte bibliografische Details sind im Internet über <http://dnb.d-nb.de> abrufbar.

Alle Rechte, insbesondere das Recht der Vervielfältigung und Verbreitung sowie das Recht der Übersetzung, vorbehalten. Kein Teil des Werkes darf in irgendeiner Form – durch Fotokopie, Mikrofilm oder ein anderes Verfahren – ohne schriftliche Genehmigung des Verlages reproduziert oder unter Verwendung elektronischer Systeme verarbeitet, gespeichert, vervielfältigt oder verbreitet werden.

© 2020 by Meyer & Meyer Verlag, Aachen
Auckland, Beirut, Dubai, Hägendorf, Hongkong, Indianapolis, Kairo, Kapstadt,
Manila, Maidenhead, Neu-Delhi, Singapur, Sydney, Teheran, Wien

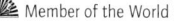 Member of the World Sport Publishers' Association (WSPA)

Gesamtherstellung: Print Consult GmbH, München

ISBN 978-3-8403-7695-5
E-Mail: verlag@m-m-sports.com
www.dersportverlag.de

# Inhalt

| | | |
|---|---|---|
| Einleitung | | 8 |
| **1** | **Psychologie** | **10** |
| 1.1 | Vertrauen und Vorbilder | 10 |
| 1.2 | Interview mit Katrin Junge, Life-Coach | 20 |
| 1.3 | Die Ge³hzeit-Formel für Kinder | 29 |
| 1.4 | Interview mit Maria Horn, Kinder-Jugend-Eltern- und Familiencoach mit Praxis in Hannover | 39 |
| **2** | **Bewegung** | **52** |
| 2.1 | Medizinischer Stellenwert von Sport und Bewegung im Kindesalter, Dr. med. Corinna Abrolat | 52 |
| 2.2 | So war es bei mir… Nico Kurpries | 56 |
| 2.3 | Legen wir los! | 57 |
| 2.4 | Bewegungsempfehlungen des Bundesministeriums für gesundheitliche Aufklärung | 58 |
| 2.5 | Der kindliche Bewegungsdrang | 59 |
| 2.6 | Unbekanten Ursachen von Übergewicht auf der Spur – Teil 1 – die Epigentik | 62 |
| 2.7 | Bewegung kann „Wunder" bewirken | 64 |
| 2.8 | Casper | 65 |
| 2.9 | Rieke | 67 |
| 2.10 | Unterstützung | 69 |
| 2.11 | Früh übt sich | 71 |
| 2.12 | Interview mit „Team mamico": Melanie Goldbeck und Kathrin Traullé | 72 |
| 2.13 | Lernen und Bewegung | 79 |
| 2.14 | Interview mit Horst Lutz zu Life Kinetik® | 81 |
| 2.15 | Das Life-Kinetik®-Programm für zu Hause | 88 |
| 2.16 | In der Ruhe liegt die Kraft | 93 |
| 2.17 | Interview mit Franziska Maria Sirignano | 96 |
| 2.18 | Die Qual der Wahl – welche Sportart für mein Kind? | 107 |
| 2.19 | So behält Ihr Kind die Lust an der Bewegung | 109 |
| 2.20 | Verein, ja oder nein? | 111 |
| 2.21 | Die beliebtsten Sportarten | 114 |
| 2.22 | Mannschaftssport vs. Individualsport | 119 |

• Kinder in **Bewegung**

| | | |
|---|---|---|
| **3** | **Ernährung** | **120** |
| 3.1 | Essen ist Liebe | 121 |
| 3.2 | Ein Gespräch mit Sabrina Maaßen, Therapeutin am Adipositaszentrum in Passau | 124 |
| 3.3 | Essen ist Kultur | 127 |
| 3.4 | Wir haben Hunger, Hunger, Hunger… | 128 |
| 3.5 | Ernährungsmedizinerin Dr. Jessica Männel klärt auf! | 129 |
| 3.6 | Die ersten 1.000 Tage | 132 |
| 3.7 | Geschmack entsteht im Bauch | 132 |
| 3.8 | Nicht für zwei essen | 132 |
| 3.9 | Von Evolution und Selbstregulation | 134 |
| 3.10 | Was das Kind nicht kennt, isst es nicht | 135 |
| 3.11 | Und täglich grüßt der Teller Nudeln | 138 |
| 3.12 | Interview mit Dr. Alexa Iwan, der bekannten Moderatorin zahlreicher TV-Formate | 139 |
| 3.13 | Essalltag im Wandel | 149 |
| 3.14 | Mahlzeit = Familienzeit | 151 |
| 3.15 | Zu Tisch, bitte… | 152 |
| 3.16 | Eltern als Gastgeber | 155 |
| 3.17 | Süße Seelentröster | 158 |
| 3.18 | Geschmack als Leitmotiv | 161 |
| 3.19 | Leben im Schlaraffenland – zwischen Smartphone, Snacks und (zu wenig) Sport | 162 |
| 3.20 | Mahlzeit = medienfreie Zeit | 163 |
| 3.21 | Was auf den Teller gehört | 165 |
| 3.22 | Getränke | 167 |
| 3.23 | Obst und Gemüse | 168 |
| 3.24 | Getreide, Kartoffeln und Hülsenfrüchte | 170 |
| 3.25 | Milch und Milchprodukte | 172 |
| 3.26 | Fleisch, Fisch, Eier | 173 |
| 3.27 | Ernährungsmedizinerin Dr. Jessica Männel klärt auf! | 175 |
| 3.28 | Vegane und vegetarische Ernährung für Kinder? | 180 |
| 3.29 | Streich-, Backfett und Öl | 182 |
| 3.30 | Süßigkeiten | 182 |
| 3.31 | Kinderlebensmittel | 183 |
| 3.32 | Mahlzeitenverteilung im Tagesverlauf | 185 |
| 3.33 | Knigge für Eltern/Erziehungsberechtigte | 186 |
| 3.34 | Ernährungsmedizinerin Dr. Jessica Männel klärt auf! | 188 |

| | | |
|---|---|---|
| 3.35 | Rezepte | 199 |
| 3.36 | Kinder | 212 |
| 3.37 | 100 Tipps kompakt | 213 |

## Anhang — 224

| | | |
|---|---|---|
| 1 | Literaturverzeichnis | 224 |
| 2 | Buchempfehlung | 234 |
| 3 | Die Autoren | 235 |
| 4 | Danke | 241 |
| 5 | Bildnachweis | 242 |

• Kinder in Bewegung

# Einleitung

## „Papa?" – „Papa?" – „P A P A!"

„Jan, wie spät ist es denn, was ist los?", entgegne ich aufgeschreckt meinem kleinen Sohn Jan mit gleichzeitigem und ungläubigem Blick auf den Wecker. „Papa, spielen, Luftballon!" Schlaftrunken erwidere ich Jan, dass es erst kurz nach fünf Uhr morgens ist und wir noch zwei Stunden schlafen können.

Diese Szene hat sich bereits vor etwas längerer Zeit ereignet. Jan war drei Jahre alt und liebte es, im Wohnzimmer und im Flur mit Luftballons zu spielen.

Sein Bewegungsdrang war sehr ausgeprägt, zur Freude, aber in solchen Situationen auch zum Unmut seiner Eltern.

Wahrscheinlich haben Sie als Mutter oder Vater schon ähnliche Situationen erlebt. Später die Auflösung, wie wir uns seinerzeit arrangiert haben…

Wir als Autoren sind sehr glücklich und stolz darauf, Ihnen mit *Kinder in Bewegung* ein Ratgeberbuch zu präsentieren, das nicht den Anspruch hat, Sie als Eltern zu missionieren oder zu bevormunden. Nein, vielmehr verstehen wir uns als Impulsgeber und Motivatoren, Ihnen Wege aufzuzeigen, die Sie in der Erziehung und Begleitung Ihrer Kinder vielleicht bislang noch nicht gegangen sind.

Nationale und internationale Studienergebnisse kommen übereinstimmend zu dem Ergebnis, dass Kinder sich heute weniger bewegen und schlechter ernähren als früher („RKI – EsKiMo II", 2019; Guthold, Stevens, Riley & Bull, 2020).

Unser Anspruch ist es, Sie und Ihre Kinder für eine gesunde Ernährung und mehr Bewegung zu sensibilisieren und Ihnen Mut zu machen, dass es nie zu spät ist, um Dinge zu ändern.

Ein interdisziplinäres Team aus Ärzten, Psychologen, Professoren und Doktoren aus Bewegungs- und Sportwissenschaft beleuchtet in diesem Buch den Dschungel aus Empfehlungen und Ratgebern, die es so zahlreich auf dem Markt gibt.

## Einleitung

Wir interviewten Experten und wir setzten uns kritisch mit allgemeinen Thesen und Informationen zu den Themen *Bewegung* und *Ernährung* auseinander. Basierend auf den neuesten psychologischen und wissenschaftlichen Erkenntnissen, geben wir Tipps und Denkanstöße.

Gleichzeitig war es uns wichtig, Menschen zu Wort kommen zu lassen, die in ihrer täglichen Arbeit mit Kindern so wertvolle Helfer und Unterstützer sind.

Wir schauen oft nur auf die Symptome von Bewegungsmangel und Übergewicht, vergessen jedoch die Ursachenforschung. Der Schlüssel liegt sehr oft unter einem „dicken" Schutzschild des Kindes begraben.

Lassen Sie uns also loslegen, um nach dem Schlüssel zu suchen. Dabei erfahren Sie in zahlreichen Fallbeispielen von unseren Experten, was es alles braucht für Ihr Kind, um ein vitales, glückliches und bewegungsfreudiges Leben zu führen.

Das Buch wird Ihnen helfen, Zusammenhänge zu erkennen und eine Anleitung geben, eingefahrene Muster aufzulösen.

Begleiten statt erziehen, ist hierbei ein Schlüsselsatz im ersten Kapitel dieses Buches.

Eine Eltern-Kind-Beziehung ist eine Beziehung auf Augenhöhe, aber auch eine Beziehung, in der es Regeln, Rituale und Absprachen gibt, die von Eltern und Kindern eingehalten werden sollten.

Mit meinem Sohn habe ich übrigens die Absprache getroffen, dass es eine feste (humane) Spielzeit nach Zähneputzen und Anziehen gibt.

Wir wünschen Ihnen viel Freude beim Lesen dieser Lektüre. Lassen Sie sich inspirieren und haben Sie den Mut, unsere Tipps in die Tat umzusetzen!

# 1 Psychologie

## 1.1 Vertrauen und Vorbilder

Parcour, so heißt der neue Trendsport, in dem Kinder, aber auch Erwachsene, über natürliche oder aufgebaute Hindernisse springen. Jarno, mein ältester Sohn, hängt nun da oben mit seinen neun Jahren an einer Stange auf einem von der Stadt angebotenen Parkour-Gelände und überlegt sich, wie er heil wieder auf den Boden, im besten Fall auf seine Füße, zurückkehren kann.

„Soll ich helfen?" Nein, natürlich nicht, er ist ja auch irgendwie von alleine dort hinaufgekommen. Sich helfen lassen vom Papa? Ziemlich uncool.

Nach langer Überlegung und durch die Zurufe anderer Kinder, denen die reifliche und sehr langwierige Überlegung meines Sohnes merklich auf die Nerven ging, setzte er zum Sprung an. Okay, man konnte nicht behaupten, dass er dafür im Turnen die Höchstnote erhalten hätte. Seine Hose überstand dieses Manöver auch nicht völlig unbeschadet. Er hat es jedoch geschafft, ohne sich das Genick dabei zu brechen. „Siehst du, Papa, kann ich doch ganz alleine!"

Ganz sicher können Sie von ähnlichen Erfahrungen berichten, denn wer viel mit Kindern zu tun hat, weiß, wie sehr sie solchen Nervenkitzel lieben, das „Spielen" mit der Gefahr, die Höhe, die Geschwindigkeit, das Schaukeln, Hängen und Balancieren. Im Spiel mit dem Wagnis und dem selbstgewählten Risiko loten Kinder Grenzen aus, um Schritt für Schritt darüber hinauszuwachsen, um so die eigenen kleinen und großen Ängste zu besiegen und Vertrauen in die eigenen Fähigkeiten zu entwickeln. Durch diese Erfahrungen lernen Kinder neue Bewegungsmuster kennen und schärfen ganz nebenbei ihre Intuition. Zum einen, um Situationen besser einzuschätzen zu können. Und zum anderen, um mehr Sicherheit zu erlangen.

Psychologie •

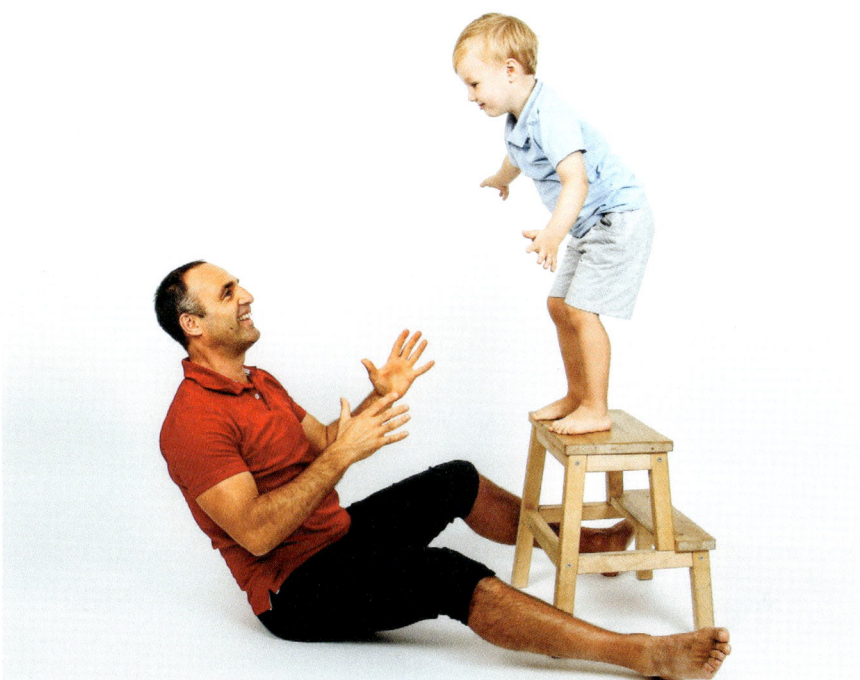

## Vertrauen geht vor?

In unserer Gesellschaft der Sicherheitsmaximierung hat das Wort *Risiko* einen negativen Beigeschmack, vor allem, wenn es um Kinder geht. Doch wo die Grenze ziehen, zwischen echter Gefahr, Risiko oder einem Wagnis?

Ein gutes Beispiel dafür ist der Straßenverkehr. Mein kleiner Sohn Jan, der vor Kurzem vier Jahre alt geworden ist, hat das Links-rechts-links-Schauen beim Überqueren der Straße bereits gut verinnerlicht. Trotzdem wäre es fahrlässig, ihn fortan unbeaufsichtigt alleine das Überqueren der Straße zu überlassen. Ein Hund, eine Katze, ein Ball, schon ist es vorbei mit der gut gemeinten Verkehrserziehung. Ähnlich verhält es sich beim Baden im Schwimmbad oder im Meer. Muscheln suchen an der Wasserkante, herrlich! Alleine ins Meer gehen und mit den Wellen kämpfen? Eher nein.

Im Unterschied zu diesen realen Gefahren stellen Wagnisse oder auch Risiken Kinder vor Herausforderungen, an denen sie, beim Bewältigen dieser Herausforderungen, wachsen.

Wie hoch klettere ich auf den Baum, wie schaffe ich es, auf einer Mauer von A nach B zu balancieren, ohne dabei im Dornengebüsch zu landen?

## Kinder in Bewegung

Vor Kurzem hörte ich auf dem Spielplatz eine Mutter ihrem Kind zurufen: „Laufe nicht so schnell, dann kannst du hinfallen!" Ich bin mir sicher, dass Sie mit mir einer Meinung sind, dass man „schnelles Laufen" nicht als lebensgefährliche Situation einstufen kann, aber die Mutter interpretierte „schnelles Laufen" als eine echte reale Gefahr.

Vielleicht wurde eine Schramme verhindert, aber was wäre schlimm daran gewesen? Das Mädchen tat mir leid, wie soll sie sich echten Risiken stellen, wenn selbst kleinste Erfahrungswerte im Keim erstickt werden?

Der mütterliche Alarm, wohl nicht der Einzige dieser Art, zementierte in diesem Fall die Welt als Ort von Gefahren, die das Kind allein nicht bewältigen kann.

### Entspannen Sie sich

Dabei könnten sich Eltern bei dem überschaubaren Risiko, dass Kinder beim Spiel meist eingehen, durchaus entspannen. Klettern zum Beispiel ist eine der sichersten Tätigkeiten überhaupt. In unserer Stadt gibt es eine Indoor-Spielarena mit einem Kletterpark. Bei schlechtem Wetter eine hervorragende Alternative zum Spielen im Park, auf dem Sportplatz oder im Wald. Meine beiden Jungs lieben es, dort Spielnachmittage zu verbringen. Der „Große" (neun Jahre) passt auf den „Kleinen" (vier Jahre) auf und der Papa nutzt die Zeit für Gespräche mit anderen Eltern oder beim Entspannen und Trinken eines Cappuccinos.

### Erfahrungsangst und Abenteuer

Heute findet der Großteil des Kinderlebens unter Beaufsichtigung statt: daheim, auf dem Spielplatz, im Kindergarten, im Hort, bei Sport- und Freizeitaktivitäten. Sind die Erwachsenen dann noch übervorsichtig, schränkt das doppelt ein – ein Problem, das durchaus mit dem Älterwerden zusammenhängen kann.

Denn mit den Jahren gewinnen wir an Erfahrung, damit aber auch, was die Fachwelt *Erfahrungsangst* nennt. Kindergartenkinder besitzen diese logischerweise kaum. Unbekümmert leben sie im Augenblick und erwerben beim Spielen ganz nebenbei motorische, kognitive und soziale Fähigkeiten.

Eine Voraussetzung dafür ist allerdings eine geeignete Umgebung, die möglichst viele komplexe und koordinative Möglichkeiten anbietet. Wenn es denn nicht ein Areal in der Natur sein sollte, so bieten sich hierfür auch Abenteuerspielplätze an. Kinder lernen, mit allen Sinnen zu spielen. Auf diese Weise stimulieren sie ihr Gehirn und trainieren ihre motorischen Fähigkeiten.

Psychologie

Mit meinen beiden Kindern gehe ich des Öfteren auf einen Kinderspielplatz in einem nahe gelegenen Wald. Am interessantesten sind dort nicht etwa die Spielgeräte, sondern vielmehr der steile Hügel zum Hinaufkraxeln und Herunterrutschen (ja, die Anziehsachen werden schmutzig) oder das Sammeln von Stöcken und das Klettern auf Bäume. Ganz sicher finden sich ähnliche Plätze in Ihrem näheren Umfeld.

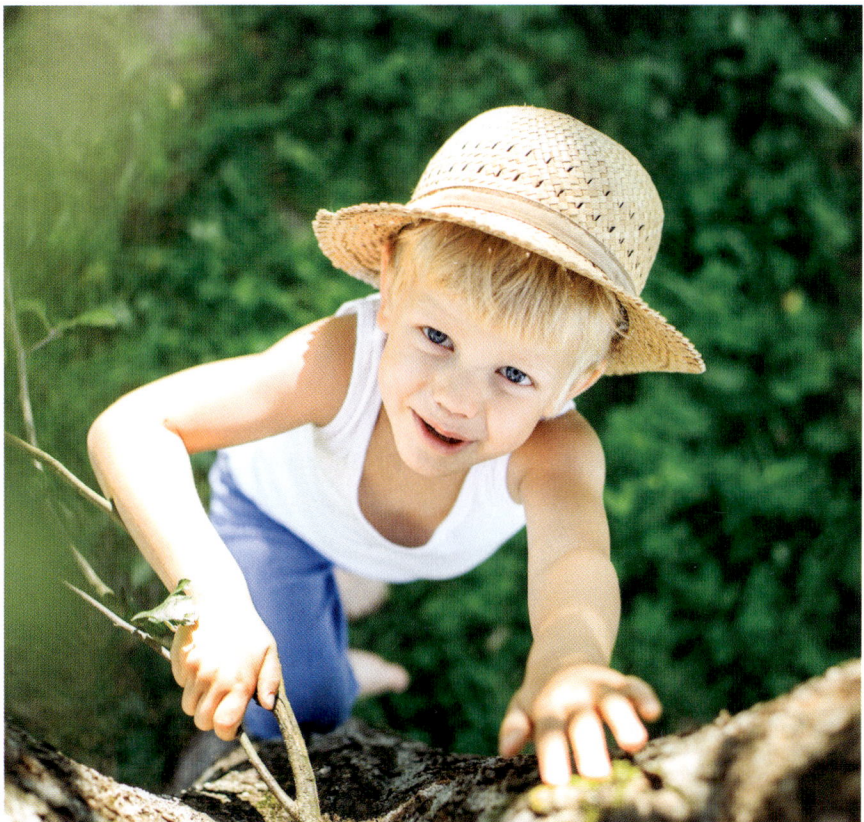

## Verhaltenstherapie bei Herausforderungen

Ganz unbewusst benutzen Kinder eine Technik, die als eine der wirksamsten zur Behandlung von Angststörungen eingesetzt wird, die *Verhaltenstherapie*.

**Stelle dich der Gefahr, halte sie aus und wachse daran.**

Kinder lernen, wie beispielsweise beim Hinaufklettern von Bäumen, sich Step by Step in kleinen Etappen und Erfolgsschritten der „großen" Angst zu nähern und sie zu überwinden.

## Kinder in Bewegung

Werden vermeintlich gefährliche Situationen, wie das Klettern auf hohen Bäumen, nun ständig eingeschränkt, angstvoll kommentiert oder verboten, bleibt die Angst des Kindes bestehen. Ängstliche Eltern schaffen damit ängstliche Kinder, oder, so befürchten einige Wissenschaftler, sogar angstgestörte Kinder, die später zu angstgestörten Erwachsenen werden.

Auf der anderen Seite können übertriebene Anforderungen der Eltern auch zu Furcht und Frust bei Kindern führen.

Wer sich als Kind infolge dieser externen Erwartungshaltungen nicht sicher bewegt, hat auch auf anderen Spielfeldern Probleme. Das fängt beim Turnunterricht an, den ängstliche und motorisch unsichere Kinder nicht selten als demütigend und ausgrenzend erleben.

### Einteilung von „Gefahren"

Die meisten Spielplatzstudien fokussieren sich auf Kinder im Vorschulalter, doch laut dem englischen Risikoforscher David Ball werden gerade ältere Kinder durch zu viele Sicherheitsmaßnahmen davon abgehalten, sich auf Spielplätzen auszutoben. Sie würden dann eher gefährlichere Plätze aufsuchen oder gar die gesunde Bewegung ganz vernachlässigen, was in beiden Fällen nicht erstrebenswert wäre (Ball, 2002).

Die norwegische Psychologin Ellen Sandseter beobachtete eine Vielzahl von Vorschulkindern beim Spielen und definierte 2007 sechs Bereiche, die von Kindern als besonders aufregend empfunden werden (Sandseter, 2007a):

1. große Höhen (wie Klettern, kopfüber herunterhängen etc.);
2. hohe Geschwindigkeit (schnelles Laufen, Mountainbiken, Seifenkistenrennen etc.);
3. wildes Toben und Raufen (kämpfen, rangeln etc.);
4. Nähe von Gefahrenstellen (steile Abhänge, Feuer, eisiges Wasser etc.);
5. Aufsichtsperson verlässt die Spielgruppe;
6. gefährliche Geräte (Beile, Messer, Sägen etc.).

Sie denken, dass dies alles zu gefährlich für Kinder sei? Ja, ich gebe Ihnen an manch einer Stelle recht, denn gerade beim Spielen erkennen Kinder im Eifer des Gefechts oft nicht die Gefahr.

In vielen Ländern der Erde schauen Eltern jedoch mit anderen Augen auf diese „Gefahren".

In Gambia etwa beobachtete 2009 die englische Ethnologin Morgan Leichter-Saxby kleine Jungs, die mit selbst gefertigten Bögen und Messern auf Wildschweinjagd gingen (Leichter-Saxby, 2009).

Kein Erwachsener hatte diesen Kindern den Bau der Waffen gezeigt. Das Wissen wurde von einer Kindergeneration an die nächste weitergegeben. Den kleinen Bruder, so erzählten sie, würden sie erst mitnehmen, wenn er acht ist. Bis dahin jage er Kaninchen. Es stand auch niemand unter dem riesigen Mangobaum, der die wilden Kraxler aufgefangen hätte. „Ein Kleinkind wusste am Ende eines Zweigs nicht mehr weiter", schreibt die Forscherin in ihrem Blog. „Da ließ es sich einfach fallen, schüttelte sich den Staub von den Kleidern und startete den nächsten Versuch." Nun ja, zum Glück hat dies mein Sohn Jarno nicht in der Art und Weise auf dem Betonpflaster des Parkour-Geländes in unserer Stadt praktiziert.

## War früher alles besser?

Nein, ganz sicher nicht, aber eben ganz anders. Früher waren in einer Selbstverständlichkeit Kinder einfach Kinder. Heute vereinnahmen Erwachsene Kinder. Ein Masterplan steht über allem und soll Kinder zu leistungsfähigen und angepassten Erwachsenen werden lassen.

Kinder hatten auch schon vor 50 Jahren „Termine" und ausgefüllte Tagesabläufe. Sie waren aber selbstbestimmt in ihrem Handeln und nicht fremdbestimmt durch Eltern, die als Chauffeure, Mentoren und Motivatoren natürlich immer nur das Beste für ihre Kinder wollen. Leider erzeugt das auch viel Druck und (Alltags-)Bewegung bleibt dabei auch allzu oft auf der Strecke.

Heute leben Kinder auf Inseln, die Wohnung, Schule, Sportverein und Freunde heißen. Die gab es früher auch, nur mit dem Unterschied, dass wir die Brücken zu diesen Inseln selbstständig erkundet und bewältigt haben. Wir machten uns früher unsere Umgebung in sogenannten *konzentrischen Kreisen* vertraut. Der sichere Hafen Elternhaus und die unmittelbare Umgebung darum herum, weiter bis zur Nachbarschaft als der nächste Schritt, bis hin zur Erkundung der gesamten Ortschaft.

Kinder der Gegenwart werden mit dem Auto zu diesen Inseln gefahren. War es früher so, dass Mutter und Vater zu festen Zeiten arbeiteten und in der Regel ein Auto pro Haushalt zur Verfügung stand, sind es nun in modernen Arbeitszeitmodellen im Schnitt zwei Autos pro Haushalt.

# Kinder in Bewegung

Der Weg ist das Ziel, heißt es so schön. Im Fall von mehr Bewegung trifft diese Weisheit zu, wenn ich überlege, wie wie viele Wegstrecken wir damals zu unseren „Inseln" zu Fuß oder mit dem Fahrrad zurücklegen mussten.

## Familienkonstellationen

Ein weiterer, entscheidender Unterschied zu früher liegt in der Veränderung von Familienkonstellationen. Das Modell „Großfamilie" existiert nicht mehr.

Großeltern als Betreuungspersonen leben nicht mehr in demselben Haus mit ihren Kindern und Enkelkindern zusammen, sondern, falls nicht mehr autark in den eigenen vier Wänden, in Seniorenwohnheimen.

Meine Eltern waren beide berufstätig in meiner Kindheit. Meine Großeltern lebten bei uns im Haus. Es war immer eine Bezugsperson für mich anwesend. Nach der Schule wartete meine Großmutter mit dem Mittagessen auf mich. Anschließend ging es zum Spielen nach draußen. Mal mit Freunden, aber oft auch alleine. Draußen, die Natur, das war unsere Spielwiese.

Heute spielen kaum noch Kinder in der Natur, bestenfalls auf dem Kinderspielplatz oder im künstlich angelegten Park nebenan. Ein Grund für das Naturdefizit wird im steigenden Verkehrsaufkommen gesehen. So berechtigt die Sorge vor dem Straßenverkehr auch ist, einen Grund für ein Vermeidungsverhalten stellt dieser nicht dar, wie zahlreiche Studien belegen. So ist im Vergleich von 1980 zu 2018 ein Rückgang von 75 % bei tödlichen Verkehrsunfällen zu verzeichnen („Verkehrstote in Deutschland bis 2018 | Statista", 2019).

## Verlust des Urvertrauens in Sicherheit

Trotz aller Statistiken, die belegen, dass im Gegensatz zu Zeiten von vor 20, 30 oder 40 Jahren, Fälle von Kindesentführungen oder sexuellen Missbrauchs deutlich zurückgegangen sind, ist die Verunsicherung groß und das Modell „Elterntaxi" hat Hochkonjunktur.

Als vor einiger Zeit die Meldung in unserem Ort zirkulierte, dass ein Mann ein Mädchen aus dem Auto heraus angesprochen hat, kam fast schon etwas wie Panik in der Bevölkerung auf. Wer, in Gottes Namen, beschützt nun unsere Kinder? Die Kinder wurden nur noch in Gruppen zur Schule begleitet, die Polizei fuhr mehrfach am Tag Patrouille. Es wunderte nur, dass keine Bürgerwehr ausgerufen wurde.

Psychologie

Zu meiner Zeit, ich wuchs als Kind in den 1970er-Jahren auf, wurden wir von derartigen Belästigungen und Bedrohungen auch nicht verschont. Ich kann mich an mehrere Situationen in meiner Kindheit erinnern, als Freunde und auch ich selbst von Fremden belästigt wurden. Natürlich war man auch damals achtsam und die Eltern informierten einander. Die Hysterie blieb aber aus, weil den Kindern mehr Vertrauen in die eigene Stärke und Psyche geschenkt wurde. Wir konnten so als Kinder unsere Sinne weiter schärfen und eigene Stärke gewinnen.

Per se ist Angst nichts Schlechtes und dient seit Urzeiten als Schutzfunktion. Wichtig sollte sein, die eigenen Ängste und die seines Kindes zu kennen, aber auf keinen Fall zu vermischen.

**Machen Sie Ihr Kind stark und geben Sie Ihrem Kind Handlungsstrategien mit auf den Weg. Das gibt Ihrem Kind, aber auch Ihnen, ein Gefühl von Sicherheit.**

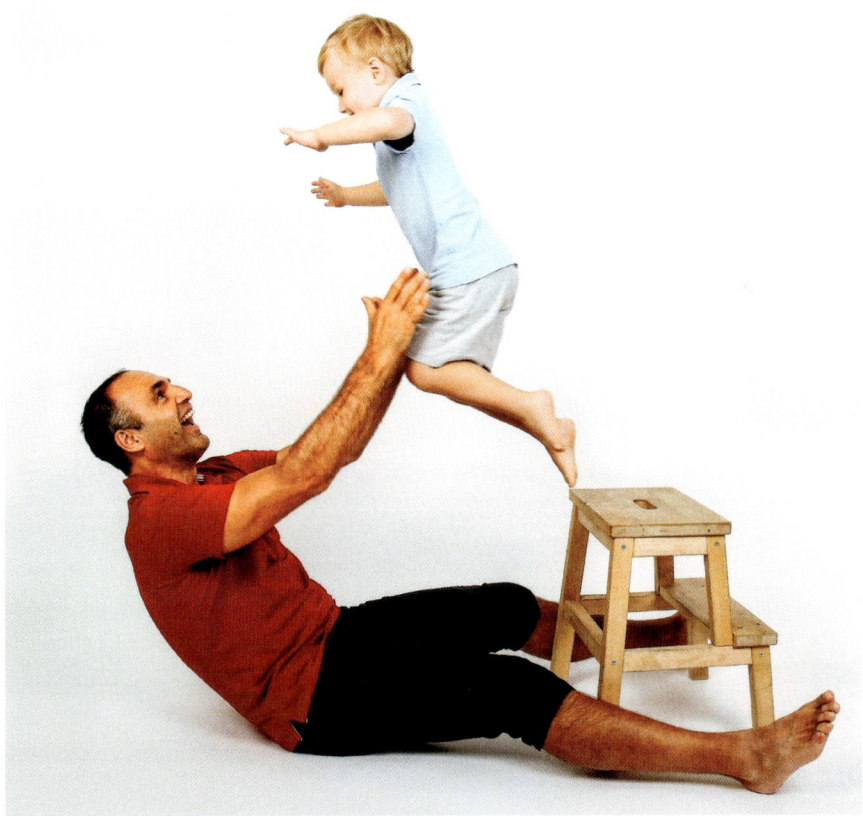

# Kinder in Bewegung

## Vorbild Eltern

„Papa, gehst du heute wieder in den Wald arbeiten?" Der Papa ist jedoch kein Forstarbeiter, wie man bei der Frage vermuten könnte, sondern ein Personal-Fitness-Trainer, der mit seinen Kunden die Vorzüge eines Bewegungsprogramms in der Natur genießt.

„Ja, ich bin heute im Wald. Aber ich verspreche dir, dass wir morgen, wenn ich frei habe, wieder zusammen in den Wald gehen."

Seitdem ich meinen kleinen vierjährigen Sohn Jan auf eine „Joggingrunde" im Wald mitgenommen habe, ist die Begeisterung bei ihm groß. Im Wald zu laufen, ist Spannung pur. Schmale Wege, gesäumt von Wurzeln und abgefallenen Ästen, dunkle, „unheimliche" Passagen und steile Hänge zum schnellen Hinablaufen.

Auch wenn diese „Laufrunde" mit ihm nur ein paar Minuten dauert, wechseln sich Belastungs- und Entspannungsphasen kindgerecht ab. Er liebt es und hat einen Riesenspaß.

Der Papa macht und lebt vor, der Kleine findet Gefallen daran und ahmt es nach.

Perfekt, denn das Beobachten und Imitieren ist uns quasi angeboren. Wenn Eltern Sport treiben, wird es für das Kind zur Normalität.

Unser Haus am Waldrand von Hildesheim ist nur wenige Kilometer von der Innenstadt entfernt. Besuche in der Stadt werden mit dem Fahrrad oder auf einem ausgedehnten Spaziergang unternommen.

Die Kinder bewegen sich, das Verhalten prägt sich ein und automatisiert sich. In Zeiten eines neuen Umweltbewusstseins leisten wir ganz nebenbei damit auch einen kleinen Beitrag zum Klimaschutz.

In der Studie *Sportliche Eltern – sportliche Kinder* konnte hierzu auch der Umkehrschluss bewiesen werden.

Bei einer Mutter, die kein Interesse an Sport hat, nimmt das Kind nur zu 28 % regelmäßig an sportlichen Aktivitäten teil. Treibt die Mutter wenigstens einmal die Woche Sport, erhöht sich die Wahrscheinlichkeit, dass das Kind sportlich aktiv ist, schon um mehr als das Doppelte auf 57 %. Die Mutter stellt in den ersten Jahren oftmals die wesentliche Bezugsperson dar, von den ersten Schritten bis hin zum bewussten und aktiven Sporttreiben des Kindes. Der Lebensstil vererbt sich sozial und ein vorgelebtes, bewegungsfreudiges Leben der Eltern animiert Kinder verstärkt zu eigener Bewegung (Schmiade & Mutz, 2012, S. 115-125).

Psychologie

Der erste Schritt, die Initialzündung des Verhaltens (sowohl bei der Ernährung als auch bei der Bewegung), wird also durch die Eltern getätigt. Dies geschieht aber in der Regel nur, wenn dieses Verhalten zu Hause vorgelebt wird, was heißen soll, dass sich Eltern ihrer Verantwortung bewusst sein müssen und sich schon nach der Geburt des Kindes genau überlegen sollten, welche Art von Eltern sie sein möchten. Ihre Verhaltensweisen werden ab einem bestimmten Alter genau beobachtet und imitiert. Neben grundsätzlich wichtigen Bereichen des Lebens, wie Höflichkeit, Anstand, Benehmen, Freundlichkeit, Aufmerksamkeit etc., sind die wohl wichtigsten Bereiche des Vorlebens dieser Vorbildfunktion hinsichtlich der Gesundheit unserer Kinder die Ernährung und die Bewegung.

Doch was passiert eigentlich, wenn diese hier vorgestellten Rahmenbedingungen und Familienkonstellationen nicht der „Norm" entsprechen? Wie arrangiert man sich als alleinerziehende Mutter oder als Patchworkfamilie?

Zu diesen Themen habe ich mich mit Life-Coach Katrin Junge aus Hamburg unterhalten.

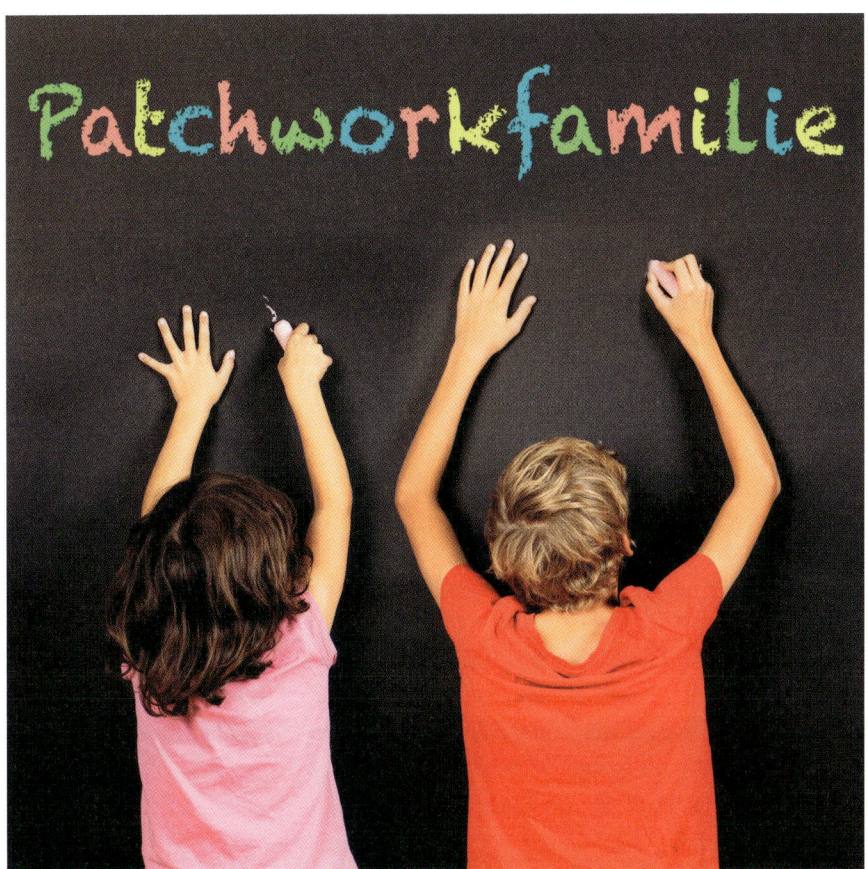

Kinder in **Bewegung**

## 1.2   Interview mit Katrin Junge, Life-Coach

*1,5 MILLIONEN FRAUEN IN DEUTSCHLAND SIND ALLEINERZIEHEND MIT MINDERJÄHRIGEN KINDERN. NEBEN BERUF, HAUSHALT UND FINANZIELLEN ENGPÄSSEN MUSS AUCH DIE ERZIEHUNG ZUM GROSSTEIL ALLEIN BEWÄLTIGT WERDEN. WELCHE TIPPS KÖNNEN SIE DIESEN FRAUEN GEBEN, UM IHREN KINDERN EINEN GUTEN WEG INS LEBEN ZU EBNEN?*

Den Alltag mit Kindern alleine zu bewältigen, stellt für viele Eltern, ob Mütter oder Väter, eine große Herausforderung dar, wobei tatsächlich der Großteil der Mütter hier in der Verantwortung ist, was der klassischen Rollenverteilung aus uralten Zeiten zuzuschreiben ist.

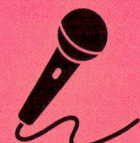

Ein Leitsatz steht immer an erster Stelle: **Geht es der Mutter gut, geht es auch den Kindern gut!** Insbesondere alleinerziehende Mütter tun gut daran, Hilfe zuzulassen, Hilfe anzunehmen und sich aktiv Hilfe zu holen. Sei es durch befreundete Eltern, den Patenonkel oder die Omi, die sich um die Kinder kümmern können, um so der Mama eine Verschnaufpause zu ermöglichen.

Nichts ist für Kinder schlimmer, als eine völlig überforderte Mutter, die sich so verausgabt, dass sie weder Nähe und Zuneigung geben kann noch sich ehrlich für das Wohlbefinden ihrer Kinder interessiert. Überforderung, Hilflosigkeit oder Ohnmacht wirken sich auf alle Bereiche aus. Sie wirken innerhalb der Familie, im beruflichen Umfeld und in allen anderen zwischenmenschlichen Beziehungen. Eine Trennung von Privatem, Persönlichem und Beruflichem ist nicht möglich. Alles bildet eine Einheit. Daher ist es für alleinerziehende Mütter umso wichtiger, in erster Linie in sich und für sich Klarheit zu schaffen. Dazu braucht es Zeit und Ruhe. Besonders die erste Zeit nach einer Trennung ist herausfordernd, weil noch so viel Altes im Raum steht. Verletzungen, Enttäuschungen, Vorwürfe, Wut. All das will verarbeitet werden.

Hilfe anzunehmen, bedeutet nicht, hilfsbedürftig zu sein. Falscher Stolz oder die Angst, Schwächen zuzugeben, helfen weder der Mutter noch den Kindern. Es gibt nicht nur psychologische oder psychotherapeutische Unterstützung, sondern auch praktische. Elternkurse örtlicher Bezirksämter oder anderer öffentlicher Einrichtungen bieten die Möglichkeit, sich mit anderen Eltern auszutauschen, nach Rat zu fragen und bestimmte Situationen mit ausgebildetem Fachpersonal durchzusprechen. Kurse wie *Starke Eltern – Starke Kinder, Medienlotse* u. a. bieten hier eine Plattform, um mit anderen Eltern ins Gespräch zu kommen (Informationen: **https://elternkurse.com/**).

Was aus meiner Sicht ebenso wichtig ist, wenn es um die Erziehung von Trennungskindern geht, ist die Einstellung der getrennten Eltern zueinander. Wie denke ich über den Vater der Kinder? Wie denke ich über die Mutter meiner Kinder? Es geht darum, die Trennung zu verarbeiten und in den Frieden zu kommen. Natürlich sind Schmerz, Enttäuschung oder die Wut häufig groß nach solch einem Schritt. Nur solange die Vorwürfe dem anderen Elternteil gegenüber aufrechterhalten werden, solange wird es innerhalb des Familiensystems nicht zu Ruhe und Entspannung kommen.

Schuldzuweisungen schüren immer wieder das Feuer und wirken sich im Alltag sehr negativ aus. Häufig passiert es dann sogar, dass der Frust auf den Ex im alltäglichen Umgang auf die Kinder übertragen wird, die dann den lauteren Ton oder den abwertenden Blick zu spüren bekommen. Sich nach dem WARUM? der Trennung und der jetzigen Lebensumstände zu fragen, bringt letztendlich keine befriedigende Antwort. „Warum?" fragt in der Vergangenheit nach einem Grund oder einer Ursache. Ist dieser herausgefunden, kommt der nächste Grund. Das ist so, als würde ein Kind fragen: „Warum ist die Banane krumm?" Irgendwann kommt die Antwort: „DARUM!"

Daher ist es viel zielführender, nach einem WOZU? oder WIE? zu fragen:

- Wozu erschaffe ich mir diesen Stress?
- Wozu zweifle ich immer wieder an mir als Mutter?
- Wie vertraue ich meinem Kind, auch wenn es Dinge tut, die mir nicht gefallen?
- Wie kann ich der Wahl meiner Kinder zustimmen?
- Wie ermächtige/ermutige ich mein Kind zur Selbstständigkeit?
- Wozu will ich mehr Nähe zu meinem Kind als zu meinem Ex-Partner?
- Wozu nutze ich Vorwürfe?
- Was denke ich über klare und eindeutige Kommunikation mit meinen Kindern?

Diese Fragen klingen für den einen oder die andere vielleicht sehr ungewohnt oder sogar provozierend. Denn sie sind anders als die üblichen Warumfragen. Nur sie führen an den Kern des Problems. Beschäftigen sich Eltern mit diesen Fragen und geben sich selbst ehrliche Antworten, kommen Zusammenhänge zum Vorschein, die bislang ganz unbewusst gewirkt haben. Um wirklich an den Kern der Herausforderung zu gelangen, macht es hier Sinn, sich extern Unterstützung zum Beispiel durch einen Coach zu holen.

Kinder lesen im Buch der Eltern. Sie machen es uns immer recht, sei es durch Rebellion, Widerstand oder Rückzug. Das, was ich von meinen Kindern erwarte, muss ich selbst bereit sein, zu geben. Jeder kennt die Anforderungen, die an Kinder gestellt werden: Sachen weg-

• Kinder in **Bewegung**

räumen, Handy- und Bildschirmzeiten einhalten, den Tisch abdecken, nicht trödeln, selbstständig die Hausaufgaben machen und für Arbeiten lernen, früh und zügig ins Bett gehen, Tischmanieren usw. Das ist ziemlich viel, was wir hier von unseren Kindern verlangen.

Verhält sich das Kind nicht so, wie gewünscht oder erwartet, gibt es Stress. Alleinerziehende Mütter können dann nicht an den Vater verweisen und sind auf sich selbst gestellt. Das lässt auch mal Zweifel an den eigenen Einstellungen oder Entscheidungen zu.

Verhaltensweisen der Kinder, die nicht den eigenen Vorstellungen entsprechen, erzeugen häufig Enttäuschungen, aus denen Vorwürfe erwachsen. Sprechen Mütter oder Väter im Vorwurf zu ihren Kindern, wollen sie ihnen – bewusst oder unbewusst – ein schlechtes Gewissen machen. Das bringt niemandem etwas, zumal dann ein Pingpong an Schuldzuweisungen folgt.

Niemand ist **immer nur** ordentlich, sauber oder diszipliniert. So, wie ich auch mal Dinge liegen lassen kann oder faul sein darf, so können und dürfen es Kinder auch. Extreme Erwartungshaltungen erzeugen Stress. Vertrauen und Großzügigkeit in Bezug auf das kindliche Verhalten zahlen sich aus. Ihr Kind ist viel mehr bereit, auf Ihre Wünsche einzugehen, wenn es nicht immer nur wie ein Roboter funktionieren muss. Denn wir Eltern funktionieren auch nicht immer gleich gut.

*WIE SEHR LEIDEN KINDER UNTER DEM STRESS DER EX-PARTNER?*

Damit Kinder Frieden mit der neuen Situation schließen, ist es unglaublich wichtig, dass die Eltern ihre gegenseitigen Vorwürfe aufgeben, ihre eigene Verantwortung an der Trennung anerkennen, den Ex-Partner loslassen und ihn oder sie zu 100 % als Vater oder Mutter der Kinder anerkennen. Weshalb ist das so wichtig? Kinder sind zu 50 % Mutter und zu 50 % Vater.

Denke ich nun zum Beispiel über den Vater meiner Kinder, was er für ein Schlappschwanz, Blender oder Mistkerl sei, wirkt sich das kontextuell auch auf die Einstellung zu meinem Kind aus. Denn wenn mein Kind 50 % Vater ist, was ist es dann zu 50 %? Ein Schlappschwanz, ein Blender, ein Mistkerl? Jetzt darf sich jede Mutter und jeder Vater die Frage stellen: „Will ich wirklich so über mein Kind denken?" Oder lohnt es sich nicht allein dafür, die bestehenden Vorwürfe aufzugeben, Frieden und Vergebung zu finden und dem anderen dankbar zu sein, dass es ihn oder sie gibt. Denn ohne Ihren Ex-Partner gäbe es Ihr Kind nicht!

Unser Gehirn kann nicht unterscheiden zwischen Opa, Vater, Ex-Mann oder Sohn. Das gilt natürlich auch für die Oma, Mutter, Ex-Frau oder die Tochter. So, wie Sie beispielsweise über Ihren Vater oder über Ihren Ex-Mann denken, alle gesellschaftlichen Etiketten beiseitegeschoben, so denken Sie dann auch über Ihren Sohn. Daher nochmals meine Frage an Sie als alleinerziehende Mutter: „Wollen Sie das?"

Je mehr Mütter und Väter bereit sind, die jetzige Situation anzunehmen und die Andersartigkeit des Ex-Partners anerkennen, desto leichter und entspannter wird es im Umgang mit den Kindern. Der Shift im Kopf vom „Entweder-oder" zum „Sowohl-als-auch" eröffnet die Möglichkeit, dem Ex-Partner seine eigene Art des Umgangs mit den Kindern zuzugestehen, ohne dass Sie darüber eine negative Bewertung haben. Denn wer entscheidet über richtig oder falsch, besser oder schlechter? Jedes Elternteil gibt aus seiner Sicht und Lebenserfahrung heraus das Beste für die Kinder. Lassen wir die Positioniertheit also weg, die bessere Mutter oder der bessere Vater sein zu wollen, ist ein entspannter Umgang mit den Kindern auch nach einer Trennung möglich.

*SCHÄTZUNGEN ZUFOLGE, LEBEN 10 % ALLER FAMILIEN IN DEUTSCHLAND DAS MODELL „PATCHWORK". WO LIEGEN CHANCEN UND RISIKEN? WELCHE BESONDEREN HERAUSFORDERUNGEN BRINGT DAS MIT SICH UND WIE KANN ICH DIESE LÖSEN?*

Immer mehr Eltern trennen sich und finden früher oder später einen neuen Partner, der häufig eigene Kinder mit in die neue Partnerschaft bringt. *Patchwork* soll die neuen, zunächst ungewohnten Lebensumstände beschreiben.

Was bedeutet *Patchwork* wortwörtlich? *Stückwerk, Stückarbeit, Flickarbeit*. Bei mir zieht sich bei dieser Übersetzung innerlich alles zusammen. Will ich ein Flickwerk mit meiner neuen Familie leben? Nein. Worte sind Energie und strahlen etwas aus. Ich finde daher persönlich die Bezeichnung *Bonusfamilie* viel angebrachter und möchte diese hier auch verwenden. Bringt mein Partner Kinder mit in die neue Partnerschaft, sind es zukünftig meine *Bonuskinder*. Hat mein Ex-Partner eine neue Frau, sind meine Kinder ihre *Bonuskinder* und sie die *Bonusmama*. Wie schön.

Erweitert sich der Kreis der Familienmitglieder um diese Bonuskinder, stellt dies einerseits eine Bereicherung dar, andererseits entstehen neue Herausforderungen.

- Was erwarte ich von meiner Bonusfamilie?
- Wie stelle ich mir den neuen Alltag vor?
- Wie denke ich über die „neuen" Kinder?
- Wie schränkt mich die neue Situation in meinem bisherigen Rhythmus ein?
- Bin ich zu 100 % bereit, nicht nur die neue Partnerin oder den neuen Partner zu wollen, sondern auch die Bonuskinder?
- Was bin ich bereit, zu geben und/oder aufzugeben für diese neue Konstellation?

## Kinder in Bewegung

Kommen Bonuskinder hinzu, stellt sich als Erstes die räumliche Frage.

- Wer will und kann mit wem in einem Zimmer wohnen?
- Wie gut sind die eigenen Kinder auf die neue Situation vorbereitet?

Kinder akzeptieren bereitwilliger eine neue Situation, wenn sie nicht das Gefühl haben, dass ihnen dadurch Aufmerksamkeit entzogen wird. Allein ein neuer Partner bringt Konkurrenz mit sich. War die Tochter vorher mit der Mama allein, durfte mit ihr spielen, kuscheln, Zeit für die Hausaufgaben einfordern, ändert sich vieles, wenn ein neuer Mann ins Haus kommt. Er wird als Konkurrent angesehen, der ja jetzt auch Zeit mit der Mama verbringen will.

Für getrennte Eltern, die eine neue Partnerschaft beginnen, ist es unglaublich wichtig, mit den Kindern diese neue Situation ruhig und ausführlich zu besprechen. Das Wichtigste, was Kinder sich wünschen, ist das Gefühl, dass niemand ihnen die Mama oder den Papa wegnehmen will. Daher braucht es, je nach Temperament und Charakter des Kindes, viel Geduld und Zeit, bis sich Kinder an die neue Familiensituation gewöhnt haben.

Kommt ein neuer Partner nach einer gewissen Zeit des Alleinlebens in die Familie, ändern sich die Prioritäten. An erster Stelle steht nun nicht mehr das Kind, sondern der Partner oder die Partnerin. Das erfordert unerbittliche Empathie seitens der Eltern. Das Kind braucht wirklich Zeit, um mit der neuen Situation klarzukommen. Zu hohe Erwartungshaltungen können nur enttäuscht werden. Gemeinsame Unternehmungen am Wochenende schaffen Nähe und unvergessliche Erinnerungen.

Versetzen Sie sich in die Lage Ihres Kindes, wird Ihnen viel deutlicher, wie es Ihrem Kind geht und was es gerade braucht. Gab es Rituale, die Sie mit Ihrem Kind zelebriert haben? Führen Sie sie in jedem Fall fort und finden Sie immer wieder die Gelegenheit, mit Ihrem Kind exklusiv Zeit allein zu verbringen. Damit erschaffen Sie einen Raum des Vertrauens, in dem sich Ihr Kind Ihnen öffnen kann. Sie erzählen von Ihren Gefühlen und ermuntern es, auch von sich zu berichten.

Auch hier ist Geduld gefragt. Kinder sind keine Maschinen. Sie lieben Gewohnheiten noch viel mehr als wir Erwachsene. Gewohnheiten und Vertrautes geben Kindern Sicherheit. Ein neuer Papa im Haus erzeugt Unsicherheit und Ungewissheit. Es braucht Zeit, ein neues Vertrauen zu erschaffen.

Kinder brauchen und wünschen sich immer Liebe, Zuwendung und Aufmerksamkeit. Um mehr Achtsamkeit und Nähe zu erschaffen, könnte folgende tägliche Hausaufgabe eine gute Unterstützung sein:

- Welche interessierte Frage habe ich heute meinem Kind gestellt?
- Wofür bin ich meinem Kind dankbar?
- Was erkenne ich bei meinem Kind an?

Sagen Sie es Ihrem Kind.

Je klarer Sie mit Ihrem neuen Partner sind, was Ihre Vorstellungen, Erwartungen und Wünsche in dieser neuen Partnerschaft angeht, desto eher werden Ihnen die Kinder folgen, weil sie Sicherheit und Vertrauen spüren. Ihre gemeinschaftliche Klarheit erzeugt Klarheit bei Ihren Kindern. Der neue Partner darf auf keinen Fall als Lückenfüller dienen, um nicht allein leben zu müssen. Ebenso bringen Vorwürfe und Rechthaberei gegenüber den Ex-Partnern niemanden weiter. Letztendlich ist eine erfüllte Partnerschaft geprägt durch Liebe, Vertrauen und Respekt. Dies ist die Grundvoraussetzung dafür, ein glückliches Familienleben mit Bonuskindern und Bonuseltern langfristig und dauerhaft zu erschaffen.

*ZUM SCHLUSS, WELCHE AUSWIRKUNGEN KANN EINE TRENNUNG DER ELTERN AUF DAS BEWEGUNGS- UND ESSVERHALTEN DER KINDER HABEN?*

Besonders bei Trennungen der Eltern können Kinder in ein emotionales Loch fallen. Sie fühlen sich hin- und hergerissen zwischen Mama und Papa. Sie lieben beide Elternteile gleich stark. In solchen Situationen gilt es, noch mehr darauf zu achten, wie die Kinder ihre Freizeit verbringen und womit sie sich beschäftigen.

Die Herausforderung besteht allerdings häufig darin, dass getrennte Eltern erst einmal unglaublich viel mit sich selbst und den Folgen der Trennung beschäftigt sind. Ein Partner fühlt sich als Opfer und macht Schuldzuweisungen, den anderen plagt das schlechte Gewissen, ob der Schritt der Trennung wirklich richtig und gut war. Sind getrennte Eltern zu sehr mit sich und ihren Gefühlen beschäftigt, verführen Tablets, Fernseher und Naschereien Kinder dazu, in Ruheoasen zu flüchten, um ein Aufmerksamkeitsdefizit auszugleichen. Neben den negativen psychischen Folgen bringt dies natürlich auch körperlich viele Nachteile mit sich.

Daher ist es trotz des Trennungsstresses umso wichtiger, sich Zeit für die Kinder zu nehmen, über die eigenen Gefühle zu sprechen und damit Verständnis zu ermöglichen. Somit fühlen sich die Kinder wieder mehr gesehen und müssen nicht versuchen, ihren Kummer mit Süßigkeiten zu betäuben. Aufmerksamkeit und Achtsamkeit ist zu jeder Zeit wichtig. Das gehört zu unserer Verantwortung als Eltern dazu.

## Kinder in **Bewegung**

**TIPPS VON KATRIN JUNGE FÜR EINEN ACHTSAMEN UND WERTSCHÄTZENDEN UMGANG MIT KINDERN**

- Achten Sie darauf, dass die Anerkennung immer erst im Nachhinein kommt und Sie keine „Vorschusslorbeeren" verteilen.

- Vertrauen Sie auf die eigenen Fähigkeiten Ihres Kindes. Vertrauen Sie darauf, dass es alles in sich hat, um zu einem selbstbewussten, glücklichen Erwachsenen heranzuwachsen.

- Fragen Sie Ihr Kind nach seiner Meinung, lassen Sie es mitbestimmen (dem Alter entsprechend) und versuchen Sie immer, es zu verstehen.

- Nehmen Sie sich Zeit für Ihr Kind und zeigen Sie ehrliches Interesse an den Themen, die Ihr Kind beschäftigen.

- Ziehen Sie Konsequenzen, wenn bestimmte Verabredungen nicht eingehalten werden, aber verhängen Sie keine Strafen.

- Verstehen Sie unter Respekt nicht blinden Gehorsam. Sie wissen, dass Konflikte zum Leben dazugehören. Sie sind bereit, entstandene Konflikte unter Beachtung der Rechte und Würde Ihres Kindes zu lösen.

- Sie übernehmen Verantwortung für Ihr eigenes Wohlbefinden, weil Sie wissen, wenn es Ihnen gut geht, geht es auch Ihrem Kind und der ganzen Familie gut.

- Sie sind sich bewusst, dass Ihre Kinder Sie immer als Vorbild nehmen. Überlegen Sie sich daher genau, welche Einstellungen und Verhaltensweisen Sie sich für Ihre Kinder wünschen und wann es sich für Sie lohnt, Ihre Komfortzone zu verlassen, um ungeliebte Gewohnheiten zu verändern.

- Ihr Kind verlässt sich auf Ihre Zusagen. Wenn Sie etwas versprechen, halten Sie es ein!

- Seien Sie vorsichtig mit voreiligen Versprechungen oder Belohnungen. „Zwingen zum Guten", „Erpressen zum Guten" oder „unter Druck setzen zum Guten" funktionieren nicht. Ständige Belohnungen funktionieren auch nicht.

- Sie sind immer die beste Mutter oder der beste Vater, die/der Sie zu jeder Zeit sein konnten. Vergeben Sie sich Fehlentscheidungen und „falsche" Reaktionen in der Vergangenheit.

Psychologie

> Machen Sie sich zu einem positiv denkenden Menschen – beginnen Sie heute – und verhalten Sie sich danach. Damit öffnen Sie den Weg in ein erfülltes Zusammenleben mit Ihrer Familie und Ihren Kindern.
>
> Inspiriert durch: *Starke Eltern – Starke Kinder* (Lasner-Tietze, o. J.).

## Sport stärkt das Selbstbewusstsein

Schon vor dem Jugendalter, vor allem aber dann, wenn das eigene Handeln und das anderer Personen intensiv reflektiert wird, spielt der soziale Aspekt eine große Rolle im Leben. Der Schritt in den Leistungssport, wo selektiert und aussortiert wird, birgt Chancen und Risiken. Sobald Kinder ab einem gewissen Alter erfahren, dass sie sich von der Masse in ihrem Talent und ihrer Leistung unterscheiden, wird die intrinsische Motivation (innere, aus sich selbst entstehende Motivation) immer stärker in den Vordergrund treten.

Ein zu frühes „Trimmen" seitens der Eltern oder von Übungsleitern muss jedoch immer als kontraproduktiv angesehen werden, da es körperliche und seelische Schäden beim Kind verursachen kann.

## Die Ausnahme von der Regel

Ich möchte Ihnen aus meiner Sicht als Vater keine Angst machen. Es wird Ihnen nicht immer gelingen, Ihrer Vorbildfunktion gerecht zu werden. Ein sportlich aktives Leben, verbunden mit einer ausgewogenen und gesunden Ernährung, sollte immer im Vordergrund stehen. „Druck" ist allerdings fehl am Platz.

Jeder Mensch hat das Bedürfnis nach Ausnahmen, möchte gern „etwas über die Stränge schlagen". Chips oder Pizza essen? Na klar, genießen Sie mit Ihren Kindern auch diese Ausnahmen. Auch bei der Bewegung kann und darf man sich mal eine Pause gönnen. Genauso, wie das Vorleben und der Anreiz zu einer bewussten und gesunden Ernährung und/oder eines ausgeprägten Bewegungsumfangs, sind dies auch Aspekte, die Ihre Kinder erleben und erfahren dürfen.

## Der Weg Ihres Kindes

Stellen Sie sich die Begleitung und Erziehung Ihres Kindes wie einen langen Weg vor, den Sie gemeinsam gehen und meistern müssen. Dieser Weg wird, neben wundervollen

## Kinder in Bewegung

Erlebnissen, auch mit vielen Hindernissen versehen und mit Umwegen gepflastert sein. Das ist auch gut so, denn letztendlich braucht es Herausforderungen, an denen ein jeder Mensch wachsen und seine Persönlichkeit entwickeln kann.

Vertrauen Sie Ihrem Kind und lassen Sie Ihr Kind sprichwörtlich in diesem Sinne wachsen.

„Danke, Mama, danke, Papa, dass ihr für mich dagewesen seid und mich immer so gut begleitet habt."

Wäre es nicht traumhaft, diese Worte aus dem Munde Ihres Kindes zum Ende seiner Kindheit zu hören?

Bis dahin ist es ein langer Weg. Es ist ein Weg mit unglaublich vielen schönen und emotionalen Momenten, aber auch ein Weg des Widerstands, des Grenzensetzens und mit Phasen der Ablehnung auch ein Weg, der schmerzen wird.

Wir alle wollen nur das Beste für unsere Kinder. Das Beste ist heutzutage gerade gut genug. Leider verwechseln wir „das Beste" sehr oft mit materiellen Dingen und vergessen dabei die Grundbedürfnisse unserer Kinder, wie Liebe, Vertrauen und das Sammeln von eigenen Erfahrungen.

Für eine gesunde Entwicklung brauchen Kinder mehr als nur Nahrung und ein Dach über dem Kopf. Der Wunsch nach Nähe zu vertrauten Personen und das Bedürfnis nach Sicherheit und Schutz gehört ebenso dazu wie der Drang, Neues zu erleben und die Welt zu erkunden.

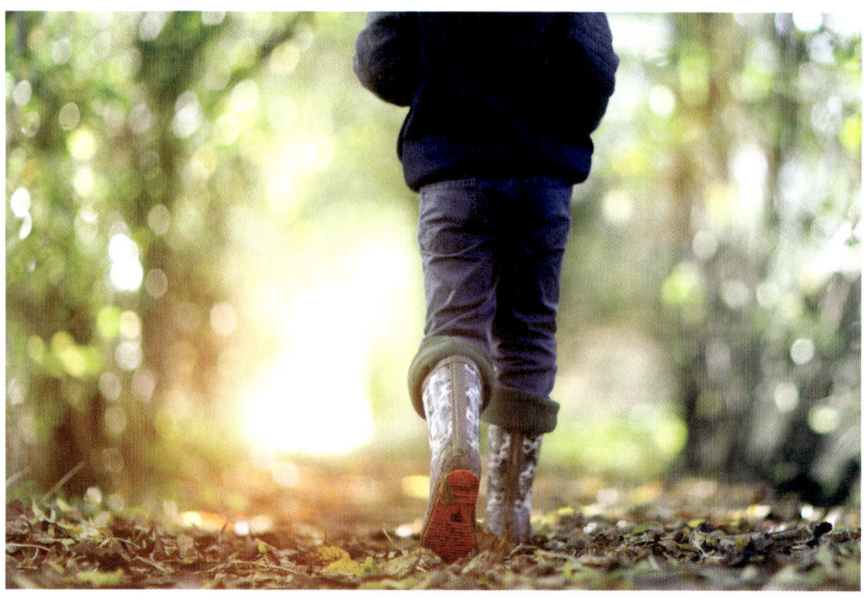

## 1.3 Die GE³HZEIT-Formel für Kinder

### Gemeinschaft

*„Wir wissen, dass sie (Kinder) aus einem anderen Daseinsraum kommen, wir werden sie beobachten und viel von ihnen lernen. Wir werden ihnen Orientierung bieten, aber wir werden sie nicht bevormunden. Wir werden darauf achten, dass sie behutsam überwechseln in einen neuen Daseinsraum und dabei möglichst wenig vergessen."*

(Sabine Lichtenfels)

Eine Gemeinschaft offenbart sich in ihrem Kern als soziales Gefüge und Familie vom ersten Lebenstag an für das Kind. Die Mutter als zentrale Figur und Ankerpunkt, der Vater als schützende Bezugsperson und weitere nahe stehende Familienmitglieder wie Geschwister und Großeltern als zusätzliche Vorbilder für das Kind. Dieser Rahmen bildet das Korsett und trägt entscheidend zur Entwicklung eines Kindes bei.

Doch wie entsteht Gemeinschaft und wie schöpfen Kinder Kraft daraus?

Starten wir ganz am Anfang, mit der Geburt eines Kindes.

Viele Psychologen glauben, dass die Geburt per se etwas Traumatisches sei. Doch warum sollte die Geburt ein Chaos auslösen, das unser Leben und unsere Entwicklung negativ prägt und beeinflusst? Das widerspricht allen Naturgesetzen.

Die Geburt kann ein wundervolles und tief berührendes Ereignis für die Eltern und das Kind sein. Die Geburt verbindet die Familie als Gemeinschaft.

Aus Sicht der Bindungstheorie ist die Geburt das elementare Ereignis, das Bindung schafft und somit die Weichen stellt für die weitere Verbindung von Eltern und Kind.

Nach den ersten Jahren in der Gemeinschaft Familie erfährt das Kind den Übergang zu Krippe und Kindergarten.

Wichtigster Aspekt in dieser Phase ist das vorübergehende Loslösen von den Eltern. Das Kind erlebt Regelmäßigkeit und ist auf sich alleine gestellt, es ist jedoch nicht nur als Individuum wichtig, sondern fortan Mitglied einer Gruppe von anderen Kindern in seinem Alter. Ziel ist es, die Bereitschaft und Fähigkeit, freundschaftliche, achtungsvolle und harmonische Beziehungen zu anderen Menschen herzustellen und diese Beziehungen zu stabilisieren.

## Kinder in **Bewegung**

Durch diese neue Gruppenerfahrung werden in Zusammenarbeit mit Erziehern die Kontaktfähigkeit, die Kommunikationsfähigkeit, die Konfliktfähigkeit und Werte wie Toleranz und Akzeptanz geschult.

Kinder lernen in diesen Gruppen, Hilfsbereitschaft, Regeln und Grenzen, Mitgefühl, Zusammengehörigkeitsgefühl und Verantwortung für sich und andere zu übernehmen.

Mit diesem Fundament erfolgt als nächster Schritt der Übergang in die Schule mit dem vielleicht ersten Eintritt in einen Sportverein. Das Kind bringt aus den Gemeinschaften Familie, Krippe und Kindergarten bereits viele Erfahrungen mit. So fällt es dem Kind leichter, neue Verhaltensregeln und Aufgaben zu bewältigen und Disziplin (wie Hausaufgaben zu machen etc.) zu erlernen.

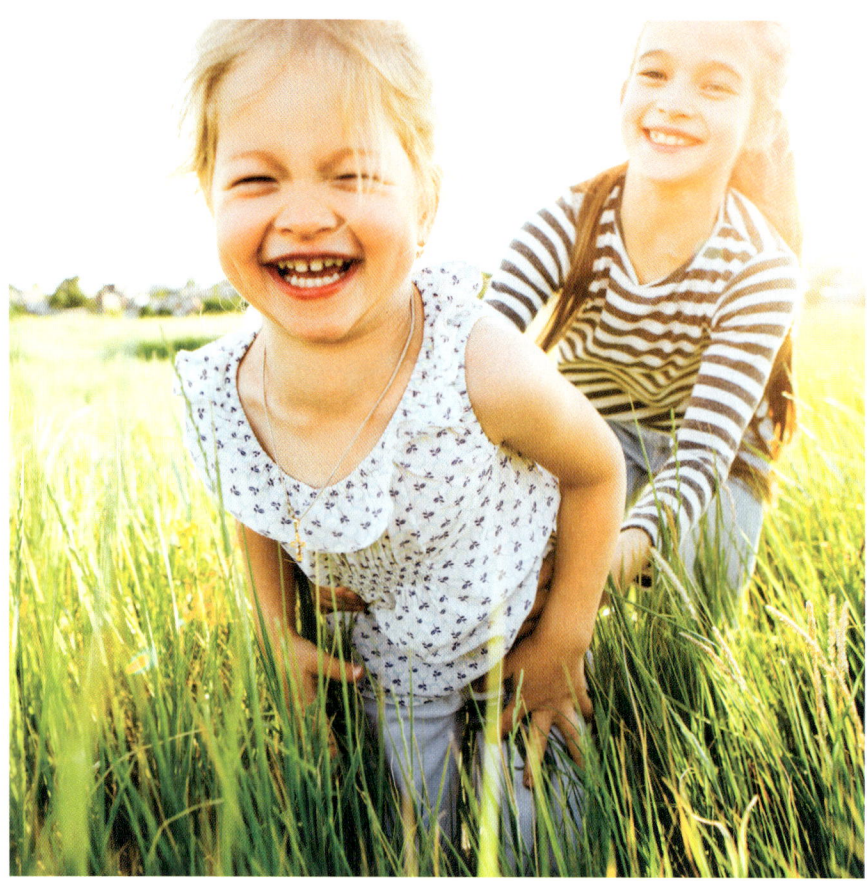

# E³ntdecken – Erleben – Erfahren

Ich kann mich noch sehr gut an meine Kindheit erinnern. Wir lebten auf dem Land, um uns herum weite Felder und große Wälder, die bei heutiger Betrachtung jedoch viel kleiner wirken, als aus der damaligen Kinderperspektive. Als Kind erscheint alles groß und das ganze Universum dreht sich um einen herum. Wie neu und spannend alles war! Jeden Tag gab es etwas zu entdecken. Mit dem Fahrrad ging es mit Freunden auf Entdeckungstouren.

Nach der Schule und den Hausaufgaben stand für den Rest des Tages Spielen in der Natur auf dem Programm.

Als ich von den Entdeckungstouren zurückkam, war es erste Pflicht, die fast immer schmutzigen Anziehsachen im ersten Raum des Hauses, der Waschküche, auszuziehen. Was hat meine Mutter nicht alles aus meinen Hosentaschen herausgezogen und vor dem Waschgang gerettet! Angefangen von Regenwürmern, bis hin zum ausgewachsenen Frosch war alles dabei.

Heute ist bei Kindern nicht mehr viel von diesem Forschertum übrig geblieben. Die Hose sollte nach Möglichkeit nicht mehr schmutzig gemacht werden, zudem, was könnte nicht alles an Schlimmem passieren in der Welt da draußen?

Entdecken – Erleben – Erfahren ist jedoch ein wichtiger Baustein im Leben, erst recht als Kind, wenn alles ganz neu und aufregend ist.

Mein dringender Appell an Sie als Eltern ist, Ihren Kindern diese Möglichkeiten nicht zu nehmen.

Auch wenn es manchmal wehtun kann, wie die folgende Geschichte zeigt.

Neben meiner Sammelleidenschaft für Würmer und Frösche liebte ich es, Bienen mit der Hand zu fangen. Das konnte, wie Sie sich wahrscheinlich gerade denken, nicht lange gut gehen.

Irgendwann stach mich eine Biene. Der Schmerz war groß und auch die Tränen flossen reichlich. Ich war jedoch um eine Erfahrung reicher und ich habe es überlebt, was sich manch besorgte Eltern heute kaum noch vorstellen können.

Spaß beiseite, mein Kind würde ich heute vorwarnen, wenn es dergleichen unternähme. Letztendlich sollte jedoch jedes Kind seine eigenen Erfahrungen sammeln. Das kann, muss aber natürlich nicht schmerzhaft sein. Vertrauen Sie mehr der Intuition Ihrer Kinder, seien Sie achtsam, aber nicht besorgt.

## Kinder in Bewegung

### Herumtoben

„Kissenschlacht!" Wenn dieses Kommando ertönt, gibt es bei uns zu Hause kein Halten mehr.

Es wird gerauft, gerungen und gekämpft. Mitunter muss eingriffen werden, wenn beim Toben über das Ziel hinausgeschossen wurde und Tränen fließen, aber Kinder müssen spielen, toben und Wagnisse eingehen – und sich manchmal blaue Flecken holen. Nur so können sie sich psychisch und körperlich gesund entwickeln. Deshalb sollten Eltern ihre Kinder nicht in Watte packen, sondern dem natürlichen Bewegungsdrang der Kinder freien Lauf lassen.

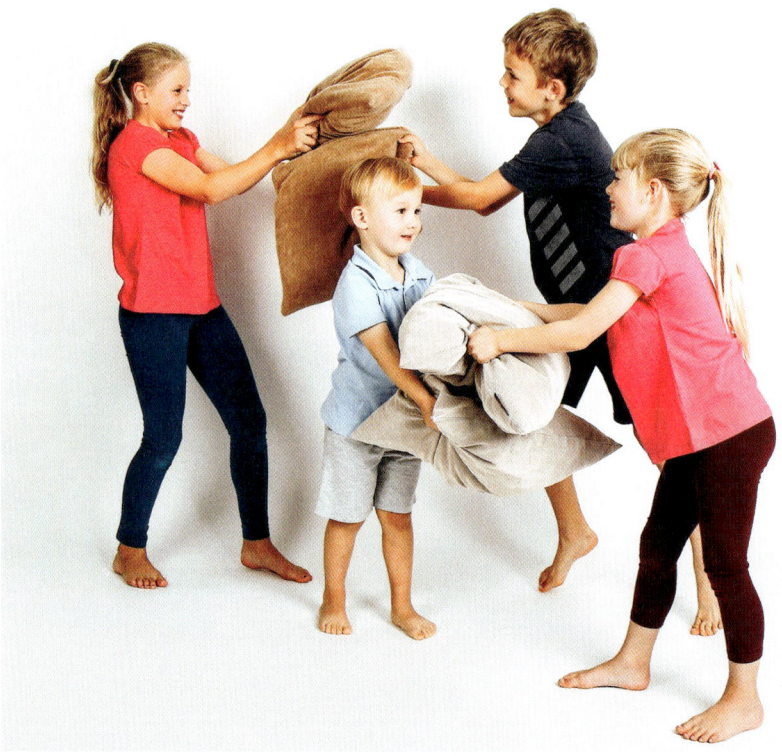

Die positiven Aspekte freier Bewegung finden sich auch in der Schule. Vielleicht haben Sie Schulkinder einmal bei ihrer Pausenaktivität gesehen.

Auf der To-do-Liste der Schüler in den Pausen ganz oben: Erholen und Regenerieren. Sei es passiv, um in Ruhe über eine vorherige Stunde nachzudenken oder seinen Gedanken einfach freien Lauf zu lassen, oder aktiv beim Herumtoben und Spielen.

Wie wichtig passive und aktive Pausenzeiten sind, wurde in einer Studie der Harvard Business School belegt („Lernpause", 2017).

Längere Pausen (passiv oder moderat aktiv) von 20-30 Minuten vor einer Prüfung sowie regelmäßige Pausen zwischen den Stunden bewirken eine messbare Verbesserung der Noten. Der ausgewogene Wechsel zwischen Lern- und Freizeit ist wichtig, damit das Gehirn aufnahmebereit bleibt und Gelerntes verarbeiten kann.

## Zuspruch

„Ich kann das einfach nicht, das ist so schwer!" Mein Sohn ist frustriert, Mathematik mag er einfach nicht und das Lernen fällt ihm sichtlich schwer.

Erinnerungen kommen an die eigene Kindheit hoch. Aber was sagen in diesem Moment? Dass Papa auch schlecht in Mathe war oder aufmuntern, dass er, wenn er sich nur genügend anstrengt bei den Hausaufgaben, ein guter Schüler in Mathematik wird?

Die Wahrheit liegt hier, wie so oft, in der Mitte. Statt in Sätzen wie: „Du schaffst das schon", pauschal Mut zu machen, wäre es deutlich besser, eigene Selbstzweifel anzusprechen und dem Kind gleichzeitig eine Botschaft damit zu vermitteln.

„Wenn ich einen Vortrag vor vielen Zuschauern halten muss", so sage ich meinem Sohn, „dann denke ich manchmal, dass ich ihn ruinieren werde. Aber dann führe ich mir vor Augen, dass ich gut vorbereitet bin, und das Arbeit und Anstrengung zum Erfolg führt."

Geben Sie Ihrem Kind auf den Weg, dass Unsicherheit und Fehler zum Leben dazugehören und kein Grund sind, den Glauben an sich zu verlieren.

Auch wenn wir Eltern nicht ewig für unsere Kinder da sein können, werden sie niemals allein in der Welt sein. Vermitteln Sie Ihren Kindern ein positives Weltbild. Es gibt immer liebevolle Menschen um uns herum, die uns unterstützen, stärken und begleiten. Kinder sollten Vertrauen in ihre Mitmenschen entwickeln und sich trauen, nach Hilfe zu fragen. Denn kaum etwas gibt mehr Sicherheit, als zu wissen, dass man aufgefangen wird.

## Empathie

*Empathie* ist die Fähigkeit, die Erlebnisse und Emotionen anderer nachzuempfinden. Menschen brauchen solches Einfühlungsvermögen, um sich gegenseitig zu verstehen und sich nahezukommen. Empathie ist wichtig, gar elementar für ein erfülltes und erfolgreiches Leben. So verwundert es nicht, dass Empathie von der Erziehungswissenschaft

## Kinder in Bewegung

seit einigen Jahren immer mehr in den Fokus gestellt wird. Dr. Brad M. Farrant von der University of Western Australia/Perth drückt es so aus: „Die Fähigkeit, sich in andere hineinzuversetzen, spielt in der heutigen Gesellschaft eine Schlüsselrolle" (Childwise, 2013).

### Empathie durch gute Vorbilder

Eltern können auch hier die besten Vorbilder sein und Einfühlungsvermögen vermitteln.

Kinder orientieren sich am Verhalten ihrer Eltern. Eltern, die achtsam mit den Gefühlen anderer umgehen, werden Kinder aufwachsen sehen, die ebenfalls die Gefühle anderer wahrnehmen und respektieren. Wir als Eltern sollten aufmerksam sein, Emotionen gleich welcher Art, ernst nehmen und in der Lage sein, uns in positive und negative Stimmungslagen unserer Kinder hineinzuversetzen.

Wir brauchen dazu vielleicht hin und wieder ein wenig Übung, weil wir in unserer Erwachsenenwelt vergessen haben, wie es uns selbst als Kinder in ähnlichen Situationen erging. Eine Übung kann dabei helfen. Versuchen Sie, sich in einer ruhigen Minute daran zu erinnern, welche Emotionen eine ähnliche Situation, wie Sie Ihr Kind gerade erlebt hat, in Ihnen als Kind hervorgerufen hat. Vielleicht war es ein Problem in der Schule oder ein Konflikt mit Freunden. Versuchen Sie, alle Sinne einzusetzen, um ein möglichst klares Bild von sich als Kind zu erhalten.

- Wie erging es Ihnen in der damaligen Situation?
- Spürten Sie Hilflosigkeit, Angst oder Unverständnis?

Aus heutiger Erwachsenensicht betrachten wir Dinge rational und denken lösungsorientiert. Nur können und dürfen wir das nicht von unseren Kindern erwarten. Bitte denken Sie daran, wenn Sie sich vielleicht einmal dabei ertappen sollten, wenn Ihnen Sätze wie: „Ist doch nicht schlimm, stelle dich nicht so an" oder: „Deshalb muss man doch nicht weinen", über die Lippen huschen.

### Intuition

Pablo Picasso soll einmal gesagt haben, dass er sein „ganzes Leben brauchte, um wieder zeichnen zu lernen wie ein Kind". Picasso ahnte, dass der Ursprung der Kreativität in der Seele liegen muss und es uns nur mit kindlicher Intuition gelingt, das „Unverstellte und Wahre über Perfektion und gewohnte Ästhetik zu stellen".

In unserer Null-Fehler-Kultur werden Kinder auf Erfolg programmiert. Fehler, die natürlich auch aus der Intuition der Kinder heraus entstehen können, sollen möglichst vermieden werden. Das ist allerdings der falsche Ansatz. Vielmehr sollte „aus Fehlern lernt man" wieder verstärkt in das Bewusstsein rücken.

*Intuition* ist eine Fähigkeit, die alle Menschen von Geburt an besitzen und die mit vielen Begriffen umschrieben wird: Bauchgefühl, Herzenssprache, Instinkt, sagen wir, und auch „ausgeprägte Empathie" ist damit verwandt. *Intuition* bedeutet, dass Körper und Geist ganz unmittelbar auf die feinsten Impulse der Umgebung und auf zarte innere Regungen reagieren.

Kinder bringen uns zum Schmunzeln, zum Lachen und können uns in ihrer unbeschwerten Ehrlichkeit schon mal zum Nachdenken bringen. Das liegt auch daran, dass Kinder genau das verkörpern, was wir als Erwachsene teilweise verloren haben. Gleichgültig, ob wir selbst Kinder haben oder nicht, können wir eine Menge von ihnen lernen. Kinder lehren uns, geduldiger zu werden, auf Details zu achten und in uns hineinzuhorchen.

Mit jedem Lachen berühren sie unser Herz, was sie neu entdecken, versetzt auch uns ins Staunen.

**Tipp:** Was passiert mit uns, wenn wir die Welt mit den Augen eines Kindes betrachten? Wagen Sie selbst den Perspektivwechsel und erfahren Sie, was Sie von Kindern lernen können, wenn Sie sich auf sie einlassen.

# Träumen

„PETER, träumst du schon wieder?"

Mit diesem Satz eines Lehrers wurde ich im Unterricht während meiner Schulzeit konfrontiert. Andere Kinder lachten, ich wurde rot vor Scham.

*Wenn der Hans zur Schule ging, stets sein Blick am Himmel hing.*
*Nach den Dächern, Wolken, Schwalben schaut er aufwärts allenthalben:*
*Vor die eignen Füße dicht, ja, da sah der Bursche nicht, Also dass ein jeder ruft:*
*„Seht den Hans-Guck-in-die-Luft!"*

**(„Struwwelpeter-Sammlung", 2019)**

Im Bilderbuch *Der Struwwelpeter*, das der Frankfurter Arzt und Psychiater Heinrich Hoffmann bereits Ende des 19. Jahrhunderts veröffentlichte, wird ein Junge dargestellt, der gedankenverloren von einem Unglück ins nächste stürzt und zum Ende gar aus einem

## Kinder in Bewegung

Fluss gerettet werden muss, weil er nicht achtsam war und beim Blick zum Himmel den vor ihm liegenden Fluss übersah.

Zugegeben, die Geschichte ist sehr überspitzt dargestellt. Sie hat aber dazu beigetragen, dass der Begriff und Zustand *Tagträumen* negativ behaftet ist.

Heute wird die Geschichte vom Hans-Guck-in-die-Luft von manchen Psychologen gar als AD(H)S-Störung interpretiert.

Wie schade! Schauen wir doch mal etwas differenzierter: Tagträumen ist bei Kindern eine vollkommen normale Verhaltensweise.

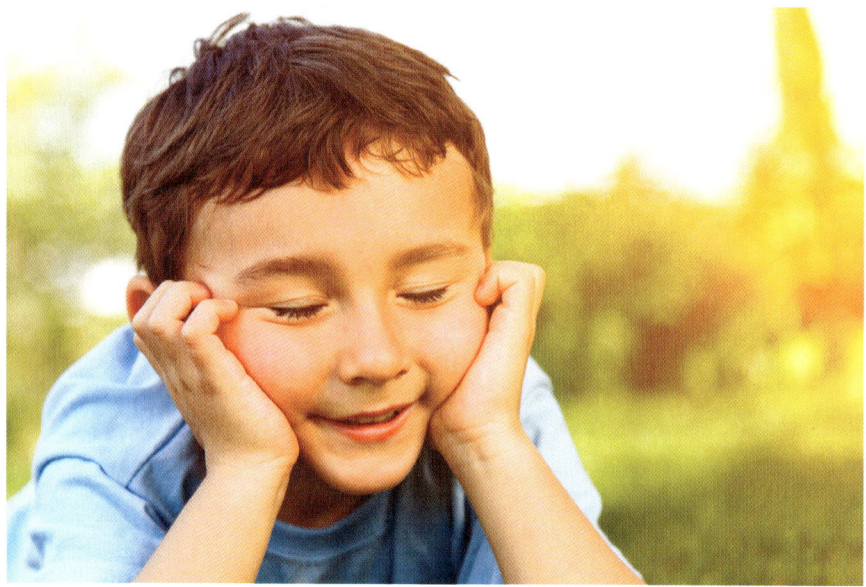

Sie sind eine Oase der Ruhe in einem oft hektischen und terminüberfüllten Alltag der Kinder. Meist dauern solche Träumereien nur ein *paar* Sekunden, manchmal dehnt sich dieser Zeitraum aber auch auf Minuten aus. Ein Kind schöpft Kraft aus dieser Auszeit und kehrt anschließend wieder in sein Umfeld und zu seiner Tagesordnung zurück.

Problematisch wird es erst, wenn aus dem Träumen lang anhaltende Traumphasen werden, die eine Flucht aus dem Alltag darstellen. Im Fall von Hans-Guck-in-die-Luft könnte das Syndrom des *maladaptiven Tagträumens* zugrunde liegen. Menschen, die darunter leiden, verbringen einen Großteil ihrer Zeit damit, in Fantasien zu tauchen. Oft, um sich dem Alltag komplett zu entziehen.

Hier bedarf es einer genaueren Ursachenforschung und Diagnostik.

## Tagträume machen schlau

Tagträume an sich sind jedoch eine wunderbare, kurze Flucht aus dem Alltag. In diesem Zustand versetzen wir Menschen eine Vielzahl von Neuronen in Aktivität, die unsere geistige Beweglichkeit erhöhen. So helfen uns Strukturen, wie der präfrontale Kortex und das limbische System, die sensorischen Informationen verarbeiten, über bestimmte Bereiche unseres Lebens nachzudenken und unsere Stimmung zu verbessern.

**Tipps**

- Lassen Sie Ihr Kind träumen. Es fördert dabei seine Fantasie und Kreativität.
- Verinnerlichen Sie die **GE³HZEIT-Formel**. Die Umsetzung der einzelnen Buchstaben dieses Akronyms wird Ihnen in der Begleitung Ihres Kindes eine große Hilfe sein.

## Loben, aber richtig!

„Super, das war klasse. Du wirst bestimmt mal ein Fußballprofi. Wie toll, wie großartig, wie schnell, wie gut…"

Als Trainer und Leiter unserer Kindersportcamps höre ich diese oder ähnliche Aussagen nur allzu oft.

Loben tut gut, erzeugt es in der Regel doch gleich eine Gegenreaktion und zaubert Kindern ein stolzes Lächeln ins Gesicht.

Im Gegensatz zu früher loben Eltern ihre Kinder heutzutage viel häufiger.

Tatsächlich erinnern sich nur 26 % der heutigen Rentner, dass sie als Kinder viel gelobt wurden, wie eine Untersuchung des Forums *Familie stark machen* zeigt (*Panorama: Eltern loben Kinder öfter als früher*, 2006). Bei den 16- bis 29-Jährigen sind es schon 51 %, und bei den Kindern von heute sind es noch mehr. Je jünger sie sind, desto mehr Bestärkung erfahren sie. Im Durchschnitt jedenfalls.

Doch die Sache hat einen Haken. Die Motivationslehre besagt, dass nur echtes Lob und handlungsbezogenes und von Herzen kommendes Lob einen nachhaltig positiven Effekt in Kindern auslöst.

## Kinder in Bewegung

Es wäre also besser, seinem Kind zu sagen, in welcher Situation im Fußballspiel (um in dem genannten obigen Beispiel zu bleiben) es etwas besonders gut gemacht hat. Vielleicht war das ein besonders gut gelungenes Dribbling oder ein hervorragend gespielter Pass zum besser platzierten Nebenspieler.

### Geduld haben

Die entscheidenden Lernprozesse geschehen dadurch, dass Kinder sie als eigene Erfahrung machen können. Eben deshalb ist es besonders hilfreich, Lob und Ermutigung für selbstständiges Problemlösen zu geben und vor dem Loben jedoch die Geduld zu stellen. Es kann leicht passieren, dass Kinder zu früh aufgeben und beim Rechnen, Bauen oder Diskutieren uns allzu rasch eine (falsche) Lösung präsentieren. Das bringt Kinder um Lob- und Lernchancen.

Geben Sie Ihrem Kind die Chance, zu experimentieren. Loben Sie für Zwischenschritte und motivieren Sie Ihre Kinder auf dem Weg zur Lösung. Lob bewirkt, dass Ihr Kind das Gefühl erfährt, stolz auf sich und seine Leistung sein zu können.

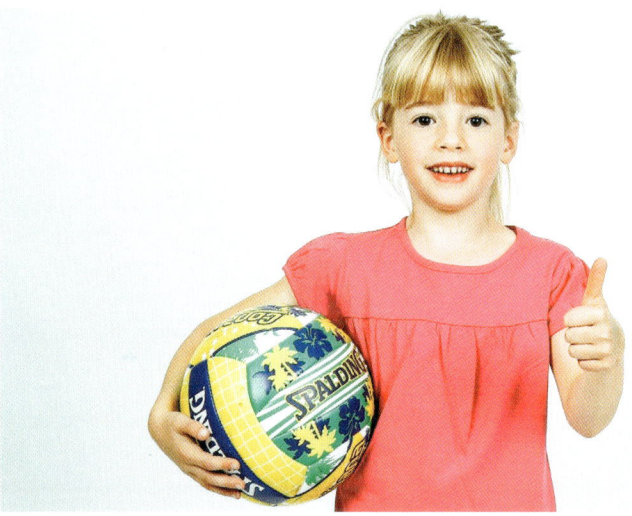

 **Tipp:** Loben ebnet den Weg zur Selbstständigkeit. Geben Sie Ihren Kindern die Kraft für diesen Weg. Mit von Herzen kommendem, dosiertem und ehrlichem Loben.

## 1.4 Interview mit Maria Horn, Kinder-Jugend-Eltern- und Familiencoach mit Praxis in Hannover

*DIE PRAXEN VON KINDERPSYCHOLOGEN WERDEN IMMER VOLLER. WAS LÄUFT SCHIEF IN DER KINDERERZIEHUNG?*

Meiner Meinung nach liegt es hauptsächlich daran, dass wir unsere Kinder auf Basis der Erziehung unserer Eltern und Ahnen erziehen, statt sie nach ihren Bedürfnissen zu begleiten.

Auch wenn es auf den ersten Blick so aussehen mag, dass viel antiautoritärer als früher erzogen wird, so werden doch viele unbewusste Erziehungsmuster, die sich früher scheinbar bewährt haben, ungefiltert und unabgewandelt weitergegeben. Völlig frei von einem Vorwurf möchte ich hier betonen, dass jedes Elternteil es so gut macht, wie es kann, mit dem Wissens- und Erfahrungsschatz, der eben gerade zur Verfügung steht.

Statt Anpassung an die Gesellschaft sollte individuelle Begleitung und Förderung wieder in den Fokus rücken. Auch Vergleiche, besonders unter Gleichaltrigen oder Geschwistern, sollten vermieden werden.

Darüber hinaus haben unsere Kinder auch eine Spiegelfunktion und zeigen oftmals die unausgelebten Themen der Eltern auf und ahmen diese nach. Sie können uns als Elternteil aufzeigen, welche Auswirkungen unser eigenes Verhalten zeigt. Die Mischung aus verändertem Alltag mit viel Stress, Anpassungszwängen, schlechter Ernährung und Bewegungsmangel zeigt sich oft dann eben durch Auffälligkeiten im Verhalten, die einen Besuch beim Psychologen notwendig machen können.

Die Tage der Kinder sind gefühlt länger durch Ganztagsschulkonzepte. Lebensmittel enthalten weniger Nährstoffe und auch moderne Medien verringern den tatsächlichen Ausgleich durch Bewegung. Unsere Gesellschaft wünscht sich oftmals „vorzeigbare" und gut erzogene Kinder, die still sitzen, höflich sind und fleißig in der Schule mitmachen. Kind sein bedeutet jedoch AUCH und besonders, die Welt zu entdecken und mit Neugier und Freude zu lernen. Unser Gehirn und Körper lernt durch und in der Bewegung. Für die optimale Verarbeitung aller Erlebnisse ist ein Gleichgewicht von Bewegung und Ruhe, ergänzt durch eine gute Ernährung, wohlwollende Kontakte, Geborgenheit und Sicherheit sowie tägliche „Psychohygiene", wichtig.

## Kinder in Bewegung

*WO SEHEN SIE PROBLEMATIKEN IN DER PSYCHOTHERAPIE?*

In meiner Praxis habe ich einige Kinder und auch Erwachsene begrüßen dürfen, die bereits beim Psychologen waren, jedoch fehlte ihnen oft die Lösung für ihr Problem. Die Ursachen und Wechselwirkungen zu betrachten, ist wichtig und wertvoll, jedoch braucht der Veränderungsprozess die Lösung der Blockaden und eine Neuausrichtung auch im Verhalten. Dies können Psychologen teilweise gar nicht leisten.

Darüber hinaus stelle ich oft fest, dass die Kommunikation, die beim Psychologen stattfindet und das „Beschäftigen" mit sich selbst, eigentlich primär innerhalb der Familie stattfinden sollte. Eltern unterlassen es oft, ihren Kindern die Ursache für das persönliche Befinden zu erklären, sodass die Kinder vieles auf sich selbst beziehen.

Meine Empfehlung an die Eltern ist hierbei, immer aufrichtig zu sein und natürlich kindgerecht zu kommunizieren. So entstehen bestimmte „Störungen" erst gar nicht. Einen großen Anteil hat natürlich auch das Umfeld. Wenn wir lernen, etwas zu leben, was wir eigentlich nicht wollen, dann entsteht innere Rebellion, die sich im Verhalten zeigt.

*WAS KÖNNEN ELTERN TUN IN SOLCHEN SITUATIONEN?*

Eltern können dem gut begegnen, indem sie selbst einmal in die Rolle des Kindes schlüpfen, um zu verstehen und sich zu fragen, was täte mir gut und was würde ich wollen. Viele Eltern, mit denen ich diese Übungen gemacht habe, weinten, weil sie sofort erkannten, was nicht „stimmt" und, resultierend daraus, Emotionen oder Gedanken wiederholt zum Vorschein kamen, die sie aus ihrer Kindheit kannten. Dies hat sie dazu bewogen, mehr aus der Perspektive des Kindes zu handeln, sodass in der Folge viele Konflikte innerhalb der Familie gelöst werden konnten.

Ein Bewusstsein des Ursache-Wirkungs-Prinzips ist sehr wichtig. Wenn die Wirkung ist, dass mein Kind zum Psychologen geht, dann gibt es auch Ursachen, die auch als Elternteil mit den Kindern herausgefunden werden können. In meiner Praxis finden Kinder und Eltern auch Methoden, die sie selbst anwenden können, also Hilfe zur Selbsthilfe. Und gemeinsame Kommunikation ist da der wichtigste Baustein.

*INWIEWEIT FÜHREN NEGATIVE VERHALTENSWEISEN DER ELTERN ZU EINEM MÖGLICHEN BEWEGUNGSMANGEL, FEHLERNÄHRUNG UND ÜBERGEWICHT BEI KINDERN?*

Kinder orientieren sich hauptsächlich und besonders in den ersten Jahren an ihrem Umfeld.

Also, an den eigenen Eltern, Geschwistern, Familie und Freunden. Als Vorbildfunktion ist es daher wichtig, selbst zu reflektieren, wie der eigene Lebenswandel aussieht. Wenn Eltern zu viel arbeiten, ständig gestresst oder ängstlich sind, sich zu wenig Pausen einräumen, dann überträgt sich dies auf die Kinder. Wenn dann zu wenig Zeit für die Zubereitung einer gesunden Mahlzeit bleibt und Fast Food, Bringdienste oder Fertigprodukte die Alternative bieten sollen, sind Defizite vorprogrammiert.

Auch stundenlanges Fernsehschauen, um den Stress des Alltags zu „verarbeiten", wirkt sich negativ auf unsere Kinder aus. Besser wäre es, den Stress mit Musik beim Abtanzen oder Spazierengehen abzubauen. Das tut gut, verändert die Stimmung und bringt auch unseren Körper wieder ins Gleichgewicht.

Kinder haben ein natürliches Bedürfnis nach Bewegung. Besonders in jungen Jahren ist es daher wichtig, die richtigen „Grundpfeiler" zu setzen. Ein gesunder, ausgewogener Lebensstil der Eltern überträgt sich eben auch. Eltern entscheiden sich, was sie ihren Kindern vorleben wollen.

Viele Gewohnheiten werden über Generationen hinweg gelernt und weitergegeben, sodass das Thema *Übergewicht* eben auch unbewusst „abgeguckt" wird.

Im Fall von Übergewicht waren die Wechselwirkungen zwischen Eltern und Kind oder auch Großeltern oft zu erkennen. Die Glaubenssätze, dass man viel essen muss, um groß und stark zu werden, richtig essen soll, dass mal was aus einem wird, sind längst überholt. Auch habe ich festgestellt, dass Eltern gut daran täten, mit dem Kind gemeinsam Essen zuzubereiten. Das macht Spaß, die Kinder bekommen einen größeren Bezug zur Nahrung und das selbst Zubereitete schmeckt dann auch gleich viel besser.

Bei *Picky Eaters* empfehle ich oft das gemeinsame Zubereiten, natürlich immer in Absprache mit dem *Picky Eater*. Wenn ich selbst alles probiere und das, was nicht schmeckt, dennoch mal anrühre, gebe ich diese Information weiter. Obst und Gemüse sollte täglich verzehrt werden und auch in der Lunch Box zu finden sein. Es ist wirklich einfach, kleine Obst- und Gemüsemahlzeiten in die alltägliche Ernährung einfließen zu lassen.

Es ist wichtig, zu erkennen, dass Kinder in ihrem Wachstum und in ihrer Entwicklung einen hohen Bedarf an Nährstoffen haben und das Übergewicht auch aus Nährstoffmangel entstehen kann.

## Kinder in Bewegung

*BEI VIELEN KINDERN WIRD HEUTE DIE DIAGNOSE ADS ODER ADHS GESTELLT UND EINE MEDIKAMENTÖSE THERAPIE EINGELEITET. WIE IST IHRE MEINUNG DAZU?*

Ca. 5 % der Kinder und Jugendlichen zwischen drei und 17 Jahren haben eine ADHS-Diagnose (Schlack, Hölling, Kurth & Huss, 2007). Die Mehrzahl wird medikamentös behandelt, jedoch sind genaue Zahlen schwierig zu formulieren, da ich aus eigener Erfahrung weiß, dass sowohl Eltern nach Alternativen suchen als auch Kinder die Einnahme verweigern. Aus der Praxis kenne ich ebenfalls Beispiele von Jugendlichen, die ihre Medikamente absetzen wollen oder dies auch heimlich tun.

Oftmals sind Eltern verzweifelt und überfordert und sehen in der medikamentösen Behandlung die einzige Möglichkeit. In der Praxis erlebe ich immer wieder Eltern, die eigentlich gegen die Gabe von Medikamenten sind, jedoch unter dem Druck der Gesellschaft und Schule keine Alternative haben, bis sie den Weg zu mir finden.

Ich persönlich behandle ADS/ADHS völlig nebenwirkungsfrei, auch mit Bewegungselementen, da die Zusammensetzung der Präparate weder langzeiterforscht ist noch aus meiner Sicht die Ursache löst.

Ich kann durchaus nachvollziehen, dass die Entscheidung für ein Medikament eventuell kurzfristig unterstützen kann, jedoch ist mein Ansatz, die Ursache zu lösen, damit die Symptome verschwinden.

Kinder mit ADHS-Diagnose haben oft einen hohen Bewegungsdrang, der durch Medikamente unterdrückt werden soll. Sie sind aufgeweckter und neugieriger. Oft sind unter den ADHS-Patienten auch verkannte Hochbegabte, also völlig nachvollziehbar, dass sie „anders" sind. Gesellschaftlich ist es dann für diejenigen schwierig, die keinen Umgang damit haben.

Kinder brauchen die Bewegung, um zu verarbeiten, zu lernen, sich weiterzuentwickeln, auch um einen körperlichen Ausgleich des eigenen Alltags zu erleben. Einige Kinder sind auch im Appetit durch die Medikamente gezügelt, was natürlich dann in der Wechselwirkung mit der Entwicklung eher hinderlich als förderlich sein kann.

Da Alternativen vorhanden sind, würde ich im Einzelfall immer prüfen, welche Notwendigkeit bzw. Sinn und Zweck das Medikament wirklich hat.

Ich persönlich kenne zu viele Alternativen und Lösungswege, als dass ich ein Medikament bevorzugen würde. Denn auch hier überträgt sich der Stress oftmals auf die Kleinen, die dies für ihre Eltern als Spiegel mit ausleben.

## Psychologie

*WAS KÖNNEN ELTERN TUN, UM DAS ALLES (BEWEGUNGSMANGEL, ÜBERGEWICHT, FRUSTRATION, ISOLATION, ADS-/ADHS-SYMPTOME) ZU VERMEIDEN?*

Der beste Ansatz bei Eltern ist, sich selbst im Vorfeld Folgendes zu fragen:

- Wie lebe ich, wie war meine Erziehung?
- Was hat mir gut getan und was weniger?
- Was hätten meine Eltern anders machen können/sollen?
- Welche Vorbilder hatte ich?
- Welches Vorbild will ich sein?
- Möchte ich ein gesundes Kind?
- Und, wenn ja, bin ich denn gesund?
- Pflege ich einen gesunden Lebensstil und was mache ich aktiv, damit ich gesund und ausgewogen durchs Leben gehe?
- Kenne ich meine Work-Lifetime-Balance?
- Ist übermäßiger Stress überhaupt wichtig?
- Kann ich Karriere und ein privates zufriedenes Leben überhaupt mit Kindern vereinbaren?
- Wie viel Stress oder Alltagsbelastung habe ich schon und wie begegne ich dem?
- Wo ist mein Selbstvertrauen?

Und viele weitere Fragen.

Ich bin überzeugt, dass der Ansatz, Begleitung statt Erziehung, der Kern der Lösung ist. Das Thema Gleichwertigkeit in der Familie, unabhängig vom Alter, sollte eine zentrale Rolle spielen.

Ich habe einige Familien kennengelernt, die behauptet haben, Kinder hätten keine eigene Meinung zu haben und müssten das tun, was man (Eltern) ihnen sagt. Da war die Rebellion natürlich groß.

Eltern können selbst für ein gesundes Gleichgewicht sorgen, indem sie achtsam mit ihrem eigenen Leben sind. Es gibt unzählige Möglichkeiten, heutzutage ausgewogen

## Kinder in Bewegung

zu leben. Sportvereine, Laufen, Workshops und Seminare, Kuren und Bücher und vieles mehr. Das Wichtigste ist, ein Bewusstsein dafür zu entwickeln, wie lebe ich und wie will ich leben.

Auch im Alltag ist Bewegung möglich. Wir können, statt mit dem Auto, das Fahrrad zur Arbeit nutzen, Treppen steigen, statt Aufzug zu fahren, Tanzkurse besuchen oder ein Fitnessstudio nutzen. Ein Spaziergang durch die Natur sorgt zusätzlich zur Bewegung für Entspannung.

Das Angebot an Nahrung ist so vielfältig und verfügbar wie nie zuvor. Durch Verzicht auf Fertigprodukte, vielleicht gleichzeitig verbunden mit einem Kochkurs, wird man erfahren, wie viel besser sich der Körper anfühlt, wie viel wacher er ist, wenn er gut und hochwertig versorgt ist. Die Zubereitungszeit von gesunden Mahlzeiten ist eine wertvolle Investition in die Gesundheit und die der Kinder.

Tägliche Psychohygiene sowie mentale Entspannung ist ebenfalls besonders wichtig. Wenn ich ausschließlich von Menschen umgeben bin, die ein negatives Welt- oder Alltagsbild haben, so fällt es auf Dauer schwer, sich dem zu entziehen. Das Umfeld sollte sorgsam ausgewählt werden!

Die persönliche Entwicklung sollte nie zu kurz kommen.

Ob nun durch die Teilnahme an Workshops oder durch Lesen, wichtig ist, in sich selbst hineinzuhören und diese Bedürfnisse und Sehnsüchte umzusetzen.

***DIE WELT VERÄNDERT SICH IN EINEM IMMER SCHNELLEREN TEMPO. WIE GROSS IST DIE GEFAHR, DASS ZU VIELE REIZE KINDER ÜBERFORDERN?***

Die Gefahr ist absolut da!

Bereits in sehr jungen Jahren stehen Kindern Smartphone, Fernseher, Computer etc. zur Verfügung. Und wir lieben bewegte Bilder. Allerdings kann das kindliche Gehirn nicht alle Sinnesreize verarbeiten. Daher wird es immer wichtiger, den Ausgleich durch Bewegung zu schaffen. Anderenfalls ist unser „System" dauerhaft überlastet und es kommt zur Reizüberflutung. Bei Kindern zeigt sich dies oft durch Kopfschmerzen, Unwohlsein, Einschlafstörung, ständigen, übersteigerten Bewegungsdrang und viele weitere Symptome.

Unser Körper wurde nicht dafür konzipiert, um den ganzen Tag still zu sitzen. Daher ist der Ausgleich durch Bewegung essenziell wichtig. Auch stehen neben der Schule teilweise viele weitere Termine für unsere Kinder an. Ich stelle Eltern oft die folgende Frage: Wann ist Ihr Kind denn nur Kind bzw. wann darf Ihr Kind auch nur Kind sein?

Immer mehr Kinder und Jugendliche reagieren sensibler auf Umwelteinflüsse. Aus der Praxis weiß ich, dass besonders Hochsensible an Reizüberflutung leiden und oft überfordert oder überlastet sind. Auch hier braucht es die richtige mentale Einstellung, gute Nährstoffe, Bewegung und Ruhe, um ausgeglichen zu bleiben. Unter Berücksichtigung der Abläufe in der Verarbeitung von Reizen ist auch hier wieder Bewegung so wichtig!

Der Alltag der Eltern spielt eine große Rolle. Ist die „Taktung" sehr hoch, dann bleibt weniger Zeit für gemeinsame „Familieninseln", Auszeit und Gelassenheit. Auch hier überträgt sich die Anspannung und Stress auf unsere Kinder. Tägliche Rituale können dabei helfen, Stress abzubauen.

Eltern sollten aktiv mit ihren Kindern spielen, denn das tut auch den Eltern gut. Lachen wirkt wahre Wunder und entschleunigt, wenn täglich gemeinsame (Spiel-)Zeit miteinander verbracht wird. Eltern sollten täglich ihr inneres Kind ausleben. Das funktioniert natürlich am besten mit den Kindern, das stärkt die Psyche und fördert das positive Miteinander.

*WIE KÖNNEN ELTERN DEN TV-KONSUM UND DIE NUTZUNG VON SMARTPHONE, TABLET UND COMPUTERSPIELEN IHRER KINDER KONTROLLIEREN UND EINSCHRÄNKEN?*

Am einfachsten, indem sie selbst ihren Konsum einschränken bzw. sich fragen, was davon wirklich Sinn macht und warum ich glaube, dass das so wichtig für mich ist. Wenn Eltern mit „gutem Beispiel" vorangehen, dann stellt sich diese Frage ohnehin nicht.

Schön wäre es, nur ausgewählte Programme zu schauen, die auch inhaltlich einen Mehrwert bieten. Und das so selten wie möglich. Nachrichten hören wir sowieso über alle Kanäle. Ich kenne Menschen, die sogar ganz auf den Fernseher verzichten. Ich muss ehrlich gestehen, dass ich selbst lieber Zeit mit meiner Familie verbringe, spazieren gehe mit meinem Hund, ein gutes Buch lese, mich mit Freunden treffe, Sport treibe oder auch mal nur meditiere, als Fernsehen zu schauen. Und ich vermisse gar nichts. Im Gegenteil! Die wichtigsten Impulse kommen ohnehin von unseren Mitmenschen.

Zum Thema Smartphone und Spielen verhält es sich ähnlich. Wenn ich es zu Hause nicht nutze und aufmerksam „da" bin, ist die Gefahr, dass meine Kinder sich so verhalten, auch geringer. Natürlich ist zu berücksichtigen, dass Kinder und Jugendliche untereinander auch wetteifern. Dann ist die richtige Kommunikation und Erklärung gefragt.

Die Sinnhaftigkeit eines Verhaltensmusters lässt uns dieses aufrechterhalten oder ablegen. Passende Alternativen für den Zeitvertreib und gemeinsame Absprachen über die Nutzung moderner Medien helfen bei der Gestaltung. Ein Verbot würde ich nicht aussprechen, da dieses den Reiz erhöhen könnte.

## Kinder in **Bewegung**

Zu viel Konsum von modernen Medien zeigt sich ohnehin oft, wenn Rückzug, innere Nervosität, Einschlafstörungen und Kopfschmerzen Thema sind. Dann sollte auf jeden Fall gehandelt werden und gemeinsame Alternativen und Aktivitäten geplant und durchgeführt werden. Feste „Digital-Detox"-Zeiten, zum Beispiel sonntags, oder ab einer gewissen Uhrzeit, helfen da zusätzlich. Innerhalb der Familie ist es jedoch wichtig, genau zu erklären, was das Ziel bei dieser Maßnahme ist. Selbstverständlich sollten Eltern mit eigenem guten Beispiel vorangehen. Die nachfolgenden Geschichten aus meiner Praxis decken auf, dass dem leider nicht immer so ist.

Eine Mutter beschwerte sich, dass ihr Sohn (damals acht Jahre alt) das Smartphone sogar mit auf die Toilette nahm. Als ich sie fragte, wer das in ihrem Umfeld auch macht, fand sich erst keine Antwort. Es stellte sich letztendlich heraus, dass der Vater des Jungen seinen Laptop mit auf die Toilette nahm.

In einem weiteren Beispiel bekamen Kinder während der Mahlzeiten ein Smartphoneverbot. Beide Eltern jedoch hatten ihr Gerät mit am Tisch und schauten regelmäßig darauf. Dass Kinder dann kaum verstehen können, warum sie dies nicht dürfen, obwohl ihr Umfeld es darf, ist nachvollziehbar.

*GANZ KONKRET. WIE LAUTEN IHRE (ZEITLICHEN) EMPFEHLUNGEN FÜR DIE NUTZUNG VON TV UND DIGITALEN MEDIEN FÜR DIE EINZELNEN ALTERSGRUPPEN (0-3, 3-6, 6-12)?*

Kinder wachsen heute, im Gegensatz zu vielen von uns, bereits mit modernen Medien auf. Ich selbst habe schon 1-2-Jährige gesehen, die schneller das Smartphone oder Tablet benutzen, als ich das tue. Ich möchte dennoch davor warnen. Denn das Benutzenkönnen sagt nichts über die Fähigkeit aus, die Daten auch richtig verarbeiten zu können. Kleinkinder suchen sich die Inhalte des Gesehenen meist nicht selbst aus und schauen sich die Bilder oder Filme wahllos an.

Da die Informationen je nach Altersgruppe ungefiltert aufgenommen werden, würde ich persönlich bis zum dritten oder vierten Lebensjahr völlig darauf verzichten.

Sollten Sie dennoch in Betracht ziehen, TV und digitale Medien zu nutzen, dann unbedingt absolut altersgerecht, da das Gesehene ungefilterten Einfluss auf Ihre Kinder nimmt. Das Unterbewusstsein speichert alles wie eine Festplatte und unterscheidet nicht, ob die Daten gerade sinnvoll sind oder nicht. Deshalb die Bitte an dieser Stelle, sich selbst zu fragen, was es meinem Kind jetzt bringt, sich das anzuschauen. Und die Antwort sollte bitte nicht sein: „Damit es endlich Ruhe gibt." Da gibt es bessere Alternativen.

Und auch, wenn andere Eltern dies tun, entscheiden Sie selbst für sich und Ihre Familie. Sie sind keine schlechteren Eltern, wenn Sie sich bewusst dazu entscheiden, andere Wege als ihre Mitmenschen zu wählen und achtsamer zu sein. Ganz im Gegenteil! Sie tun Ihrem Kind einen großen Gefallen, wenn Sie achtsam sind, sodass keine Ängste oder Blockaden entstehen, weil Ihr Kind mit den Informationen noch nicht umgehen kann.

In der Praxis erlebe ich immer wieder Kinder, die Ängste vor Clowns oder Monstern usw. entwickelt haben, da sie Bilder aufnehmen, die ihrem Alter nicht gerecht waren und die sie nicht verarbeiten konnten. Gut, dass Blockaden auch nach Jahren gelöst werden können, dennoch müssten sie gar nicht erst entstehen. Es gibt viele Ratgeber zu angemessenen Zeiten im Umgang mit digitalen Medien. Daher ist es meiner Meinung nach wichtig, dass Sie sich als Eltern informieren und selbst entscheiden, was Sie für sich als richtig empfinden.

Ich empfehle immer: Entdecken Sie die Medien gemeinsam mit Ihrem Kind. Reden Sie über Sinnhaftigkeit und Umgang. Sprechen Sie über Fake News, wie das Internet funktioniert, warum Sie so fasziniert sind und was für positive und negative Auswirkungen der Medienkonsum hat.

Lassen Sie Ihr Kind frei entdecken, was es interessiert und begleiten Sie es wertschätzend. So erreichen Sie eine gute Basis für den Umgang und die Offenheit mit der digitalen Welt. Denn auch Cybermobbing und Cyberkriminalität könnte im jugendlichen Alter einmal Thema werden. Je besser wir aufklären, desto besser ist der persönliche Umgang mit Medien und die Prävention vor Süchten und Flucht aus der Realität.

*Empfehlungen des Bundesministeriums für gesundheitliche Aufklärung – sitzende Tätigkeiten und Nutzung von Bildschirmmedien (Fernseher, Computer/Tablet, Smartphone etc.) (Rütten & Pfeifer, 2017)*

| Empfehlungen Säuglinge und Kleinkinder (0-3 Jahre) |
| --- |
| 0 Minuten |
| Kindergartenkinder (4-6 Jahre) |
| So wenig wie möglich, maximal 30 Minuten/Tag |
| Grundschulkinder (6-11 Jahre) |
| So wenig wie möglich, maximal 60 Minuten/Tag |
| Jugendliche (12-18 Jahre) |
| So wenig wie möglich, maximal 120 Minuten/Tag |

## Kinder in Bewegung

***ELTERN ALS VORBILDER. WIE SEHR FÖRDERT EIN POSITIVES VORLEBEN DIE KÖRPERLICHE UND MENTALE ENTWICKLUNG BEI KINDERN?***

Kinder orientieren sich maßgeblich an ihrem persönlichen Umfeld. Besonders in den ersten Jahren ist es daher wichtig, das vorzuleben, was gesund ist.

Erfahrungsgemäß haben gesunde Kinder gesunde Eltern und natürlich umgekehrt. Persönliche Förderung und Begleitung, sodass sich Individualität und eigene Persönlichkeit frei entfalten können. Natürlich weit über das Kleinkindalter hinaus. Eltern, die sich gesund ernähren, aktiv sind, eventuell auch sportlichen Hobbys nachgehen oder im Verein Sport treiben, die positiv gestimmt sind und Lebensfreude ausstrahlen, die einen positiven und liebevollen sozialen Umgang pflegen, die lieben, was sie tun, auch ihre Arbeit, die achtsam sind mit sich selbst und ihrem Umfeld, schenken ihren Kindern eine gute Basis für das eigene Leben.

Auch Körperhaltung zum Beispiel wird oft unbewusst von Kindern übernommen. Sie sind als Elternteil ohnehin das beste Vorbild, das Sie sein können. Ein bewusster und wertschätzender Umgang mit sich selbst hilft also Ihnen und Ihrer Familie.

***INWIEFERN SEHEN SIE AUCH INSTITUTIONEN WIE SCHULEN IN DER VERANTWORTUNG? IST SCHULE, IN DER HEUTIGEN FORM, NOCH ZEITGEMÄSS?***

Meiner Meinung nach sollten wir in Deutschland neue Schulkonzepte einführen. Schule mit Bewegung, mit gesunden Kantinen und individueller Lernförderung wäre super! Unsere europäischen Nachbarn setzen solche Konzepte teilweise bereits um. Schule, wie wir sie kennen, ist längt überholt, denn auch moderne Medien sind in die Schulen eingezogen und sorgen teilweise, besonders bei hochsensiblen Menschen, für noch mehr Stress.

Es ist sicher an erster Stelle die Verantwortung der Politik, die Schulkonzepte zu optimieren oder neu aufzustellen. Ich persönlich glaube, dass jeder Einzelne von uns gefragt ist, sich dafür zu engagieren, dass unsere Kinder die bestmögliche Begleitung erhalten. Die Verantwortung liegt bei jedem von uns.

Oft habe ich Kinder und Jugendliche in der Praxis, die berichten, wie der Unterricht abläuft, und welche Äußerungen teilweise von den Lehrkräften getroffen werden. Unter Berücksichtigung von Lehrermangel, kurzfristigen Vertretungen etc. ist durchaus klar, dass auch unsere Lehrer gestresster sind als früher, die Klassen teilweise sehr viel größer und lauter sind und daher auch oft weniger individuell gefördert werden kann.

Dennoch kann jeder bei sich selbst anfangen und das beste Vorbild sein, das gerade möglich ist.

Viele Kinder berichten, dass Schule keinen Spaß macht, obwohl sie vor der Einschulung noch neugierig und selbstverständlich lernen konnten.

Es wäre wünschenswert, dass Individualität, lerntypengerechte Ansprache und „freies Lernen" mehr integriert werden. Denn eines muss uns klar sein: Wie wir unsere Kinder ausbilden und begleiten, so gehen sie später durchs Leben.

Wenn ich ein Fach in der Schule gestalten dürfte, so wäre es „Menschsein". Dies würde alle Informationen für ein gesundes Leben und das Miteinander enthalten. Es wäre sicherlich ein guter Ansatz, die Kinder auch in gesundem Umgang miteinander, Kommunikation, Bewegungswichtigkeit, Ernährung, persönliche Entwicklung zu unterrichten.

Viele Kinder und Jugendliche berichten, dass das Beste an der Schule tatsächlich das Treffen von Freunden, die Pausenzeiten und die gemeinsamen Spiele sind. Unsere Kinder sind also auch im digitalen Zeitalter sehr an sozialen Kontakten interessiert.

*WAS IST IHR APPELL AN ELTERN, SCHULE UND AN DIE POLITIK?*

Hört auf damit, Kinder wie kleine Erwachsene zu erziehen und fangt an, diese wunderbaren Geschenke zu begleiten! Keinem Menschen steht es zu, den anderen nach seinen Vorstellungen zu gestalten (erziehen), denn das wollen wir ja meist auch nicht! Die Gesellschaft sollte nicht eure Referenz sein, sondern die Menschen, die wahrhaftig glücklich und zufrieden sind.

Streicht „MAN" sollte, müsste, könnte aus eurem Wortschatz und sagt, was ihr solltet, müsstet, könntet…

Seid selbst wieder mehr Kind und betrachtet eure Kinder regelmäßiger aus der Brille des inneren Kindes. So wächst auch das Verständnis für die individuellen Bedürfnisse.

Wenn ihr selbst eine „schwierige" Kindheit hattet, arbeitet diese auf, das bleibt eurem Kind dann später erspart. Lernt und habt Spaß am Leben.

Achtet auf eure Gesundheit, ernährt euch mit gesunden Nahrungsmitteln und nährt euch mit guten Gedanken, viel Lachen und positiven Gefühlen.

Den Schulen möchte ich gern sagen, dass es für die Kinder um mehr geht, als „durchgeschleust" zu werden, um in einem System zu funktionieren. Lehrer sein zu dürfen, ist

## Kinder in Bewegung

eine verantwortungsvolle Aufgabe, denn auch Lehrer sind Vorbilder für Kinder. Kinder brauchen mehr Bewegung, also schafft mehr Raum und Orte, an denen sie auch neben dem Unterricht und während der Pausen Bewegung erleben dürfen.

Zur Politik würde ich sagen: Bitte denkt einmal über die möglichen Auswirkungen des aktuellen Systems nach.

Mal angenommen, Familien würden mehr gefördert werden, das Schulsystem würde sich verändern und unsere Kinder auf eine gesunde Zukunft vorbereiten, Bewegung würde unterstützt werden, Medien wären auf Gesundheitsprävention eingestellt, Eltern würden selbstverständlich mit neuen Informationen zur Begleitung ihrer Kinder informiert werden… Wie viel mehr glücklichere Menschen wären wir, die die Krankenkassen weniger belasten, Neues gestalten und Deutschland wirklich auch international nach vorne bringen?

Die Visionäre von heute sitzen schon heute in den Schulen und langweilen sich teilweise, sind frustriert und werden angepasst, sodass viele Visionen sterben oder weggepackt werden, die uns allen wirklich guttäten. Ich persönlich wünsche mir ein Miteinander in Wertschätzung und eine Umgebung, die wohlwollend auch für Kinder ist.

Psychologie

### MARIA HORN GIBT TIPPS!

- Begleitet, statt zu erziehen!

- Reden Sie mit Ihren Kinder über Ihre Gefühle und Emotionen, das macht Sie sozial und emotional kompetent und verhindert Schuldgefühle sowohl bei Ihnen als auch bei Ihren Kindern.

- Kinder sind oft der Spiegel von unterdrückten Emotionen der Eltern. Also, was Sie an Ihren Kindern stört, stört Sie auch an Ihnen selbst. Nehmen Sie Unterstützung bei emotionalen Klärungen an und fördern Sie gute Gespräche. Je besser Sie auf sich achten, desto besser geht es Ihrem Nachwuchs.

- Positive gemeinsame Rituale, Kommunikationsinseln und gemeinsame Unternehmungen stärken die Familie. Am besten sofort damit anfangen. Besonders im Alltag sind tägliche gemeinsame Zeiten so wertvoll.

- Ein verständnisvoller Umgang, Gleichwürdigkeit und Miteinander, auch wenn es mal stressig ist, lässt Sie als Familie immer stark sein. Anerkennung, aktives Hinhören, Verstehen und Bewertungsfreiheit tut jedem gut!

- Bauen Sie Stress gemeinsam ab! Abtanzen und lachen, mal schreien bei Wut, Bewegung, Sport, loslassen und neu versuchen, das verbindet. Wir brauchen Bewegung, um zu lernen.

- Alles darf sein, auch wenn es einmal unbequem ist. Eine gemeinsame Lösung findet sich immer. Fragen Sie Ihre Kinder, was ihnen hilft, sie unterstützt und was sie gerade brauchen.

- Haben Sie Spaß am Leben und bleiben Sie gesund! Nähren Sie sich mit gesunden Lebensmitteln und positiven Gedanken.

- Lieben Sie, was Sie tun! Schenken Sie auch den kleinen Glücksmomenten besondere Beachtung, denn auch der Alltag ist voll davon, wenn wir aufmerksam sind.

- Lieben Sie Ihre Mutter/Ihren Vater/Ihr Elternsein, denn es ist ein wunderbares Geschenk, was Sie sich als Paar gemacht haben. Und natürlich lieben Sie Ihre Kinder und Ihre Familien und klären Sie Konflikte immer sofort.

# 2 Bewegung

## 2.1 Medizinischer Stellenwert von Sport und Bewegung im Kindesalter

Von Dr. med. Corinna Abrolat

Aus medizinischer Sicht ist die sportliche Aktivität bei Kindern und Jugendlichen eine wichtige vorbeugende Maßnahme gegen das vorzeitige Auftreten einer Vielzahl von internistischen und orthopädischen Erkrankungen.

Neben Spaß und Erfolgserlebnissen sollte auch das Gesundheitsbewusstsein bereits bei Heranwachsenden als Motiv für Sport und Bewegung berücksichtigt werden.

Regelmäßige Bewegung fördert nicht nur die Ausdauer, die Muskelkraft und die Koordination, sie steigert auch den Grundumsatz, stärkt das Immunsystem, hilft, Stress abzubauen und schützt vor Krankheiten im Alter.

Sport hat einen positiven direkten und indirekten Einfluss auf alle Organe unseres Körpers. In der Medizin nennen wir das eine *systemische* Wirkung, also den gesamten Organismus betreffend, im Gegensatz zur *lokalen* Wirkung, welche nur eine bestimmte Stelle betrifft.

Das heißt, selbst wenn nur ein einziger Muskel trainiert wird (z. B. der *Musculus biceps* im Oberarm), hat dieses Training auch Auswirkungen auf die Lunge, das Herz, die Blutgefäße und den Stoffwechsel.

Dieses Phänomen ist bei Kindern deswegen besonders wichtig, weil dadurch der Grundstein für eine lang anhaltende Gesundheit und für das körperliche Wohlempfinden gelegt wird. Die Auswirkungen von sportlicher Aktivität im Kindesalter halten bis ins hohe Erwachsenenalter an. Die Ergebnisse der *Muscatine-Studie* belegen die positiven Auswirkungen regelmäßiger körperlicher Betätigung im Kindes- und Jugendalter auf den Gesundheitsstatus im Erwachsenenalter (Walther et al., 2011).

Im Folgenden werden die Auswirkungen sportlicher Aktivität auf den Bewegungsapparat, auf den Stoffwechsel, auf das Herz-Kreislauf-System sowie auf das Gehirn erläutert.

## Bewegungsapparat

Häufig bestehen bereits bei Kindern sogenannte *muskuläre Dysbalancen*, was bedeutet, dass unterschiedliche Kraft und Dehnfähigkeit bestimmter Muskelgruppen zu Fehlhaltungen und Schmerzen führen kann. Ist zum Beispiel die Bauchmuskulatur schwächer ausgeprägt als die Rückenmuskulatur, kippt das Becken nach vorn, und es kommt zu einer Hohlkreuzbildung.

Der passive Bewegungsapparat des menschlichen Körpers, der aus Knochen, Knorpeln, Bändern und Sehnen besteht, wird durch die Muskeln bewegt.

Alle Elemente des aktiven und passiven Bewegungsapparats bilden und formen sich ihren Anforderungen entsprechend.

Ein häufig gebrauchter Muskel wächst sichtbar, was wir an Kraftsportlern gut nachvollziehen können. Aber auch der Knochen wird kräftiger, was man nicht nur mikroskopisch, sondern sogar im Röntgenbild erkennen kann.

Um dies zu verdeutlichen, sind nachfolgend die Röntgenbilder zweier 12-jähriger Kinder im Vergleich zu sehen. Auf den Bildern sieht man von beiden Kindern jeweils den linken Hüftknochen mit der Hüftpfanne und das linke Schambein. Das erste Bild ist von einem Kind mit einer Lähmung der unteren Extremitäten, das zweite Bild zeigt die Hüfte eines gesunden Kindes.

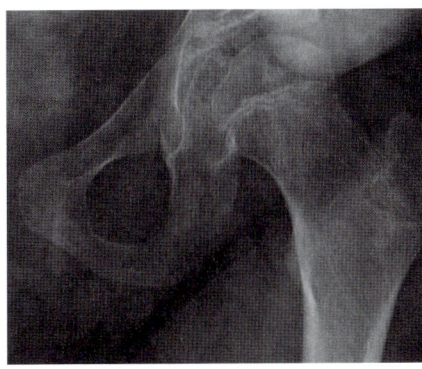
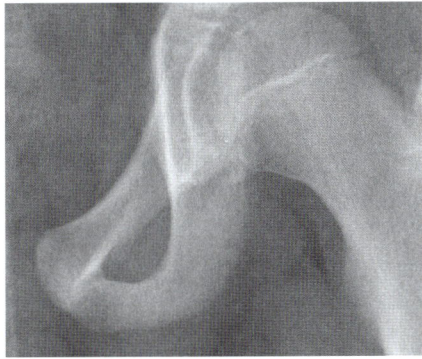

Die unterschiedliche Knochendichte erkennt man daran, dass auf dem ersten Bild der Knochen dunkler erscheint (in der Radiologie wird diese vermehrte Transparenz als *Aufhellung* bezeichnet, weil der Knochen strahlendurchlässiger ist). Das liegt am geringeren Mineralsalzgehalt dieses Knochens. Auf dem zweiten Bild sieht der Knochen deutlich heller aus (radiologisch *transparenzgemindert*), d. h., der Knochen ist dichter, weil er mehr Kalksalze enthält, er ist also besser mineralisiert.

## Kinder in Bewegung

Der Knochen besteht in seinem Inneren aus vielen kleinen Bälkchen, die vom Aufbau einem Schwamm ähneln, weshalb diese Struktur in der Anatomie auch *Spongiosa* genannt wird, was quasi *Schwammstruktur* bedeutet. Ernährt wird der Knochen über die ihn umgebende *Knochenhaut (Periost)*. Sie ist gut durchblutet und versorgt das Innere des Knochens mit Mineralien und Sauerstoff. Bei zu wenig Bewegung ist die Durchblutung vermindert, somit gelangen weniger Nährstoffe in die Spongiosa und der Knochen verliert an Substanz (wird also radiologisch *transparenter*).

Aktive Muskelkontraktionen stimulieren die Durchblutung der Knochenhaut und damit den Knochenaufbau.

Um den mechanischen Ansprüchen gerecht zu werden, muss sowohl der Knochen als auch der Knorpel auf Druck oder Zug reagieren und verformbar sein. Die Knochenbälkchen sind deshalb den Belastungszonen entsprechend unterschiedlich dicht angeordnet.

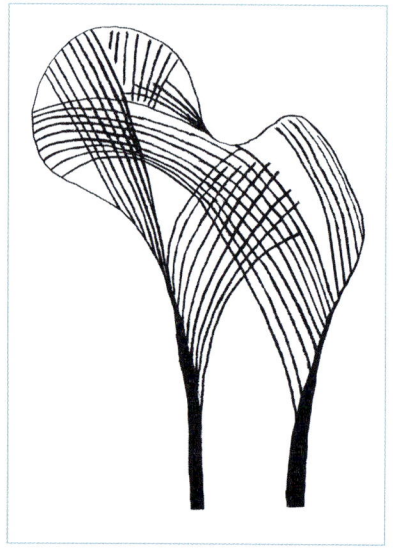

*Knochenbälkchen*

So muss man sich die Bälkchenanordnung in etwa vorstellen. Im Vergleich mit den Röntgenbildern lässt sich diese Struktur sogar (ansatzweise) wiedererkennen.

Weil die für das Längenwachstum der Röhrenknochen verantwortliche knorpelige Wachstumsfuge *(Epiphysenfuge)* erst im jungen Erwachsenenalter verknöchert, ist Bewegung und Sport für Kinder besonders wichtig.

Studien belegen, dass durch Sport vor allem in der Wachstumsphase ein größeres Knorpelvolumen aufgebaut wird, was wiederum im Alter vor Arthrose schützt. Ein erhöhter Fettanteil im Muskel reduziert hingegen das Knorpelvolumen.

Eine über zwei Jahre durchgeführte Studie belegt die Bedeutung des muskulären Fettanteils. Nach dieser Studie besteht ein enger Zusammenhang zwischen einem fortschreitenden Knorpelverlust im Kniegelenk und einer Zunahme des Fettanteils im Oberschenkelmuskel *(Musculus vastus medialis)*: „Mit jedem zusätzlichen Prozent Fett reduziert sich das Knorpelvolumen um 0,07-0,22 %" (GmbH & Arnold, 2016).

So unterstützt der Muskelaufbau den Knochen und die Gelenke, sorgt für einen gleichförmigen Bewegungsablauf und reduziert damit nicht nur die Entstehung von Haltungsschäden, sondern verhindert auch vorzeitige Alterungsprozesse, wie z. B. die Arthrose.

## Stoffwechsel

Übergewicht *(Adipositas)* bei Kindern und Jugendlichen stellt ein Risiko für die Entstehung einer Reihe von Stoffwechselstörungen dar.

In großen epidemiologischen Studien wurde nachgewiesen, dass bereits bei der Hälfte der übergewichtigen Kinder ein sogenanntes *metabolisches Syndrom* vorliegt. Das ist keine eigenständige Krankheit, sondern eine besonders gefährliche Kombination von Stoffwechselstörungen und Risikofaktoren für Herz-Kreislauf-Erkrankungen.

Zum *metabolischen Syndrom* gehören Übergewicht, Bluthochdruck, ein zu hoher Blutzucker sowie ein gestörter Fettstoffwechsel (Bussler et al., 2017; Weiss et al., 2004).

Außerdem ist Übergewicht ein bedeutender Risikofaktor für die Entstehung der Arthrose, nicht nur wegen der mechanischen Überlastung, sondern auch wegen des hohen Anteils an Fettgewebe, welches auf Stoffwechselebene den Knorpel schädigt.

## Herz-Kreislauf-System

Die Stoffwechselveränderungen bei Adipositas tragen erschreckenderweise bereits im Kindesalter zu strukturellen und funktionellen Veränderungen am Herzmuskel bei.

Eine 2014 publizierte Studie hat bei übergewichtigen Kindern im Vergleich zu normalgewichtigen Kindern eine Vergrößerung der Herzhöhlen nachgewiesen mit nachfolgenden Funktionsstörungen des Herzmuskels (Mangner et al., 2014).

## Gehirn

Körperliche Bewegung und vor allem Sport stimuliert die Neubildung von Nervenzellen und Synapsen und fördert so die Gedächtnisleistung und Konzentration.

Das bewegungsabhängige Nervenwachstum wurde zunächst in Tierversuchen untersucht. Mäuse, die viel liefen, bildeten in ihrem *Hippokampus* neue Nervenzellen. Diese Hirnregion ist u. a. für das Lernen und das Gedächtnis zuständig.

Dieses biologische Prinzip lässt sich durchaus auch auf den Menschen übertragen. Die Entstehung neuer Nervenzellen und die nervalen Verschaltungen sind folglich aktivitätsabhängig, was bedeutet, dass sich die Anzahl der neu gebildeten Nervenzellen durch körperliches Training erhöhen lässt (Kempermann, 2019).

Außerdem wird durch Sport die Konzentration an bestimmten Botenstoffen, den sogenannten *Neurotransmittern*, im Gehirn erhöht. Diese Stoffe dienen an den Synapsen für die Informationsübertragung, wodurch das Denken effizienter wird.

Bei Ausdauerbelastungen steigt ab etwa 30 Minuten der *Serotoninspiegel* im Gehirn an. Dieser Gute-Laune-Botenstoff sorgt für Optimismus und Ausgeglichenheit.

Ein Mangel an Serotonin wird u. a. verantwortlich gemacht für aggressives Verhalten und Depressionen. Regelmäßiges Ausdauertraining hat folglich auch positive Effekte auf das psychische Wohlbefinden und das Sozialverhalten (Rüegg, 2007).

## Resümee

Bewegungsmangel und Übergewicht geht bereits im Kindesalter mit anatomischen und funktionellen Störungen einher, wodurch die Entwicklung manifester Erkrankungen im frühen Erwachsenenalter begünstigt wird.

Sport stärkt nicht nur den Bewegungsapparat und die inneren Organe, sondern er verbessert nachweislich auch die Gedächtnisleistung. Unter medizinischen Gesichtspunkten ist körperliche Aktivität im Kindes- und Jugendalter deshalb ein ausgesprochen wichtiges Element für eine gesunde körperliche und geistige Entwicklung.

## 2.2 So war es bei mir... Nico Kurpiers

Ich darf mich kurz vorstellen: Mein Name ist Nico Kurpiers. Ich bin Professor für Bewegungswissenschaft und Gesundheitssport an der Universität Hildesheim.

Aufgewachsen bin ich in der Nähe von Münster in Westfalen als Sohn sportbegeisterter Eltern, die sowohl beruflich als auch privat dem Sport intensiv verbunden waren und es bis heute sind. Bewegung spielte bei uns zu Hause eine große Rolle und neben regelmäßigen sportlichen Aktivitäten, wie Turnen, Leichtathletik, Fußball, Tennis oder Judo, standen für mich als Kind auch sogenannte *Saisonsportarten*, wie Skifahren im Winter und Rudern oder Kanufahren im Sommer (mittlerweile ergänzt durch Wellenreiten und Kitesurfen), besonders hoch im Kurs.

Meine Eltern waren echte Vorbilder für mich. Ich habe bewusst und unbewusst Verhaltensweisen von ihnen übernommen. Nicht nur mein Bewegungsverhalten, auch mein Umweltbewusstsein, meine Umgangsformen und meine Ausdrucksweise wurden durch die Rolle und den Einfluss meiner Eltern sehr stark geprägt.

In der Phase zum Erwachsenwerden und dem ersten bewussten Reflektieren, aber auch durch die Korrekturen weiterer Bezugspersonen, wie Lehrer, Trainer und Freunde, entwickelte sich mein Persönlichkeitsprofil weiter.

Die Basis für meine Entwicklung und für das Erlernen von kognitiven Fähigkeiten habe ich jedoch als genetisches Erbe und über den Einfluss meiner Eltern mit auf den Weg bekommen.

Mittlerweile bin ich selbst Vater eines Sohnes von drei Jahren. Nachfolgend ist es mir ein wichtiges Anliegen, sowohl aus der Vaterperspektive (in der man möglichst viel „richtig" und möglichst wenig „falsch" machen möchte) als auch aus der Perspektive eines Bewegungswissenschaftlers zu schreiben. In der Hoffnung, dass ich Sie dazu animieren kann, nicht nur eine Vorbildfunktion hinsichtlich der Bedeutung von Sport und Bewegung im Kindes- und Jugendalter für Ihre Kinder einzunehmen, sondern auch darüber hinaus sicherer Hafen und Förderer für Ihre Kinder zu sein.

## 2.3 Legen wir los!

Bevor ich intensiver und detaillierter auf die Bewegung und ihre Bedeutung für Kinder und Jugendliche eingehe, möchte ich Sie gerne zu einer kleinen Exkursion einladen, in der wir die *Bewegung* ganz allgemein einmal etwas genauer unter die Lupe nehmen wollen.

Die Begriffe *Bewegung, körperliche Arbeit, Sport* oder *sportliche Aktivität* werden häufig synonym benutzt, sind aber grundsätzlich voneinander zu unterscheiden.

### Bewegung ist nicht gleich Bewegung…

Körperliche Aktivitäten, wie Haus- und Gartenarbeit, Treppensteigen oder Spazierengehen, unterscheiden sich natürlich in ihrer Bewegungsform von sportlichen Aktivitäten, wie etwa Joggen, Mannschafts-, Individual- oder Rückschlagsportarten, bei denen man von einer wesentlich höheren Intensität und auch einer anderen Intention ausgeht. Auch regelmäßige körperliche Arbeit kann zur Gesundheitserhaltung oder Wiedererlangung der Gesundheit beitragen, mitunter kann sie jedoch auch zur Folge haben, dass immer wiederkehrende Fehlbelastungen zu einem erheblichen Gesundheitsrisiko führen können (Beispiel: Altenpfleger, die oft Patienten heben/stützen oder Möbelpacker, die schwere, unhandliche Lasten bewältigen). Hier spricht man von einem Abnutzungsprozess.

## Kinder in Bewegung

Bewegung im positiven Sinne setzt immer einen gezielten Belastungsimpuls voraus. Postboten, die täglich den halben Tag mit dem Fahrrad unterwegs sind, haben ein ähnliches Bewegungsvolumen wie Tour-de-France-Fahrer im Training. Doch haben Sie schon einmal einen Postboten bei der schwersten Radrundfahrt der Welt gesehen? Nein, natürlich nicht.

Entscheidend für ein effektives Training ist natürlich auch die Intensität und Steuerung von Be- und Entlastungspassagen. Der besagte Postbote, der in kurzen Abständen immer wieder seine Bewegung unterbrechen muss, wird seine Belastungsintensität und Herzfrequenz nicht auf ein Niveau transportieren, das einen erheblichen sportlichen Mehrwert für ihn zur Folge hätte. Das gilt natürlich umso mehr, wenn statt eines altmodischen Fahrrads ein modernes E-Bike zum Einsatz kommt.

## 2.4 Bewegungsempfehlungen des Bundesministeriums für gesundheitliche Aufklärung

### Empfehlungen Säuglinge und Kleinkinder (0-3 Jahre)

Säuglinge und Kleinkinder sollten sich **so viel wie möglich bewegen** und so wenig wie möglich in ihrem natürlichen Bewegungsdrang gehindert werden; dabei ist auf sichere Umgebungsbedingungen zu achten.

### Kindergartenkinder (4-6 Jahre)

Für Kindergartenkinder soll insgesamt eine Bewegungszeit von **180 Minuten/Tag** und mehr erreicht werden, die aus angeleiteter und nicht angeleiteter Bewegung bestehen kann.

### Grundschulkinder (6-11 Jahre)

Kinder ab dem Grundschulalter sollen eine **tägliche Bewegungszeit von 90 Minuten** und mehr in moderater bis hoher Intensität erreichen. 60 Minuten davon können durch Alltagsaktivitäten, wie z. B. mindestens 12.000 Schritte/Tag, absolviert werden.

### Jugendliche (12-18 Jahre)

Jugendliche sollen eine **tägliche Bewegungszeit von 90 Minuten** und mehr in moderater bis hoher Intensität erreichen. 60 Minuten davon können durch Alltagsaktivitäten, wie z. B. mindestens 12.000 Schritte/Tag, absolviert werden.

*Bewegungsempfehlungen des Bundesministeriums für gesundheitliche Aufklärung (Rütten & Pfeifer, 2017)*

Im Kindes- und Jugendalter werden die Weichen für ein aktives oder tendenziell passives Leben gestellt. Inaktivitätsinduzierte Erkrankungen, wie Übergewicht und deren Folgeerscheinungen, entwickeln sich nicht über Nacht, sondern über einen längeren Zeitraum und die Prädisposition dafür kann weitervererbt werden. Ein Grund mehr, bereits im frühen Kindesalter Bewegung zu fördern.

Es wird jedoch keinen Einfluss auf Ihre Kinder haben, wenn Sie den Aspekt *Gesundheit* als Motor und Motivation für die Aufnahme einer sportlichen Betätigung anführen. In erster Linie sollte der Spaß an der Bewegung im Kindesalter im Vordergrund stehen.

Man kann Bewegungen aber noch aus weiteren Perspektiven betrachten:

In allen Bereichen des menschlichen Lebens spielt die Bewegung eine wichtige Rolle. Wir bewegen uns pausenlos, manchmal bewusst und gezielt, manchmal sportlich und manchmal nur minimal (z. B. mit den Augen). Bewegung kann funktional betrachtet werden, um von A nach B zu kommen, sie kann unter gesundheitlichen Aspekten betrachtet werden, sie kann als Spaßfaktor gesehen werden (wie z. B. bei Bewegungsspielen), sie kann aber auch wissenschaftlich oder sogar philosophisch betrachtet werden.

Es stellt sich ganz generell die Frage, welchen Stellenwert Bewegung im menschlichen Leben einnimmt, wie sie die gesamte menschliche Existenz in ihrem Wesen bestimmt und wie sich das im alltäglichen Leben auswirkt. Es kann aber auch darum gehen, wie viel man sich bewegen sollte, um gesund zu bleiben und ab wann eine sportliche Aktivität eventuell sogar ungesund werden könnte.

Zusammenfassend könnte man den Menschen als **Homo movendus** bezeichnen, der bewegte und der sich bewegende Mensch, der sich bewegen muss. Bewegung ist uns sprichwörtlich bereits in die Wiege gelegt worden, wie der folgende Abschnitt beweist.

## 2.5 Der kindliche Bewegungsdrang

Kinder haben bestimmte Grundbedürfnisse, die grundsätzlich als „Ziele zur Förderung einer gesunden seelisch-körperlichen Entwicklung" bezeichnet werden können. Wichtige Aspekte dieser Grundbedürfnisse sind beispielsweise physiologische Bedürfnisse, wie Essen, Trinken, Schlaf, Wach-Ruhe-Rhythmus, das Schutzbedürfnis, das Bedürfnis nach Anregung, Spiel und Leistung und zudem natürlich auch psychologische Bedürfnisse, wie ein Bedürfnis nach sozialer Bindung und das Bedürfnis nach seelischer und körperlicher Wertschätzung sowie nach Orientierung und Kontrolle und einem Lustgewinn bzw. einer Unlustvermeidung (Borg-Laufs, 2012; Schmidtchen, 1989).

## Kinder in Bewegung

Auch der Bewegungsdrang als Teil des Bedürfnisses nach Entwicklung eines Selbstkonzepts und nach Bewusstseinsentwicklung spielt eine wichtige Rolle im Leben eines Kindes. Man spricht hier auch von *elementaren Bewegungsbedürfnissen* oder *Primärbedürfnissen* von Kindern, die z. B. folgende Aspekte beinhalten:

- Mit allen Sinnen die Welt begreifen.
- Die eigenen Kräfte spüren.
- Bewegungsräume gestalten.
- Den Raum erfahren.
- Bauen und konstruieren.
- Grenzen erfahren und erweitern.
- Handlungsplanung (Zimmer, 2012).

Dazu gehört auch, dass Kinder gerne schnell laufen und davonlaufen, hochspringen oder von oben hinabspringen, schaukeln, klettern, balancieren, etwas wagen und Grenzen austesten, etwas vorführen oder mit einem Ball spielen. Kinder haben also einen natürlichen Bewegungsdrang, der teilweise aber gar nicht befriedigt werden kann, da Bewegungsmöglichkeiten sehr eingeschränkt zur Verfügung stehen oder durch die Zunahme digitaler Angebote schlicht zu viel gesessen wird.

Kinder machen sich in der Regel keine Gedanken über bestimmte Ziele des Sporttreibens. Sie verfolgen noch keine Gesundheitsziele. Im Vordergrund steht die Befriedigung ihres natürlichen Bewegungsdrangs. Bewegung erhöht die Lebensqualität. Dazu gehört nach Uhlenbruck (1996) beispielsweise soziale Anerkennung, Selbstverwirklichung, ein positives Selbstbild, die Steigerung der Fitness, geringere Krankheitsanfälligkeit, Stabilisierung des Immunsystems und insgesamt ein verbessertes psychophysisches Wohlbefinden.

Der Bewegungsdrang kann im Jugendalter einschlafen, wenn er vorher nicht ausreichend gefördert wurde. Die Beweggründe zum Sporttreiben verlagern sich mit fortschreitendem Alter und so werden die Begründungen einer sportlichen Aktivität bei Jugendlichen zwar auch mit „Spaß haben", „sich gut fühlen wollen", aber auch „etwas für die Fitness tun", „Erfolg haben" und „mit Freunden etwas zusammen machen wollen" angegeben (Dordel, 2003). Bei Kindern sollte primär darauf geachtet werden, allgemeine Bewegungsangebote zu schaffen, um, darauf aufbauend, zu einem späteren Zeitpunkt eine spezifische Sportart und eine Intention zu finden. Die Anbahnung eines sport- und bewegungsorientierten Lebensstils in jungen Jahren ist also auch ein Findungsprozess.

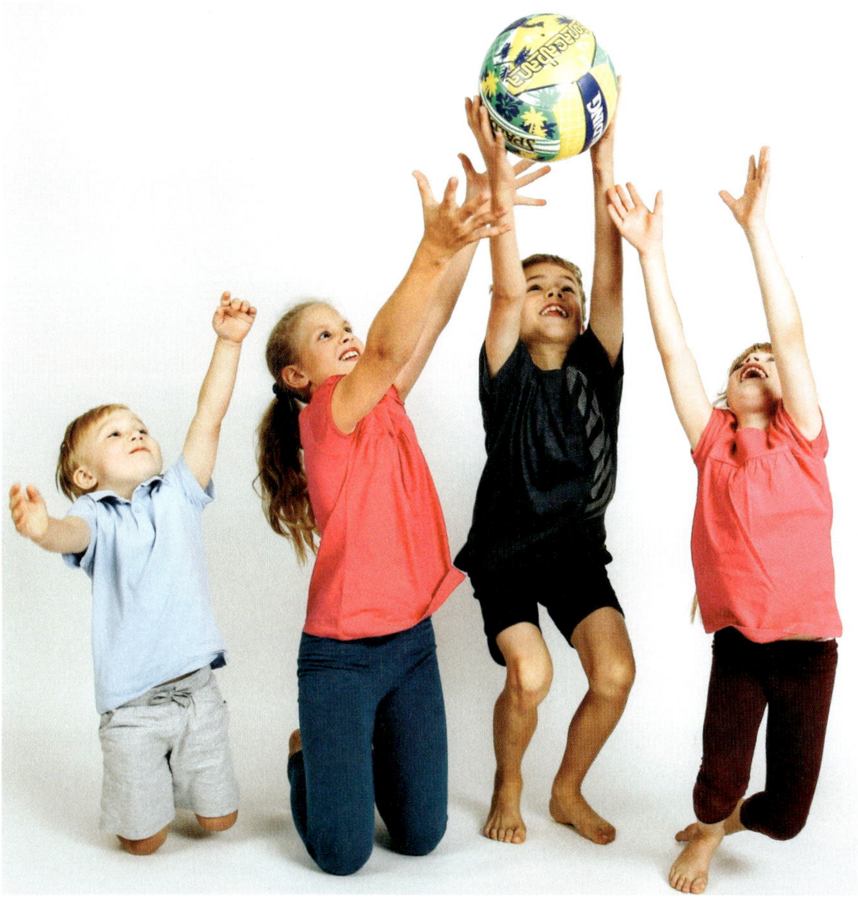

Bewegung

## Kleine Abenteuer

„Noch mal, Papa!" Mein dreijähriger Sohn Phil liebt das „Fangenspielen". Sie kennen das als Vater oder Mutter vielleicht auch nur zu gut, dass Spiele dieses Formats in einer Endlosschleife enden können. Weniger das schnelle Laufen steht hier im Vordergrund, sondern vielmehr die Lust am kleinen Abenteuer und die damit verbundene Spannung.

**Tipp:** Lassen Sie sich öfter auf diese „Abenteuer" mit Ihren Kindern ein und helfen Sie Ihrem Kind dabei, seinen Bewegungsdrang zu stillen. Ganz nebenbei werden Sie dazu auch noch Ihrer Rolle als Bewegungsvorbild gerecht.

• Kinder in Bewegung

## 2.6 Unbekannten Ursachen von Übergewicht auf der Spur Teil I – die Epigenetik

„Mein Kind ist nicht dick, es hat wie seine Mama und sein Papa einfach nur schwere Knochen!"

Vielleicht haben Sie ähnliche Erklärungsversuche für Übergewicht oder Adipositas in Ihrem Bekanntenkreis schon einmal gehört. Dieser Erklärungsansatz kann jedoch getrost in das Reich der Märchen verschoben werden. Auch wenn Skelette unterschiedlich beschaffen sind, erklären sie einen maximalen Gewichtsunterschied von gerade mal drei Kilogramm bei einem Erwachsenen.

Frauen haben gewöhnlich etwas leichtere Skelette als Männer. Das Gewicht der Knochen wird außerdem vor allem durch Gene, Ernährung, Alter und Belastung bestimmt. So haben zum Beispiel Menschen, die über Jahre schwere körperliche Arbeit verrichteten, etwas stabilere Knochen, damit diese den Belastungen standhalten. Mehr als diese beschriebenen drei Kilogramm Unterschied machen aber selbst diese Umstände nicht aus. Als Entschuldigung für das Übergewicht fallen die Knochen damit aus.

Ganz anders verhält es mit der *Epigenetik*. Eine noch junge Wissenschaft, die sich damit beschäftigt, wie Umwelteinflüsse uns prägen können. Entscheidend ist die Erkenntnis, dass erworbene Eigenschaften die Genregulation steuern und an die nachfolgende Generation (also an unsere Kinder) weitergegeben werden.

Ein Beispiel zeigt sich hierzu in der Untersuchung des niederländischen Hungerwinters 1944/45.

Gegen Ende des Zweiten Weltkriegs wurden aufgrund des deutschen Nahrungsmittelembargos die Rationen sehr klein, sodass der tägliche Durchschnitt an Nahrungaufnahme bei nur 667 Kilokalorien lag.

Ungeborene Kinder, die als Embryonen und Föten während der frühen Schwangerschaft den Hunger der Eltern erlebten, wiesen eine geringere Anzahl an Methylgruppen am IGF2-Gen, welches die Produktion von Insulin und damit den Blutzuckerspiegel beeinflusst, auf, als Geschwister, die außerhalb der Hungerperiode geboren wurden. Die Auswirkungen wurden sichtbar, als man erkannte, dass die Kinder, die der Hungersnot im Mutterleib mit voller Wucht ausgesetzt waren, in ihrem Leben ein deutlich erhöhtes Risiko für Diabetes und Bluthochdruck ausgesetzt waren. Die Hungerperiode hat demnach die Steuerung der blutzuckerkontrollierenden Gene und Proteine nachhaltig beeinflusst.

## Dicke Eltern – dicke Kinder?

Hungersnöte bleiben uns zum Glück, zumindest in unseren Breitengraden, erspart. Wenden wir uns also einem Thema zu, das auch als *Epidemie des 21. Jahrhunderts* bezeichnet wird, das *Übergewicht*. Dass sich Pfunde nicht nur an Bauch und auf den Hüften, sondern auch auf der DNA ablagern, zeigt eine internationale Studie des Deutschen Zentrums für Diabetesforschung e.V. (DZD), an der 10 Nationen mitwirkten (Wahl et al., 2016).

Das internationale Forscherteam überprüfte mögliche Zusammenhänge zwischen dem BMI (Body-Mass-Index) und epigenetischen Veränderungen. Blutproben von über 10.000 Frauen und Männern aus Europa wurden analysiert. An 187 Genorten zeigten sich reproduzierbar epigenetische Markierungen in Abhängigkeit vom BMI. Vor allem Gene, die für Fettstoffwechsel, Sauerstofftransport und Entzündungsgeschehen verantwortlich sind, waren signifikant reguliert.

Weitere Untersuchungen wiesen zudem darauf hin, dass ein Großteil der Veränderungen eine Folge des Übergewichts war und nicht dessen Ursache. Außerdem konnten epigenetische Marker identifiziert werden, anhand derer sich das Risiko für einen Typ-2-Diabetes vorhersagen ließ.

Schon seit Längerem ist bekannt, dass Übergewicht eines Elternteils das Risiko für Überwicht beim Kind erhöht (Whitaker, Wright, Pepe, Seidel & Dietz, 1997). Doch obwohl beide Eltern für die genetische und epigenetische Ausstattung des Kindes verantwortlich sind, zeigen Untersuchungen an Menschen und Mäusen, dass bei der epigenetischen Vererbung der Einfluss der Mutter auf die Nachkommen etwas größer zu sein scheint als der des Vaters.

## Fazit

Dass sich Sport und Bewegung positiv auf die Gesundheit auswirken, gehört mittlerweile zum Allgemeinwissen. Dass sie ebenfalls zu einer epigenetischen Modifikation beitragen können, ist anzunehmen und es gibt bereits konkrete Hinweise darauf (Denham et al., 2016; Nakajima et al., 2010; Rezapour et al., 2018; Zhang et al., 2011). Aber welche Art von Sport (z. B. Ausdauer, Kraft oder Koordination) in welcher Intensität (moderat oder intensiv) und in welchem Umfang (Dauer pro Einheit, Einheiten pro Woche) sich für welche Personen und auf welche potenziellen Erkrankungen besonders positiv auswirken, kann zwar sehr objektiv im Blut festgestellt werden, muss aber noch in größer angelegten Interventionsstudien umfassend erforscht werden.

Kinder in **Bewegung**

Die Epigenetik ist also ein sehr vielversprechender Bereich an der Schnittstelle der Medizin und der Sportwissenschaft und könnte in den nächsten Jahrzehnten aufschlussreiche Erkenntnisse hervorbringen. Schon jetzt sollten Sie als Eltern bereits verinnerlicht haben, dass Sport und Bewegung grundsätzlich einen positiven Einfluss auf alle körperlichen Funktionen und Strukturen hat (Muskeln, Sehnen, Bänder, Knochen, Knorpel, Elastizität der Gefäße, Herz-Kreislauf-System etc.).

Dass Bewegung das Immunsystem positiv beeinflusst und auch die Psyche involviert ist. Sport und Bewegung wirkt sich positiv auf die soziale Entwicklung von Kindern aus. Die Epigenetik geht noch einen Schritt weiter. Denn:

**Tipp:** Sie können Ihr Schaltsystem der DNA, also Ihre Gene, durch Ihr Verhalten und durch die Vermeidung von schädlichen Umweltfaktoren positiv beeinflussen und an Ihre Kinder weitervererben.

## 2.7 Bewegung kann „Wunder" bewirken

In Kooperation mit der Medizinischen Hochschule Hannover (MHH) organisiere und leite ich seit vielen Jahren Rehabilitationsmaßnahmen für krebskranke Kinder.

Als ich 15 Jahre alt war, erkrankte meine jüngere Schwester Inka an Krebs. Zwei Jahre später verstarb meine Schwester an der heimtückischen Krankheit. Mein Vater, Dr. Walter Kurpiers, lehrte zur damaligen Zeit als Sportwissenschaftler an der Uni Münster. Die familiären Ereignisse ließen meinen Vater das Ski-Reha-Projekt ins Leben rufen. Ich führte das Projekt fort. Viel später, zu Beginn meiner Arbeit an der Universität Hildesheim, wurde das Projekt als fester Bestandteil zur Rehabilitation krebskranker Kinder an der MHH etabliert. Aufgrund dieses Engagements wurde mir die Stiftungsprofessur der Universität Hildesheim verliehen.

Neben dem Versorgungscharakter werden bei unseren Reha-Sport-Reisen Messdaten erhoben, dokumentiert und publiziert, sodass die positiven Erkenntnisse daraus möglichst vielen anderen betroffenen Menschen zugutekommen und Mut machen.

Der Natursport in einer Gruppe ist ein faszinierendes Erlebnis. Für Menschen mit Erkrankungen kann er eine heilende Wirkung entfalten. Ein Phänomen, das ich in all den Jahren viele Male sehen und erleben durfte.

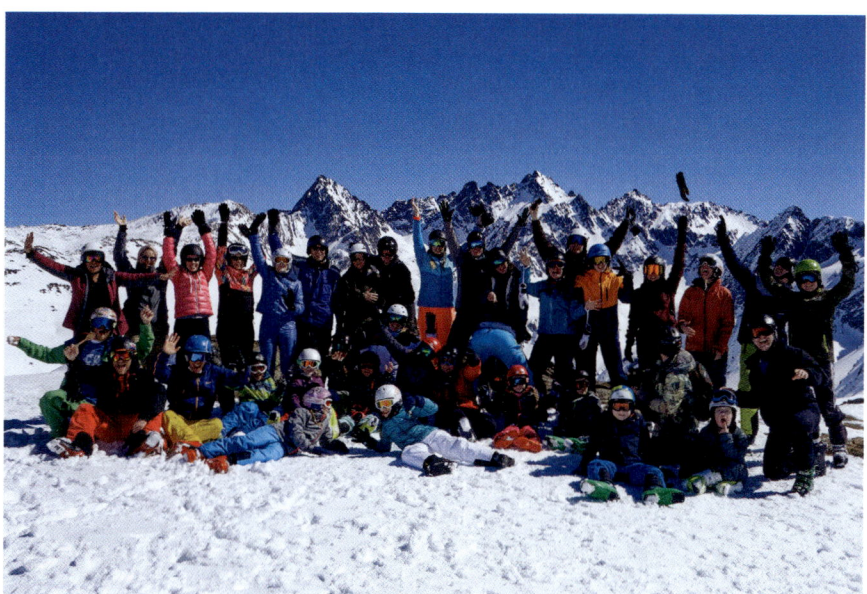
*Gruppenbild der Reha-Sport-Reise*

An dieser Stelle möchte ich exemplarisch zwei kurze Erfolgsgeschichten herausgreifen und anhand dieser zeigen, wie sich Bewegung und Sport selbst in einer sehr schwierigen Lebenssituation besonders positiv auswirken können. Die Geschichten zeigen auf, dass mit Wille, Mut und Ausdauer selbst die größten Hindernisse überwunden werden können.

## 2.8 Caspar

Caspar war zum Zeitpunkt einer von mir betreuten Ski-Reha in Frankreich sieben Jahre alt. Caspar litt unter *akuter myeloischer Leukämie* (AML). Im Krankheitsverlauf, der bei einer Leukämie immer sehr individuell ist, musste Casper sehr viele Nebenwirkungen der Behandlung in Kauf nehmen. Er verlor weitestgehend sein Gehör und zwischenzeitlich fast komplett seine Sehfähigkeit, was in Kombination – wie man sich vorstellen kann – zu großen Kommunikationsschwierigkeiten und auch emotionalen Tiefen führte. Eine Prognose, ob dieser Zustand reversibel ist, konnte niemand ehrlich beantworten.

Zudem nahm Caspar aufgrund des verabreichten Kortisons stark an Gewicht zu. So war es nicht verwunderlich, dass Casper zu Beginn unserer Rehamaßnahme auf einen Rollstuhl angewiesen war. Des Weiteren war in seinem Verhalten zu beobachten, dass er eine etwas ungewöhnliche Ausdrucksweise für einen Siebenjährigen hatte, da er die

# Kinder in Bewegung

vorangegangenen Monate fast ausschließlich mit Erwachsenen (und davon waren viele Ärzte) zusammen war.

Die Intention bei einer Sport-Reha-Maßnahme lag somit nicht primär auf einer Verbesserung seines Bewegungsverhaltens, sondern vielmehr auf einem Motivationsschub durch neue Umgebungseindrücke und als soziale Komponente, auf den Kontakt mit gleichaltrigen Kindern in einer Gruppe. Es fiel ihm jedoch schwer, mit den vor Ort anwesenden Gleichaltrigen in Kontakt zu kommen und zu spielen. Er suchte sehr die Nähe zu seiner Mutter, was in seiner Situation allerdings auch nicht weiter ungewöhnlich war.

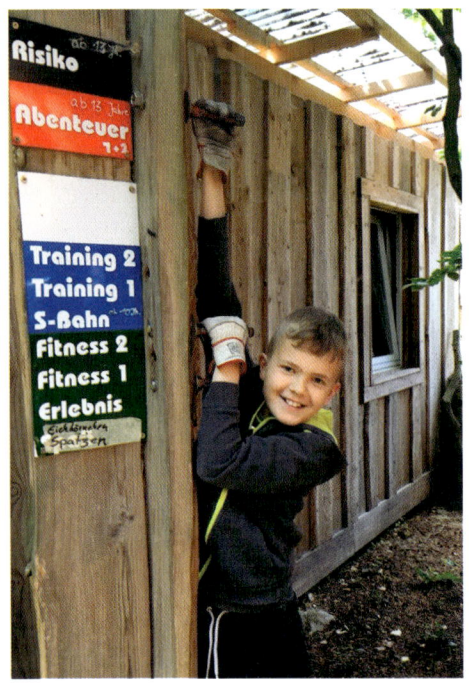

*Caspar, sportlich aktiv nach seiner Erkrankung*

Nach einer Zeit der Eingewöhnung wagten wir die ersten Schritte auf der Skipiste. Nach zu Beginn vielen frustrierenden Erlebnissen stellten sich nach und nach jedoch die ersten Erfolgserlebnisse bei ihm ein.

Er meisterte immer längere Strecken und Hänge ohne Sturz. Zum Ende der Skiwoche gelang es Caspar, eine komplette Talabfahrt von 1.000 Höhenmetern alleine in seiner Gruppe zu absolvieren, selbstständig Schwünge zu fahren und eigenständig seine Geschwindigkeit zu regulieren. Im Ziel angekommen, war Caspar sehr stolz auf seine Leistung. Diese Erfahrung stärkte sein Selbstbewusstsein. Zudem verbesserte sich seine Motorik und Koordination signifikant.

Auch abseits der Skipiste zeigten sich Veränderungen bei Caspar. Er spielte nun sehr aufgeschlossen mit anderen Kindern, seine Ausdrucksweise entsprach nun wieder dem eines siebenjährigen Kindes.

Casper wurde wieder Casper. Ein fröhlicher Junge, der, voll akzeptiert und integriert, in der Gruppe Anschluss fand.

Zum Ende der Woche, das gesamte Team war bereits in Aufbruchsstimmung für die Rückreise, bemerkte ein Kind aus der Gruppe den Rollstuhl von Casper in einer Abstellkammer des Hauses. In dem Moment wurde allen bewusst, dass er ab einem Tag X diesen Rollstuhl, auf den er körperlich wie auch psychisch angewiesen war, weder benutzt noch ihn irgendwie vermisst hätte. Er brauchte ihn einfach nicht mehr. Verantwortlich dafür war seine deutlich verbesserte Motorik und Koordination, aber nicht zuletzt auch sein Selbstwertgefühl, das er durch seine sportlichen Erfolge und durch die Erfahrungen in der Gruppe so enorm steigern konnte.

Caspar ist wirklich eine tolle Erfolgsgeschichte und ein erstaunlicher Fall, der uns allen viel Freude bereitet hat. Wir haben noch einige Zeit den Kontakt zur Familie gehalten und später erfahren, dass Caspar dem Sport verbunden blieb. Auch an anderen Stellen des Kinderdaseins gab es Entwicklungsschübe, z. B. wurde er Klassensprecher, hatte eine Fülle an Hobbys und Freunde, mit denen er aktiv war. Caspar ist heute 12 Jahre alt. Er wird Einschränkungen ein Leben lang in Kauf nehmen müssen. Seine Hörfähigkeit ist deutlich eingeschränkt, aber mit einem Hörgerät kann er ganz normal am Leben teilhaben.

## 2.9 Rieke

Rieke war ebenfalls eine Leukämiepatientin und bei ihrem ersten Aufenthalt bei der Ski-Reha in Norwegen im Jahr 2015 sieben Jahre alt. Sie musste etwa ein halbes Jahr zuvor eine Knochenmarkstransplantation über sich ergehen lassen, was bedeutet, dass zwischenzeitlich das Immunsystem komplett heruntergefahren wird und sich neue Stammzellen von einem Spender einnisten müssen. Diese Phase ist von enormer Kraftlosigkeit und einem Vitalitätsverlust geprägt.

Erschwerend kommt hinzu, dass ein Patient sich in eine sterile Quarantäne begeben muss, um Kontakt mit Keimen zu vermeiden. Die Vorsichtsmaßnahmen in dieser hochsensiblen Phase sind sehr streng, sodass Bewegung und soziale Kontakte kaum stattfinden. Rieke geriet mehr und mehr in die Isolation. Sie litt unter Angststörungen, dass die Krankheit zurückkommen könnte. Eine Angst, die aus medizinischer Sicht natürlich auch nicht unbegründet schien.

Nach der Quarantänezeit wurden die Eltern von Rieke durch die behandelnden Ärzte auf die Möglichkeit einer Teilnahme an unserem Reha-Ski-Projekt informiert.

Wie bei vielen anderen Familien in ähnlichen Situationen herrschte zunächst eine große Skepsis, sich für solch eine Maßnahme anzumelden. Sie entschieden sich dennoch dafür und ließen sich auf das „Abenteuer" für Rieke ein.

Rieke erlernte sehr schnell und sicher das Skifahren über eine spielerische Methode, bei der Stürze minimiert und schnelle Lernerfolge erzielt werden können (Kurpiers & Kersting, 2017).

## Kinder in Bewegung

Doch nicht nur die Lernerfolge im Skifahren beflügelten Rieke, gleichermaßen hoben gemeinschaftliche Aktivitäten in der Gruppe und die Umgebung in Norwegen ihre Lebensqualität auf ein bisher nicht für möglich gehaltenes Niveau.

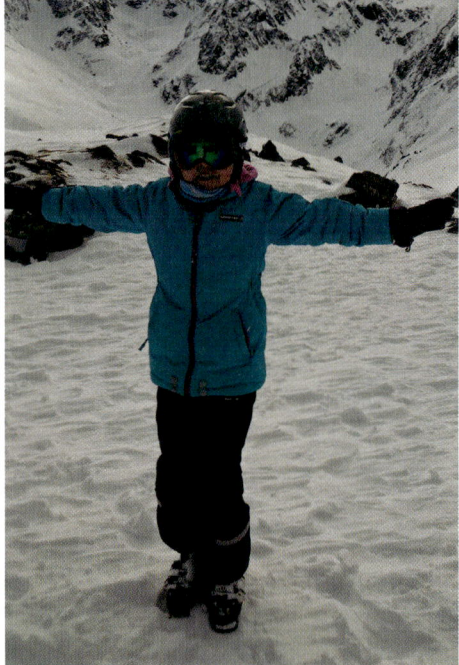

*Rieke*

Abgesehen vom Bewegungserlebnis und den vielen Eindrücken, die sie durch die Bergwelt, die Geschwindigkeit, den Schnee unter den Füßen und die darauf wirkenden Kräfte erhielt, spürte Rieke, dass sie in der Lage war, wieder etwas zu leisten.

Nach all der Zeit des Verzichts, des zwangsweisen Ruhens, Pausierens, Vorsichtig-sein-Müssens und der Isolation stand sie wieder mitten im Leben, fuhr Ski, tobte, spielte und hatte Spaß. Ihre Familienmitglieder trauten ihren Augen nicht. Es schien fast so, als ob sie eine Wiedergeburt erlebt hätte in dieser Zeit.

Wieder zu Hause und durch die Erfahrungen der Rehamaßnahme bestärkt, nutzte Rieke ihr wiedergewonnenes Körpergefühl dazu, um zahlreichen Aktivitäten nachzugehen, wie Trampolinspringen im Garten oder Pedalofahren im Hof. Sie war sozial sehr aktiv, traf sich mit Freundinnen und ging mit Freude und Eifer zur Schule.

## Fazit

Sport, Bewegung und Geselligkeit wirken sich positiv auf die Physis, die Psyche und die soziale Ebene aus.

Neue Bewegungserfahrungen, verstärkt in einer Gruppe, können Kinder und Jugendliche beflügeln und sogar den Charakter prägen. Die Attribute, die mit Sport verbunden sind, fallen vielfältig aus und schließen beispielsweise Fairness, Kämpfergeist, Durchhaltevermögen, Überwindung, Sozialverhalten, Konzentration, Verständnis, Wohlbefinden und Entspannung mit ein. All das kann durch Sport entwickelt, gefördert oder erlebt werden.

Es ist von großer Bedeutung – **unabhängig davon, ob ein Kind gesund oder erkrankt ist** –, dass wir unseren Kindern Bewegungsvielfalt ermöglichen und sie fördern bis zu dem Alter, in dem sie von sich aus Entscheidungen treffen müssen, ob sie zum Training gehen, zur Laufgruppe, ob sie mit dem Hund rausgehen, das Fahrrad nehmen oder doch eher den einfachen, den bequemen Weg wählen.

Später entscheiden unsere Kinder das selbst, aber bis weit in die Jugend hinein haben wir einen großen Einfluss über die Möglichkeiten, die wir ihnen bieten, über das, was wir ihnen als Vorbilder vorleben und über die Optionen, die wir wahrnehmen, um Bewegung zu inszenieren (z. B. über eine Skifahrt, ein Ruderlager, ein Fußballtrainingslager, einen Schnupperkurs Tennis, einen Kindergeburtstag im Schwimmbad etc.).

Nehmen Sie die Möglichkeiten wahr, sehen Sie das Potenzial, die auch schon sehr einfache und kostengünstige Maßnahmen bewirken können. Sanktionieren Sie niemals die Bewegungsentwicklung Ihres Kindes, indem Sie ein Sportverbot für schlechtes Benehmen oder schlechte Leistungen in der Schule aussprechen.

 **Tipp:** Die Gesundheit Ihrer Kinder und die bewegungsorientierte Entwicklung kontinuierlich zu fördern, sollte stets Ihr Anliegen sein und oberste Priorität besitzen.

## 2.10 Unterstützung

Beispiele wie Casper und Rieke lehren uns Demut und Dankbarkeit für unser Leben. Gleichzeitig zeigen diese Geschichten auf, wie sehr Bewegung, Aktivität und ein Miteinander stark machen können.

Nicht zuletzt aufgrund eigener schmerzhaften Erfahrungen durch den Verlust enger Familienangehöriger durch Krebs haben wir (Nico Kurpiers und Peter Gerfen) uns dazu entschlossen, betroffene Familien in der schwersten Zeit ihres Lebens zu unterstützen.

In unseren Rehafreizeiten erleben Kinder wie Casper und Rieke eine unbeschwerte Zeit. Eine Zeit, die nach langem Auf und Ab in der Krankheit, neuen Lebensmut und neue Lebenskraft schenkt.

In unserem Konzept sind Familienmitglieder voll integriert. Krebs ist kein Einzelschicksal, sondern vielmehr ein Einschnitt, der die gesamte Familie betrifft.

## Kinder in Bewegung

Eltern und Geschwister sind Lebensmutstifter, Betreuer und Seelsorger. Oft wird vergessen, dass auch die Menschen im nahen Umfeld an ihre seelischen und körperlichen Grenzen stoßen.

Das Ziel unser Rehamaßnahmen besteht darin, neben der Gesundung des Kindes, auch Familienangehörigen eine Zeit der Erholung zu ermöglichen. In schöner Umgebung und unter Menschen, die Ähnliches erlebt haben.

Wenn dann, wie bei Rieke geschehen, die Eltern mit leuchtenden Augen und voll Dankbarkeit uns berichten, dass sie ihr Kind noch nie so glücklich sahen, erfüllt uns das mit Stolz und großer Freude.

Krebs bedeutet in vielen Fällen auch, dass beispielsweise Arbeitszeiten gekürzt werden müssen, um eine optimale Betreuung für das Kind sicherzustellen. In der Folge treten nicht selten finanzielle Engpässe auf.

Die Krankenkassen stellen für diese Rehamaßnahmen keine finanziellen Mittel für die Familien zur Verfügung. So müssen Familien die Kosten der Rehamaßnahme zu 50 % aus eigenen Mitteln aufbringen.

Spendengelder aus unseren Spendenaktionen sorgen dafür, dass die Kosten gedeckt und Familien diese wichtige Zeit der Rekonvaleszenz in Anspruch nehmen können.

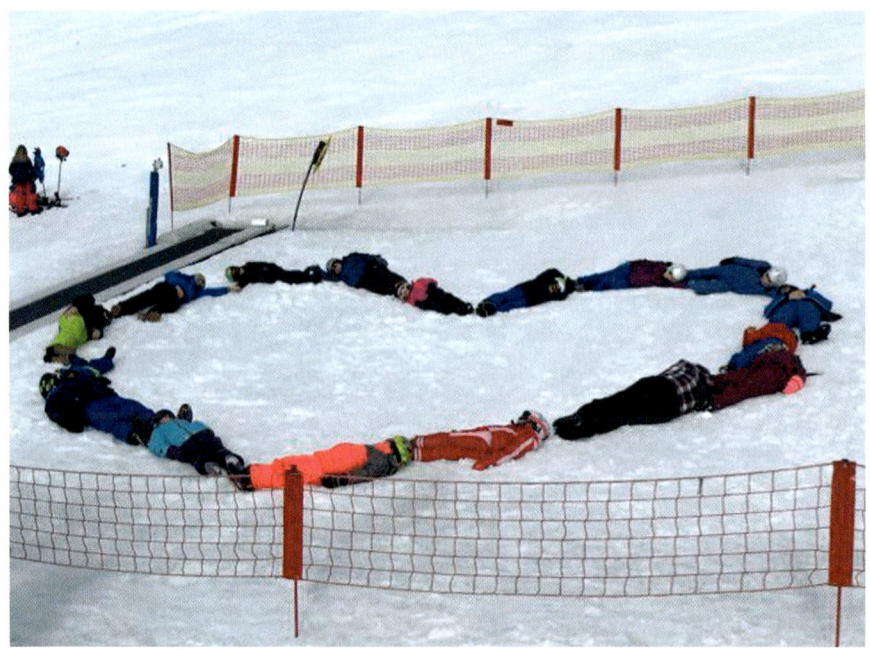

*Menschenherz der Rehakinder*

Honorare dieses Buches fließen, ebenso wie Einnahmen aus unseren Kindersportcamps, in unsere Spendenaktionen ein.

Unser Engagement alleine reicht nicht aus, sodass wir auf externe Unterstützung angewiesen sind.

Für den Fall, dass Sie uns in unseren Projekten unterstützen möchten, können Sie auf unserer Internetseite **www.bewegung-petergerfen.de/charity/** weitere Informationen einholen.

# DANKE!

## 2.11   Früh übt sich

*Kinder brauchen Bewegungsmöglichkeiten im Alltag, um ihre Kräfte zu entfalten und um ihre Fähigkeiten zu entwickeln.*
*Bewegung ist der Motor des Lernens, vom ersten Lebenstag an.*

**(Renate Zimmer-Heldmann-Kiesel, 2010)**

Körper- und Bewegungserfahrungen sind für Babys und Kleinkinder von großer Bedeutung.

Bereits vor der Geburt werden zukünftige Eltern von Ärzten und Hebammen über Angebote einer Frühförderung informiert und über deren Wichtigkeit für ihr Kind aufgeklärt.

„EINFACH-BEWEGT-GLÜCKLICH", unter diesem Motto bietet *mamico* in meiner Heimatstadt Minden Eltern-Kind-Kurse sowohl indoor als auch outdoor in der Natur an. Ich sprach mit Melanie Goldbeck, der Inhaberin von *mamico*, über das einzigartige Konzept und über die positiven Auswirkungen einer vorbildlichen Lebensweise der Eltern auf ihre Kinder.

## 2.12 Interview mit „Team mamico": Melanie Goldbeck und Kathrin Traullé

*DIE THESE, DASS EIN SÄUGLING – ABGESEHEN VON DEN WENIGEN ÜBERLEBENSNOTWENDIGEN LEISTUNGEN WIE SAUGEN UND SCHLUCKEN – ALS PASSIV, ERLEBNIS- UND HANDLUNGSUNFÄHIG GILT, SCHEINT ÜBERHOLT ZU SEIN?*

Ja, durch neue Erkenntnisse weiß man heute, dass ein Baby schon bei seiner Geburt sehr große Fähigkeiten hat und eine komplexe Wahrnehmungsfähigkeit besitzt. Es ist keineswegs passiv, sondern ausgesprochen aktiv und möchte aus eigenem Antrieb seine Erfahrungen machen.

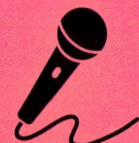

Bereits vor der Geburt sind die Sinne mit unterschiedlicher Ausprägung beim Baby im Mutterleib angelegt. Sie werden dauernd erprobt, reifen weiter und verschaffen „sinnliche" Wahrnehmungen. Das ungeborene Baby hört zum Beispiel den Rhythmus des Herzschlags oder auch die Lieblingsmusik der Mama, schmeckt das Lieblingsessen und fühlt das zarte Streicheln vom Babybauch.

Nach der Geburt lernt es seinen Körper durch zahlreiche, vielschichtige Erfahrungen kennen und tritt in direkten Kontakt mit seinem Umfeld. Es reagiert auf Gesichter, Mimik, Stimmen, Klänge und teilt – mitunter sehr deutlich – seine unterschiedlichen Bedürfnisse mit. Schon nach wenigen Lebenswochen lassen sich neben den sogenannten *unkontrollierten Massenbewegungen* und *angeborenen Reflexen* erste, zielgerichtete Bewegungsversuche, wie das Anheben des Köpfchens, erkennen.

Mit einer glücklichen und vertrauensvollen Eltern-Kind-Beziehung geben wir die Sicherheit, die es braucht, um die Welt zu erkunden und zu einer großartigen, selbstständigen kleinen Persönlichkeit heranzuwachsen.

*DIE BEDEUTUNG DER BEWEGUNG FÜR DIE MENSCHLICHE ENTWICKLUNG IST OFFENSICHTLICH: NUR DURCH BEWEGUNGEN KANN DER MENSCH AUF VERÄNDERUNGEN IN SEINER UMWELT REAGIEREN, AUF SIE EINWIRKEN UND SICH MIT IHR AUSEINANDERSETZEN. WIE WICHTIG IST DIESE ERKENNTNIS BEREITS FÜR BABYS UND KLEINKINDER?*

Diese Erkenntnis ist ungemein wichtig. Bewegung spielt in jeder Phase des Lebens eine große Rolle. Die ersten drei Lebensjahre eines Kindes sind jedoch die Entwicklungsphase mit der höchsten Entwicklungsgeschwindigkeit und den größten Veränderungen. Jedes

## Bewegung

Baby kommt als absolut einzigartiger kleiner Mensch auf die Welt, aber alle Neugeborenen haben etwas gemeinsam. Sie sind kompetent! Babys haben bereits im Mutterleib die ersten Sinneseindrücke erlebt.

Nach der Geburt erforschen und erfahren sie bewegt mit ganz viel Neugierde ihre Umwelt. Sie entdecken ihre Welt ganz aktiv durch Bewegungserfahrungen, erschließen sie mit viel Freude durch unterschiedliche Sinneswahrnehmungen und vernetzen dadurch ihre bereits vorhandenen Nervenzellen. Die Entwicklung der Babys von den ersten Greifversuchen bis zu den noch wackeligen Schritten zu begleiten, ist für uns jedes Mal faszinierend.

Bewegung bedeutet für den ganzheitlichen Entwicklungsprozess eines Kindes die Grundlage einer umfassenden körperlichen, geistigen, seelischen und sozialen Entwicklung.

Die Eltern wünschen sich für ihr Kind eine gesunde, positive Entwicklung. Dafür müssen Kinder ihren natürlichen Bewegungs- und Forscherdrang ausleben können und sollten von Beginn an im Alltag die entsprechenden Erfahrungsräume erhalten. Kaum etwas ist spannender für Kinder als Töpfe und Schneebesen oder das Ausräumen einer Waschmaschine.

In unseren Kursen begleiten wir die Kinder in ihrem individuellen Tempo mit vielseitigen, ganzheitlichen Anregungen und stärken das Vertrauen in die eigenen Fähigkeiten. Bewegung fördert nicht nur die motorische Entwicklung, sondern auch die geistige, soziale und emotionale Entwicklung.

Weitere Vorteile einer Kindheit in und mit Bewegung:
- Kinder entwickeln über Bewegung eine gute Risikokompetenz und haben dadurch ein geringeres Unfallrisiko.
- Kinder erleben Kraft, Ausdauer und körperliches Wohlbefinden mit viel Spaß und Freude.
- Kinder sind selbstbewusster und erwerben eine gute soziale Interaktionsfähigkeit.
- Kinder können sich besser konzentrieren und Stress abbauen.
- Kinder sind glücklicher und ausgeglichener.

### WELCHE BEWEGUNGSANGEBOTE ZUR FÖRDERUNG VON BABYS UND KLEINKINDERN SOLLTEN ELTERN MIT IHREN KINDERN AUF JEDEN FALL WAHRNEHMEN?

Jedes Angebot für sich ist eine wunderbare Erfahrung für das Kind und die Eltern und ermöglicht vielfältige Bewegungserfahrungen. Zum Beispiel wirken die sanften Berührungen bei der **Babymassage** beruhigend und regulierend, gleichzeitig stärken sie die Bindung. Die Eltern können die Massage in ihr Abendritual aufnehmen und schenken ihrem Baby und sich eine innige Zeit.

## Kinder in Bewegung

**Babyschwimmen** macht den meisten Babys unglaublich viel Freude. Sie genießen den Spaß im Wasser, die schwerelosen Bewegungsmöglichkeiten und den engen Kontakt mit Mama oder Papa.

Krabbel-, Spielgruppen und **Eltern-Kind-Turnen** stärken neben den Bewegungserfahrungen auch das Sozialverhalten.

**Musik und Tanzen** gehört zu unseren Favoriten. Jedes Kind liebt Musik. Es wird gemeinsam gesungen, gezappelt, geklatscht und getanzt. Es fördert das Rhythmusgefühl und die Bewegungskoordination beim Kind und macht einfach unglaublich viel Spaß.

In den Gebärdenkursen für Babys und Kleinkinder, gemeinhin auch unter dem Begriff **Babyzeichensprache** bekannt, lernen Eltern und Kinder einfache Gebärden, die Kinder im Alltag spannend finden und die den Eltern den Tagesablauf mit ihren Kindern erleichtern. Die Teilnahme an einem Eltern-Kind-Kurs dieser Art fördert die frühe Kommunikation und stärkt überdies die Beziehung. Das ganzheitliche Angebot ist daher keinesfalls als „neumoderner Schnickschnack" anzusehen, sondern eine wahre Bereicherung.

Es gibt noch eine Vielzahl von altersgerechten Baby-Kind-Eltern-Konzepten. Sie alle unterstützen und begleiten das gemeinsame Erleben und Begreifen und vertiefen die wichtige Eltern-Kind-Bindung.

**Tipp:** Für eine gesunde Entwicklung sollte Babys und Kindern jedoch auch genügend Zeit und Raum für das freie, kreative Spiel gegeben werden, unabhängig von den verschiedenen Angeboten.

*KINDER LERNEN DURCH BEWEGUNG. INWIEFERN IST DIE SPRACHENTWICKLUNG ENTSCHEIDEND VOM FORTSCHRITT DER MOTORIK ABHÄNGIG?*

Dass es einen engen Zusammenhang zwischen der Entwicklung der Feinmotorik und der Entwicklung der Sprache gibt, ist durch Studien belegt. Sprache beinhaltet zum einen das motorische Sprechen, also die Bewegung von Mund, Lippen, Zunge und die Koordination der Sprachorgane, wie bspw. Kehlkopf und Stimmbänder. Zum Erlernen von Sprache ist jedoch weit mehr als nur eine ausgereifte Sprachmotorik notwendig.

Wenn man sich vor Augen führt, dass Babys sich ihre Umwelt über das Greifen, Betasten und Fühlen erschließen, wird deutlich, wie eng die kognitive Entwicklung mit der motorischen Aktivität in Zusammenhang steht. Greifen ermöglicht das Begreifen! Sprache entwickelt sich also über Bewegung und Wahrnehmung. Bevor ein Kind ein Wort spricht, erkundet es dieses und seine Eigenschaften ausgiebig. Das Spielzeugauto wird betastet, abgeschleckt, fallen gelassen, wieder aufgehoben und erneut fallen gelassen, später auch geschoben. Aus diesen Bewegungserfahrungen entwickelt sich dann die Sprache. Bewegung, Wahrnehmung und Lernen sind untrennbar miteinander verbunden. Somit können Bewegungsstörungen auch die Sprachentwicklung verzögern!

Gerade in unseren Gebärdenkursen für Babys und Kleinkinder machen wir nicht selten die Erfahrung, dass Kinder zu Beginn des Kurses gar keine oder sehr wenige Wörter sprechen und ihren Wortschatz im Laufe des Kurses erweitern. Wichtig ist uns hier, anzumerken, dass dieser Kurs keinen Sprachförderkurs darstellen soll, sondern der frühen Kommunikation und dadurch dem besseren Verständnis zwischen Eltern und Kind dient. Beim „Sprechen mit den Händen" begleiten wir unser Handeln mit Gebärden. Klar, dass dies ganz spielerisch auch der (Fein-)Motorik zugutekommt!

Vor allem nach Kursstunden mit vielen Bewegungsinhalten wie rutschen, schaukeln, klettern, wippen, mit Rutschautos fahren... berichten uns Eltern, dass ihre Kinder auch zu Hause immer wieder mit großer Freude nach diesen Tätigkeiten verlangen und diese dann auch beginnen zu verbalisieren, also sprachlich mit Worten zum Ausdruck bringen. Auch hier sieht man, dass Bewegung und Spaß so etwas wie der Motor des Lernens ist.

*IN DER MODERNEN GESELLSCHAFT SIND DIE BEWEGUNGSRÄUME DER KINDER ZUNEHMEND EINGESCHRÄNKT. FERNSEHEN, ONLINESPIELE ODER SPIELEKONSOLEN SOWIE COMPUTER BESTIMMEN VIELFACH DEN ALLTAG VON KINDERN; DIE ZEIT, DIE SIE SO VERBRINGEN, GEHT DAMIT ALS BEWEGUNGSZEIT VERLOREN. SOLLTEN KINDER NICHT AUCH WIEDER MEHR DEN KONTAKT ZUR NATUR SUCHEN? WIE KÖNNEN ELTERN DAS BEEINFLUSSEN UND FÖRDERN?*

Das stimmt leider. Es gibt immer weniger natürliche freie Spiel- und Bewegungsräume für Kinder und der körperlichen Aktivität wird immer weniger Zeit geschenkt. Die aktive Freizeit- und Alltagsgestaltung verschiebt sich zugunsten inaktiver Beschäftigungen. Der deutliche Wandel ist in einem Rückgang der Straßenspiele zu erkennen oder in der Verhäuslichung.

Man muss also als Eltern kreativ werden. Was gibt es Schöneres als die Natur? Man kann gemeinsam Radfahren, Drachen steigen lassen, skaten oder wandern. Ja, das macht auch Kindern Spaß, noch mehr in Verbindung mit einer Entdeckungsreise durch den Wald. Unser Angebot „Naturforscher" setzt genau dort an. Bewegung in der Natur ist schön und wichtig für eine gesunde Entwicklung.

# Kinder in Bewegung

Kinder brauchen Freiraum, um ihre Kraft, Neugier und Ausdauer ausleben zu können. Es werden Baumstämme erkundet, Weitwurf mit Tannenzapfen geübt, Schätze gesammelt und in Pfützen gesprungen. Kinderturnen outdoor ist ein tolles Projekt einer Kollegin in Augsburg. Die Natur wird hüpfend, rennend und rollend erobert. Einfach großartig! **www.kinderreich-augsburg.de**

*ELTERN ALS VORBILDER. WIE SIND IHRE ERFAHRUNGEN AUS DER PRAXIS HIERZU?*

In unseren Kursen machen wir meistens positive Erfahrungen, da sich die Eltern mit unserer Philosophie der gemeinsamen Bewegung identifizieren können und wollen. Wir leben es ihnen aktiv vor, beziehen sie ein, machen Vorschläge und zeigen auf, welche Möglichkeiten von Bewegungserfahrungen für Kinder auch bei begrenzten zeitlichen Ressourcen bestehen. In unserem **FamilieFit-Kurs** machen Eltern und Kinder gemeinsam Sport! In der Natur, auf dem Spielplatz oder indoor auf der Matte oder auf dem Wobbelboard®. Wir veranstalten Bewegungsspiele für die Kinder und für die Eltern kreieren wir ein Fitnessworkout. Das macht allen Beteiligten viel Spaß und stärkt das Gemeinschaftsgefühl. Am schönsten ist es, wenn die Kleinen die Fitnessübungen der Eltern korrigieren, versuchen, es richtig vorzumachen und zum Abschluss alle zusammen entspannen. Allerdings gibt es natürlich auch andere Erfahrungen. Wir sind auch in anderen Settings mit unterschiedlichen Workshops für Kinder tätig. Beim Kinderyoga erleben wir oft Kinder, die große Defizite in der Körperwahrnehmung haben. Oder beim Turnen keinen Purzelbaum schaffen und nicht balancieren können. Hier ist es im Rahmen der Elternarbeit wichtig, aufzuklären, sensibel auf die Bewegungsverantwortung hinzuwirken und zu überzeugen, dass bereits kleine Bewegungsaktivitäten im Familienalltag die gesunde Entwicklung der Kinder beeinflussen.

*WELCHE ART VON BEWEGUNGSSPIELEN EMPFEHLEN SIE FÜR BABYS UND KLEINKINDER? WAS KÖNNEN ELTERN ZU HAUSE MIT IHREN KINDERN AN „BEWEGUNG" UNTERNEHMEN?*

Alle Eltern haben, immer angepasst an den Entwicklungsstand ihres Babys und Kleinkindes, unglaublich viele Möglichkeiten, um Bewegungsspiele durchzuführen.

### Für Babys
Die Wickelpause kann man sehr gut für eine Babygymnastik nutzen. Die Beine werden dabei ganz leicht und sanft passiv im Strampelrhythmus in Richtung Bauch bewegt. Dabei die Füßchen der Kleinen halten. Das Umfassen der Füße gibt Sicherheit und wirkt wie eine Massage der Fußreflexzonen. Mama oder Papa können zudem mit dem Baby schmusen oder singen.

Die Deckenschaukel ist sehr beliebt und stimuliert durch die leichte Bewegung die Muskulatur und den Gleichgewichtssinn. Die Decke wird an den Enden leicht angehoben und vorsichtig geschaukelt. Das Baby liegt dabei mit dem Rücken auf der Decke.

„Kuckuck – wo bin ich?" Einfach ein kleines Tuch vor das eigene Gesicht halten und sich dahinter verstecken. Dieses Spiel fördert die kognitiven Fähigkeiten des Babys.

Mit Kissen und Decken wird das Wohnzimmer in einen kleinen oder auch großen Krabbelparcours verwandelt und als Überraschung wartet in der Mitte das Lieblingsspielzeug. Das macht Spaß und stärkt gleichzeitig die Muskulatur.

„Kleine Schnecke…" Fingerspiele wie dieses machen viel Freude und bringen das Baby zum Strahlen. Langsam krabbeln wir mit dem Zeige- und Mittelfinger über den Körper des Babys und hören ein fröhliches Glucksen, sobald wir am Bauch angekommen sind: „…kitzelt dich am Bauch!"

**Für Kleinkinder**
Seiltanzen geht immer und überall! Benötigt wird lediglich ein auf dem Boden ausgelegtes Springseil. Zusammen mit einer tollen Bewegungsgeschichte wird dann auf dem Seil balanciert. Vielleicht gibt es irgendwo einen Regenschirm, den man mit bunten Bändern schmücken kann? Dann macht diese Übung gleich noch mehr Spaß!

Kinder lieben Massagegeschichten auf dem Rücken. Mit etwas Fantasie schleicht ein Tiger über den Rücken oder hüpft ein Frosch in den Teich und lernt schwimmen.

Draußen toben und spielen! Das Seifenblasenwettrennen sorgt für ganz viel Aktion. Wer fängt die Größte, wer die Kleinste?

Tanzen, tanzen, tanzen macht einen Riesenspaß! Auch zu Hause. Sich verrückte Bewegungen ausdenken, laut mitsingen und einfach ausprobieren. Dafür braucht es kein Konzept, nur jede Menge Bewegungsfreude.

Ein Barfußparcours ist schnell selbst gebaut. In die Deckel von Schuhkartons kommen unterschiedliche Naturmaterialien, zum Beispiel Moos, Kastanien, Sand, Rindenmulch, Kies, Maiskörner… Die Kinder helfen beim Sammeln des Materials bestimmt begeistert mit!

**Tipp:** Bewegung geht eigentlich immer, wenn man den Bewegungsräubern im Alltag auf die Schliche kommt. Die Rolltreppe, das Auto, der Fahrstuhl, der Fernseher!

## Kinder in Bewegung

**WELCHE MASSNAHMEN KÖNNEN ZUDEM POLITIK (STICHWORT PRÄVENTION), KINDERGÄRTEN, SCHULEN UND VEREINE INS LEBEN RUFEN, UM DER „EPIDEMIE ÜBERGEWICHT UND BEWEGUNGSMANGEL" HERR ZU WERDEN?**

Ein großartiges Projekt in Bezug auf Ernährung ist meiner Meinung nach die Initiative *Ich kann kochen!* der Sarah-Wiener-Stiftung in Verbindung mit der BEK.[1]

Frische Nahrungsmittel kennenlernen, selbst etwas auszuprobieren und zu kochen, macht den Kindern Spaß und schafft Selbstvertrauen.

Die bewegungsbezogene Gesundheitsförderung sollte meiner Meinung nach in Kindertagesstätten und Schulen verstärkt in den Fokus gesetzt werden. Alters- und entwicklungsangepasste körperliche Aktivitäten machen den Kindern Freude und unterstützen ihren natürlichen Bewegungsdrang.

Ein Beispiel aus der Sportklasse meines Sohnes (Unterstufe Gymnasium):

Die Schüler der Sportklasse wurden vor die Frage gestellt, wann sie das erste Mal mit Sport in Berührung gekommen sind. Wo viele Schüler lange überlegen mussten, antwortete mein Sohn spontan: „In der Krabbelgruppe und dann beim Eltern-Kind-Turnen."

Leider ist diese Antwort oft noch die Ausnahme. Ich würde mir wünschen, dass viel mehr Eltern mit ihren Kindern frühkindliche und ganzheitliche Bewegungsangebote in Anspruch nehmen.

Mein Appell an die Kommunen lautet, dass eine bewegungsfördernde Stadtplanung es Kindern und Jugendlichen ermöglichen würde, Bewegung und Sport auch außerhalb eines angeleiteten Angebots intensiv selbst zu erleben. Zum Beispiel in autofreien Zonen, Parkanlagen, auf Skaterbahnen und gut ausgestatteten Spielplätzen für die ganz Kleinen. Da liegt oft noch sehr viel im Argen.

**Tipp:** Pädagogische Fachkräfte können sich kostenfrei zu Genussbotschafterinnen fortbilden lassen, um Kinder im Alter zwischen drei und 10 Jahren in der Lebenswelt Kindergarten und Grundschule für das Kochen und eine ausgewogene Ernährung zu begeistern.

---

1 Dieses Angebot richtet sich an Erzieher/innen, Lehrer/innen und an andere Fachkräfte, die mit Kindern im Alter von drei bis 10 Jahren arbeiten. Informationen unter www.ichkannkochen.de/

## 2.13 Lernen und Bewegung

Mein Sohn Jarno (vierte Klasse Grundschule) war skeptisch, als die Lehrerin mit großer Begeisterung einen kompletten Unterrichtstag ankündigte, der ausschließlich Sport in Kombination mit Mathematikunterricht vorsah.

Sport? Ja, gerne den ganzen Tag, aber Mathematik? Macht das nicht die ganze gute Laune wieder kaputt? So ähnlich konnte man wohl seinen Gesichtsausdruck interpretieren, als er von der geplanten Aktion berichtete.

Dabei ist diese Kombination nicht neu. In zahlreichen Studien konnte mitunter sehr eindrucksvoll bewiesen werden, dass gezielte Bewegung einen erheblichen Einfluss auf die schulischen Leistungen von Kindern hat.

### Die Stunde null

Die Wiege der *Stunde null*, (Zero Hour PE[2]) liegt in Naperville, Illinois, USA. 19.000 Kinder aus 14 Grundschulen, fünf Realschulen und zwei Gymnasien in Naperville durchlaufen in ihren Stundenplänen ein spezielles Fitness- und Bewegungsprogramm. Die Kinder tragen während des Sportunterrichts Pulsuhren und trainieren in einer vorab ermittelten, persönlichen Zielherzfrequenzzone.

### Das Ergebnis der Studie

Nur 3 % der Schüler der Naperville-Studie sind übergewichtig (im Gegensatz zu 30 % an sonstigen amerikanischen Schulen). Zusätzlich schneiden die Naperville-Kinder bei einem internationalen Vergleichstest verschiedener Schulen in den Fächern Mathematik und andere Naturwissenschaften als Beste ab, trotz weniger spezifischer Unterrichtseinheiten aufgrund des täglichen Sportprogramms (Ratey & Hagerman, 2013).

Diese Ergebnisse verleiten zu der Annahme, dass körperliche Bewegung eine biologische Veränderung auslöst, welche die Gehirnzellen dazu anregt, sich miteinander zu verbinden und somit neue Synapsen zu bilden. Um etwas lernen zu können, müssen diese Verbindungen im Gehirn hergestellt werden. Diese Synapsen spiegeln die grundlegende Fähigkeit des Gehirns wider, sich auf Herausforderungen einzustellen und sich entsprechend anzupassen. Körperliche Bewegung stimuliert also das Gehirn und lässt uns leichter und effizienter lernen.

---

2  PE steht für *Practical Exercise* – körperliche Betätigung.

• Kinder in **Bewegung**

## Übertragbarkeit

So eindrucksvoll die Ergebnisse und Daten aus der amerikanischen Studie auch sind, eine Übertragung eins zu eins in das deutsche Schulsystem scheint mir aufgrund von Bildungsföderalismus und chronischem Lehrermangel kaum möglich.

Die beteiligten Schulen der Studie in Naperville befinden sich in einem sozial gehobenen Bezirk. Die Lernbereitschaft der Schüler ist dort allgemein höher als in anderen Bezirken und Städten. Auch hier stellt sich die Frage, inwiefern sich an (deutschen) Schulen, speziell auch in einem weniger sozialstarken Umfeld, vergleichbare Ergebnisse erzielen lassen.

Eine Lösung, nicht nur für deutsche Schüler, könnte hier in der Integration von *Life Kinetik®* in den Unterricht liegen. Ein spezielles Bewegungsprogramm, das nicht nur Spaß macht, sondern ganz nebenbei auch die Gehirnleistung enorm anregt.

Horst Lutz, der Erfinder von Life Kinetik®, behauptet gar: „Wenn wir uns die Ergebnisse und Studien der Universitäten zu Life Kinetik® ansehen, dann ist Life Kinetik® in meinen Augen ein Muss für alle Schulen, auch für die weiterbildenden und beruflichen Schulen, denn auch für diese Altersgruppe gibt es viele Nachweise. Unter anderem die deutliche Stressreduktion und verbesserte nächtliche Erholungsfähigkeit."

Wir sind ebenfalls davon überzeugt, dass Life Kinetik® einen wertvollen Beitrag in der deutschen Schullandschaft, nicht nur im Sportunterricht, leisten kann. Wir haben uns dazu ausführlich mit Horst Lutz im nachfolgenden Interview unterhalten.

Ach ja, auf die Frage: „Und, wie war euer Mathe-/Sportunterricht?", antwortete mein Sohn, „Super, Papa, viel besser als gedacht!"

Das Einmaleins, einer der Schwerpunkte des Mathe-/Sporttags, ging meinem Sohn fortan viel leichter und schneller über die Lippen. Erstaunlich, finden Sie nicht auch?

**Tipp:** Integrieren Sie koordinative und spielerische Elemente wie Life Kinetik® in das Bewegungsprogramm Ihrer Kinder.

## 2.14 Interview mit Horst Lutz zu Life Kinetik®

**Zur Person:** Horst Lutz ist der Erfinder von Life Kinetik®. Zu seinen Kunden zählen u. a. Jürgen Klopp, Felix Neureuther, viele Fußball-Bundesliga-Mannschaften, wie Borussia Dortmund, Nationalmannschaften wie die Hockeynationalmannschaften und weitere Profimannschaften in vielen Sportarten. Trotz dieser Erfolge im Spitzensport lautet sein größter Wunsch: „In jedem Kindergarten, in jeder Schule, in jedem Unternehmen und in jedem Seniorenheim soll es ein Life-Kinetik®-Angebot geben, damit jeder sein Potenzial auch ausschöpfen kann, denn ausnahmslos jeder Mensch profitiert von Life Kinetik®!"

*NEBEN DEN VORTEILEN EINER ALLGEMEINEN BEWEGUNG SOLL LIFE KINETIK® KINDER SCHLAUER MACHEN. STIMMT DAS UND WENN JA, WORAUF BASIERT DIESE ANNAHME?*

Schlauer werden wir immer dann, wenn wir etwas dazulernen. Wenn wir noch nie Fahrrad gefahren sind, muss das Gehirn erst neue Wege zwischen den Gehirnzellen bauen, damit wir dann irgendwann nicht mehr umfallen. Gehirnphysiologisch heißt das *Plastizität*.

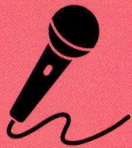

Wie beim Straßenbau auch, brauchen wir dazu Material, im Gehirn heißt dieses Material Botenstoffe. Unser Gehirnstraßenbau gelingt besonders gut, wenn wir den Botenstoff Dopamin ausschütten. Viele Untersuchungen, insbesondere an der TU München, haben belegt, dass dieses Material immer dann zur Verfügung steht, wenn wir ungewohnte Bewegungsaufgaben gestellt bekommen und diese verändern, sobald ein wenig Routine aufkommt.

*HEISST DIESE ERKENNTNIS IN DER FOLGE, DASS LIFE KINETIK® GAR NICHT BIS ZUR PERFEKTION AUSGEÜBT WERDEN SOLLTE?*

Ja, genau das ist die zentrale Vorgehensweise bei Life Kinetik®: Wir führen niemals die Übungen so lange aus, bis wir sie beherrschen. Wenn von 10 Versuchen 3-4 klappen, verändern wir die Aufgabe sofort, damit wir ständig neue Herausforderungen haben.

Das ist für die meisten Menschen, insbesondere für Kinder und Sportler, sehr gewöhnungsbedürftig. Schließlich wurden sie von klein auf darauf getrimmt, alles so lange zu üben, bis sie es perfekt beherrschen: krabbeln, stehen, gehen, laufen, sprechen usw. Das macht ja auch Sinn, weil wir diese Fähigkeiten unser Leben lang brauchen.

# Kinder in Bewegung

Bei Life Kinetik® geht es aber nicht darum, etwas Neues zu erlernen, sondern lediglich durch zusätzliche Vernetzungen bessere Voraussetzungen zu schaffen, falls wir etwas lernen müssen, das wir dauerhaft brauchen, wie z. B. Springen, Rechnen, Klettern, Schreiben, Fußballspielen, Sehen, Radfahren, Hören, Turnen, Fühlen usw.

***KÖNNEN SIE DAS ANHAND EINES BEISPIELS ERKLÄREN?***

Gerne! Man kann sich das so vorstellen wie bei einem Hausbau. Obwohl die Räumlichkeiten im Erdgeschoss und ersten Stock vollkommen ausreichen, legen Sie vorsichtshalber schon mal die ganzen Kabel für Strom, Internet usw. auch in den ausbaufähigen Speicher. Wenn dann doch der dritte Nachwuchs kommt oder die Schwiegermutter mit einzieht, obwohl nur zwei Kinderzimmer geplant waren, ist es einfach, die bereits vorhandenen Ressourcen zu nutzen.

Life Kinetik® baut neue Straßen im Gehirn, damit die Gedanken den kürzesten Weg finden und somit alles schneller geht. Dabei geht es nicht nur um Bewegungen. Was nutzt es mir, wenn ich zwar Radfahren kann, aber nicht sehe, dass die Glasschiebetür zur Terrasse geschlossen ist und ich auch nicht höre, dass die Mama laut „Vorsicht" schreit? Aber selbst, wenn ich sie höre und dann vor Schreck den Lenker herumreiße, stellt sich die Frage, ob mein Körper dann noch in der Lage ist, das Gleichgewicht zu halten oder ob ich trotz der Warnung auf der Nase lande.

Deshalb kombiniert Life Kinetik® ungewöhnliche Bewegungen mit Wahrnehmungsaufgaben und kognitiven Aufgaben. Dabei trainieren wir in den drei Basis-Bewegungs-Komplexen *Bewegungswechsel, -kette* und *-fluss*, die sich in der Schwierigkeit der Aufgabenstellung deutlich unterscheiden.

Beim *Bewegungswechsel* wechseln wir nur von einer Übung auf eine andere möglichst schnell, bei der *Bewegungskette* kombinieren wir zwei Bewegungen miteinander und beim *Bewegungsfluss* muss dann eine Bewegung unverändert weitergehen, während eine plötzliche Herausforderung erfolgt. Hinzu kommen noch die drei Wahrnehmungs-Ergänzungs-Komplexe *visuelle, auditive* und *somatosensorische Wahrnehmung* sowie die drei kognitiven Ergänzungskomplexe *Arbeitsgedächtnis, Aufmerksamkeit* und *fluide Intelligenzleistung* (Problemlösungsintelligenz).

Dafür gibt es einen Übungsfundus von etwa 2.000 Übungen mit mehreren Millionen Variationen. Von allen mir bekannten Systemen zur Verbesserung der Gehirnleistung ist Life Kinetik® damit das umfassendste.

Dadurch sind wir in der Lage, unser Ziel umzusetzen: Eine Übung wird nie wieder auf die gleiche Art und Weise durchgeführt. Die Folgen sind umfassend: Die Kinder sind aufmerksamer, konzentrierter, lernen schneller, machen weniger Fehler und bewegen sich geschmeidiger.

Das Schöne dabei ist, dass das zu Beginn noch etwas ärgerlich empfundene Scheitern beim Life-Kinetik®-Training schon nach kurzer Zeit ins Gegenteil umschlägt: Es ist total lustig, wenn alle merkwürdige Bewegungskapriolen ausführen.

*IST ES DENN NICHT SO, DASS FRUST AUFKOMMT, WENN MAN NIE SO LANGE ÜBT, BIS MAN ES KANN?*

Zu Beginn kann das schon passieren. In der Regel dauert es 3-4 Wochen, bis sich die Kinder an die spezielle Vorgehensweise bei Life Kinetik® gewöhnt haben. In dieser Zeit muss man permanent darauf hinweisen, dass es genügt, wenn sie es ernsthaft versuchen, es aber kein Problem ist, wenn es nicht erfolgreich ist.

Sie haben dann verstanden, dass ihr Gehirn bei unserem Training nur besser wird, wenn etwas nicht funktioniert, weil es dann nach Lösungen sucht. Es ist also positiv, wenn die Übungen nicht funktionieren.

Wo im Leben hat man sonst schon einen Vorteil, wenn man etwas nicht kann?

Dadurch gibt es keinen Druck und alle machen es gerne. Selbst Kinder mit großem Bewegungsdrang – sie erhalten heute ja schnell das Prädikat ADHS – machen ganz schnell wieder mit, wenn sie nach einer kurzen Frustphase sehen, dass die anderen Kinder es auch nicht besser können. Deshalb wurde Life Kinetik® auch in einigen Kinder-Kur-Kliniken fest in den Therapieplan übernommen.

*INWIEFERN UNTERMAUERN STUDIENERGEBNISSE DIESE POSITIVEN AUSWIRKUNGEN VON LIFE KINETIK®?*

Es gibt inzwischen über 30 Studienergebnisse, die alle sehr positive Ergebnisse geliefert haben.

Das Institut *YourPrevention*™ aus Stuttgart konnte nachweisen, dass bei nur einer Stunde Life Kinetik® pro Woche nach drei Monaten der Dopaminspiegel bei allen Probanden um knapp 18 % erhöht war.

Das *Central Institute of Mental Health* in Mannheim zeigte 2014 mithilfe von MRT-Aufnahmen, dass tatsächlich die Konnektivität in verschiedenen Gehirnarealen deutlich

• Kinder in **Bewegung**

verbessert war. Besonders deutlich war die Zunahme der Verbindungen zwischen dem Areal, das für die Bewegung zuständig ist, mit den Arealen, die für die visuelle und auditive Wahrnehmung verantwortlich sind. Aber auch die Areale, die für Vorgänge des Arbeitsgedächtnisses, der Fehlerbearbeitung und die für die kognitiven Aspekte bei der Planung, Ausführung und Kontrolle verantwortlich sind, werden besser vernetzt.

Die tatsächlichen Auswirkungen für Kinder konnten Institutionen wie die Universitäten zu Köln, Augsburg, Regensburg, Darmstadt und das *Zentrum für schulpraktische Lehrerausbildung Vettweiß* nachweisen. Sie stellten folgende Effekte fest:

- Steigerung der fluiden Intelligenzleistung von Förderschülern um 12,2 %;
- Verbesserung der Aufmerksamkeitswerte von Förderschülern um 6 %;
- Verbesserung der mathematischen Leistung von Grundschülern effektiv um 29,46 %;
- Steigerung der mentalen Rotationsleistung von Grundschülern um effektiv 42,33 %;
- Steigerung des Konzentrationsfaktors von 12-Jährigen um 77,1 %;
- Steigerung der kognitiven Leistungsfähigkeit von 12-Jährigen effektiv um 15,3 %;
- Steigerung der motorischen Leistungsfähigkeit von 12-Jährigen effektiv um 16,56 %;
- Verbesserung der Aufmerksamkeitsleistung von 12-Jährigen effektiv um 14,9 %;
- Verbesserung der Reaktionsgeschwindigkeit von 12-Jährigen um 14,83 %;
- Verbesserung der Fehlerquote von 12-Jährigen um 48,77 %.

**STICHWORT SCHULE. SOLLTEN NICHT NOCH MEHR SCHULEN DIESE ART DER BEWEGUNG IN DEN UNTERRICHT INTERGIEREN?**

Wenn wir uns die Ergebnisse der Universitäten ansehen, dann ist Life Kinetik® in meinen Augen ein Muss für alle Schulen, auch für die weiterbildenden und beruflichen Schulen, denn auch für diese Altersgruppe gibt es viele Nachweise, unter anderem die deutliche Stressreduktion und verbesserte nächtliche Erholungsfähigkeit.

Ich bin mir sicher, dass Life Kinetik® jedem Schüler helfen kann.

Wir haben zwar schon, teilweise auch mithilfe der Unterstützung diverser Krankenkassen, über 2.000 Lehrer ausgebildet, aber angesichts der über 750.000 Lehrer alleine in Deutschland ist das nur ein Tropfen auf den heißen Stein.

Obwohl wir Lehrer und Erzieher zu unseren Selbstkosten ausbilden, sind die meisten der Ansicht, dass diese Kosten von öffentlichen Stellen zu bezahlen sind, weil sie diese Ausbildung zum Wohl der Kinder machen.

Dabei wird ein immer wiederkehrendes Feedback der mit Life Kinetik® ausgebildeten Lehrer gerne übersehen: Sie haben kaum mehr disziplinarische Probleme. Immer, wenn die Kinder abzudriften drohen, genügen ein paar Minuten Life Kinetik® und schon sind wieder alle online.

So gesehen ist, Life Kinetik® also eine Art betriebliches Gesundheitsmanagement für Lehrer, auch wenn es das traurigerweise offiziell nicht gibt.

**WAS IST IHR APPELL AN DIE POLITIK UND DIE KULTUSMINISTER DER BUNDESLÄNDER IN BEZUG AUF LEISTUNGSFÖRDERNDE MASSNAHMEN WIE LIFE KINETIK® IN SCHULEN?**

Viele Untersuchungen belegen, dass Life Kinetik® jedem Schüler und jedem Lehrer hilft. Es wäre ein Segen für alle, wenn Kultusminister unsere Ausbildung empfehlen und finanziell unterstützen würden. Dann könnten die schulinternen Ausbildungen flächendeckend sofort starten und wieder mehr Lächeln und Erfolge in die Klassenzimmer zaubern. Bitte, liebe Kultusminister: „Fördern Sie Life Kinetik®!"

**AB WELCHEM ALTER MACHT ES SINN, LIFE KINETIK® ZU PRAKTIZIEREN?**

Früher habe ich immer gesagt, dass zwischen vier Jahren und 104 Jahren jeder Mensch Life Kinetik® machen kann. Inzwischen muss ich diese Aussage revidieren.

Der Kindergarten und Hort „Kroki" in Neutraubling bei Regensburg führt das Training sehr erfolgreich sogar mit den Einjährigen durch. Die meisten können zwar den Begriff Life Kinetik® noch nicht sagen, aber wenn sie ihn hören, zaubert das sofort ein Lächeln in ihr Gesicht und alle wollen mitmachen.

Das zeigt: Um neue Verbindungen im Gehirn zu schaffen, gibt es keine Altersbegrenzung.

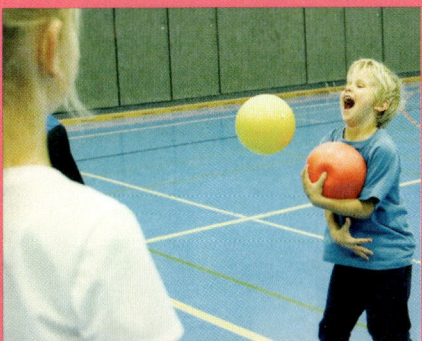 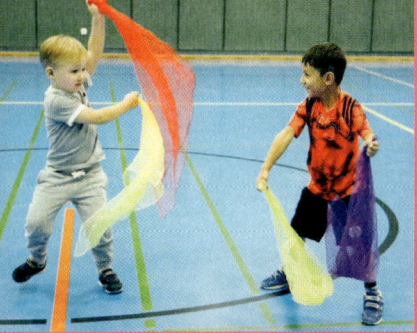

*Life Kinetik® macht Spaß!*

## Kinder in Bewegung

**IN WELCHEM RAHMEN KÖNNEN ELTERN IHRE KINDER DURCH LIFE KINETIK® FÖRDERN?**

Alleine zu Hause ist das sehr schwierig. Theoretisch wären sie mit meinem Buch *Life Kinetik® – Gehirntraining durch Bewegung* in der Lage, mit Life Kinetik® zu starten (Lutz, 2015).

Ich weiß aber aus Erfahrung, dass ohne einen ausgebildeten Life-Kinetik®-Lehrer oder -Trainer dieses Training auf Dauer nicht richtig angewendet wird. Als Folge bleibt dann auch der Erfolg aus.

Das liegt in erster Linie daran, dass sich die meisten Laien ein paar Übungen herauspicken, die ihnen gefallen oder sinnvoll erscheinen und dann mit den Kindern so lange üben, bis sie es beherrschen.

Aber das ist nicht Life Kinetik®!

Deshalb ist es wesentlich effektiver, wenn sie entweder zusammen mit den Kindern einen Kurs bzw. ein Individualcoaching bei einem zertifizierten Life-Kinetik®-Trainer besuchen oder den Schulleiter überzeugen, dass er einige Lehrer ausbilden lässt.

Wenn das alles nicht fruchtet, können Eltern selbst die Ausbildung zum Life-Kinetik®-Trainer machen, denn dann wissen sie genau, wie sie vorgehen müssen.

**WO FINDEN ELTERN QUALIFIZIERTE TRAINER UND ÜBUNGSLEITER, DIE LIFE KINETIK® WOHNORTNAH ANBIETEN?**

In Deutschland, Österreich und in der Schweiz gibt es etwa 2.500 zertifizierte Life-Kinetik®-Trainer. Sie findet man unter **www.lifeKinetik®.de** in der Rubrik „Trainer". Dort kann man dann nach Postleitzahlen suchen.

**ELTERN ALS VORBILDER. WIE SEHR FÖRDERT EIN POSITIVES VORLEBEN DIE KÖRPERLICHE UND MENTALE ENTWICKLUNG BEI KINDERN?**

Ich bin zu 100 % davon überzeugt, dass nur dann, wenn die Eltern ihre Schlüsselrolle „Vorbild" optimal ausfüllen, die Entwicklung von Kindern bestmöglich verläuft. Selbstverständlich können sich Kinder auch positiv entwickeln, wenn die Eltern keine guten Vorbilder sind, aber eine bestmögliche Entwicklung halte ich persönlich dann für ausgeschlossen.

Gerade in dieser Hinsicht kann Life Kinetik® auch hilfreich sein. Ich kenne kaum ein Training, bei dem ein Achtjähriger zusammen mit seinem 40-jährigen Vater und seinem

75-jährigen Großvater den gleichen Kurs besuchen kann und alle die gleiche Herausforderung haben. Meistens ist es so, dass dann einer unter- oder überfordert ist.

Nicht bei Life Kinetik®: Es ist ein generationsübergreifendes und damit auch ein generationsverbindendes Element.

Früher übernahmen die Vorbildfunktion in Großfamilien auch oft die Großeltern. Das ist in unserer modernen Welt etwas ins Hintertreffen geraten, was ich sehr schade finde, denn Großeltern sind großartige Lehrmeister für Kinder. Und umgekehrt halten die Kids ihre Großeltern geistig und körperlich fit: eine Win-win-Situation für alle.

*WO STEHT LIFE KINETIK® IN 10 JAHREN? WIE SEHEN IHRE WÜNSCHE UND VISIONEN IN BEZUG DARAUF AUS?*

Ich wünsche mir, dass es in jedem Kindergarten, in jeder Schule, in jedem Betrieb, in jedem Altenheim, in jedem Sportverein und in jeder Gemeinde ein Life-Kinetik®-Angebot gibt, sodass jeder in den Genuss kommen kann, wenn er möchte. Meine Vision ist außerdem, dass das weltweit passiert. Letzteres wird sich in 10 Jahren nicht realisieren lassen, aber wer das Ziel nicht kennt, wird den Weg nicht finden!

## 2.15 Das Life-Kinetik®-Übungsprogramm für zu Hause

### Namensspiel (Bewegungswechsel)

**Organisation:** 6-10 Kinder stehen im Kreis. Jedes Kind imitiert der Reihe nach den Laut eines Tieres (Hund, Katze, Pferd, Löwe, Schaf, Kuh, Schwein, Esel, Affe, Hahn, Frosch, Biene, Vogel usw.).

**Variation 1:** Ein roter Ball wird zwischen den Kindern beliebig hin und her geworfen und dabei beim Loswerfen immer der eigene Tierlaut imitiert. Dann wird die Anzahl der roten Bälle sukzessive bis maximal auf ein Drittel der Teilnehmerzahl erhöht.

**Variation 2:** Bis auf einen, werden alle roten Bälle weggelegt und ein gelber Ball kommt ins Spiel. Wer diesen gelben Ball loswirft, imitiert den Tierlaut des Ballempfängers. Beim roten Ball bleibt es beim Tierlaut des Werfers. Dann wieder weitere gelbe und rote Bälle ins Spiel bringen.

**Variation 3:** Nun werden alle Bälle in die Mitte gelegt und ein grüner Ball ins Spiel gebracht. Der Werfer des grünen Balls sagt dem Empfänger durch Imitieren eines Tierlauts an, wo dieser den Ball als Nächstes hinwerfen muss. Nach und nach weitere grüne, gelbe und rote Bälle ins Spiel bringen.

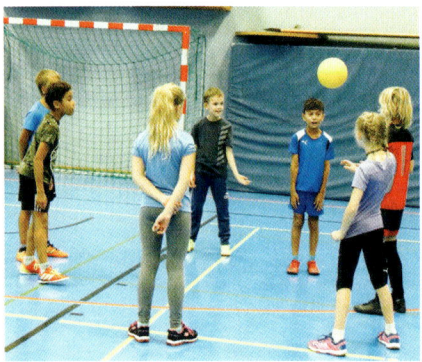
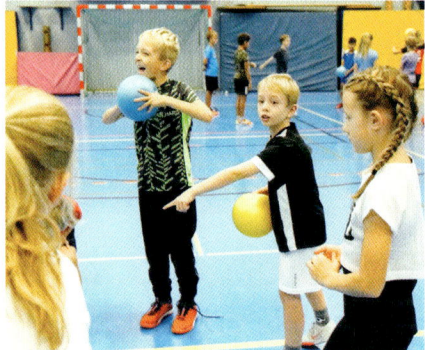

# Feldhopser (Bewegungswechsel)

**Organisation:** Jedes Kind hat ein Sprungfeld mit vier Quadraten. Diese sind mit den Zahlen 1-4 und den Farben Rot, Grün, Gelb, Blau markiert, indem in den Feldern jeweils 1-4 Markierungen der jeweiligen Farbe liegen (Lego, Spielfiguren aus „Mensch ärgere Dich nicht", Zettel mit aufgemalten Punkten). Es wird folgende Zuordnung vereinbart:

Gelb und 1 = mit dem rechten Bein landen.
Blau und 2 = mit dem linken Bein landen.
Grün und 3 = mit beiden Beinen nebeneinander landen.
Rot und 4 = mit beiden Beinen gekreuzt landen.

**Variation 1:** Der Spielleiter sagt nun eine Zahlenfolge an, die gemäß Zuordnung gesprungen werden muss. Z. B.: 2-4-1-3 = links auf 2 – Beine gekreuzt auf 4 – rechts auf 1 – Beine parallel auf 3.

**Variation 2:** Dann sagt der Spielleiter eine Farbkombination an: z. B. rot-gelb-grün-blau = Beine gekreuzt auf 4 – rechts auf 1 – Beine parallel auf 3 – links auf 2.

**Variation 3:** Jetzt werden die beiden Kombinationen hintereinander ausgeführt (Zahlen – Farben – Zahlen – Farben usw.).

**Variation 4:** Jetzt sagt der Spielleiter immer eine Zahl oder eine Farbe an und die Kinder müssen das durchführen.

**Variation 5:** Jetzt zeigt der Spielleiter immer eine Zahl oder eine Farbe an.

**Variation 6:** Jetzt sagt oder zeigt der Spielleiter eine Zahl oder eine Farbe an.

**Variation 7:** Wie Variation 6, aber jetzt die Markierungen entfernen.

**Variation 8:** Wie Variation 7, aber der Spielleiter sagt und zeigt manchmal unterschiedliche Zeichen (z. B.: Ansage „4" + Anzeige mit zwei Fingern). Dann zählt das Angezeigte.

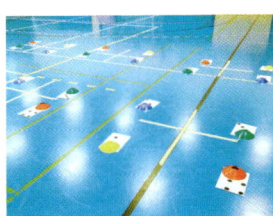

*Markierung der Sprungfelder*

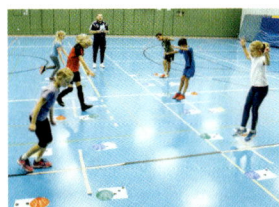

*Der Trainer gibt ein akkustisches Kommando.*

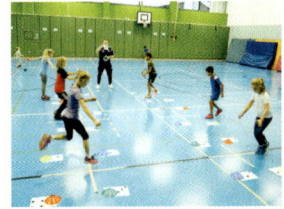

*Der Trainer gibt ein visuelles Zeichen.*

# Kinder in Bewegung

## Parallelball mit Tüchern (Bewegungskette)

**Organisation:** Jedes Kind hat in jeder Hand ein Tuch (ältere Kinder können auch Bälle verwenden).

**Variation 1:** Sie kreuzen die Hände so, dass im Wechsel die linke und die rechte Hand oben ist. Danach werfen sie die Tücher parallel hoch und fangen sie wieder. Jetzt kombinieren sie beides: Zuerst werden die Tücher parallel hochgeworfen, dann kreuzen sie, während die Tücher in der Luft sind, die Hände und fangen die Tücher über Kreuz auf. Mit gekreuzten Händen werden die Tücher hochgeworfen, die Kreuzung aufgelöst und die Tücher wieder mit parallelen Händen gefangen.

**Variation 2:** Da wahrscheinlich jedes Kind beim Kreuzen nun immer die gleiche Hand oben hatte, sollen sie nun abwechselnd die linke und die rechte Hand oben kreuzen.

**Variation 3:** Wie Variation 2, aber zusätzlich wird während des Werfens der Tücher in die Höhe gesprungen und mit gekreuzten Beinen gelandet. Dabei ist wichtig, dass immer nur entweder die Hände gekreuzt und die Beine nicht gekreuzt sind oder umgekehrt.

**Variation 4:** Wie Variation 3, aber zusätzlich wird jeder Wurf im Zweier-Einmaleins gezählt.

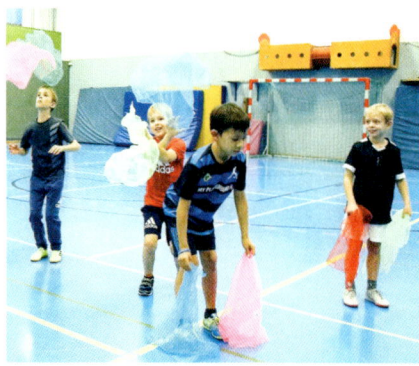
*Startübung ohne Sprung*

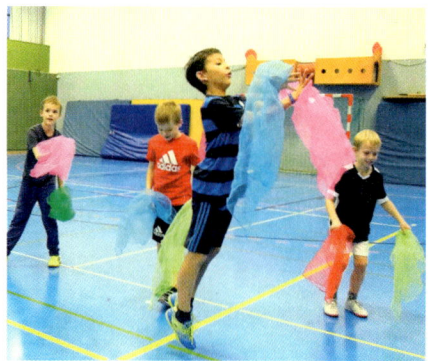
*Erweiterung mit Sprüngen*

## Arm- und Beinpendel vorwärts und rückwärts (Bewegungskette)

**Organisation:** Die Kinder haben in jeder Hand ein Tuch und stehen frei im Raum. Es werden zunächst vier Bewegungen den folgenden Begriffen zugeordnet:

Tiere = rechter Arm und linkes Bein schwingen seitlich vorwärts (vw)-rückwärts (rw).

Mädchennamen = linker Arm und rechtes Bein schwingen seitlich vw-rw.

Jungennamen = rechter Arm und linkes Bein schwingen vorne quer.

Spielsachen = linker Arm und rechtes Bein schwingen vorne quer.

Bei jüngeren Kindern bitte wieder einen Arm mit einem Tuch markieren. Bei älteren Kindern können auch andere Begriffe verwendet werden (z. B. Obst oder Gemüse).

**Variation 1:** Der Spielleiter sagt einen der Begriffe an und alle müssen die passende Übung durchführen, ohne umzufallen.

**Variation 2:** Wie Variation 1, aber wenn der Spielleiter zusätzlich einen Arm hebt, dann müssen die Beinbewegungen auf der gleichen Seite durchgeführt werden wie die Armbewegung.

**Variation 3:** Wie Variation 1, aber wenn der Spielleiter einen Arm zur Seite streckt, sind die Übungen der Mädchen- und Jungennamen vertauscht und die Übungen der Tiere und Spielsachen ebenfalls.

**Variation 4:** Jetzt kann der Spielleiter beide Armpositionen nutzen, auch beide gleichzeitig ist möglich (Arm und Bein der gleichen Seite schwingt und die Begriffe sind vertauscht). Z. B. ein Arm nach oben + ein Arm zur Seite + Ansage „Julia" = rechter Arm und rechtes Bein schwingen vorne quer.

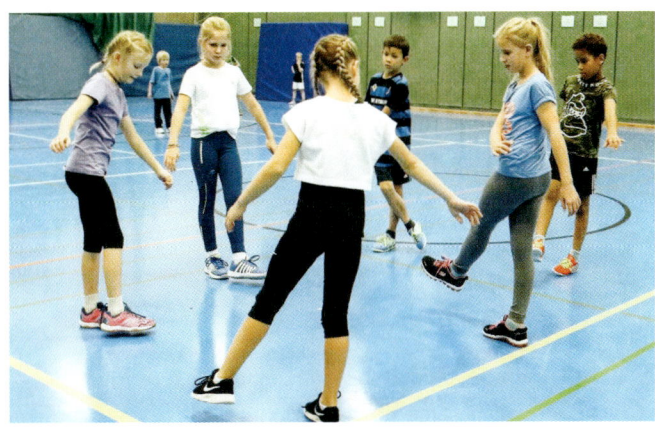

• Kinder in **Bewegung**

### Rollball (Bewegungsfluss)

**Organisation:** Drei Kinder sitzen am Boden. Ihre gegrätschten Beine bilden ein Dreieck. Jedes Kind hat einen rollfähigen Ball in jeder Hand. Jeweils die rechte Hand der Kinder ist mit einem Tuch gekennzeichnet. Die Kinder rollen stetig die beiden Bälle mit der Handfläche vorwärts-rückwärts. Eines der Kinder wird der erste Ansager. Das Ansagerecht wechselt nach jeder Ansage im Uhrzeigersinn weiter. Ältere Kinder können die Übung auch im Stehen mit Ballwurf durchführen.

**Variation 1:** Der Ansager rollt einen der beiden Bälle im Uhrzeigersinn zum Nachbarkind. Sofort (möglichst gleichzeitig oder zumindest bevor der Ball beim Nachbarkind ankommt) müssen die beiden anderen Kinder mit der gleichen Hand ihren Ball auch im Uhrzeigersinn weiterrollen und den Ball des Nachbarkindes mit der nun freien Hand stoppen. Z. B. der Ansager rollt mit der markierten Hand, dann müssen die beiden anderen ebenfalls den Ball mit der markierten Hand rollen.

**WICHTIG:** Die jeweils nicht zum Nachbarkind rollende Hand sollte ihre Vorwärts-rückwärts-Rollbewegung unverändert fortsetzen.

**Variation 2:** Wie Variation 1, aber beim Stoppen des vom Nachbarkind gerollten Balls muss gleichzeitig das gegenüberliegende Bein kurz angehoben werden.

**Variation 3:** Wie Variation 2, aber jetzt müssen die beiden Kinder, die gerade nicht Ansager sind, mit der anderen Hand stoppen. Z. B. der Ansager rollt den Ball mit der markierten Hand, dann müssen die beiden anderen den Ball mit der nicht markierten Hand rollen.

**Variation 4:** Wie Variation 3, aber jetzt singen die Kinder gemeinsam ein Kinderlied während der Übung. Später sollen sie abwechselnd jeweils ein Wort des Liedes singen.

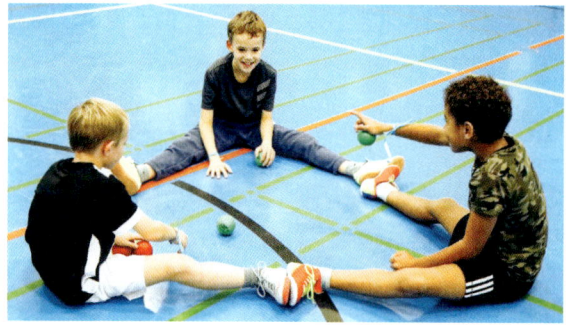

Mehr Informationen zu diesen Übungen unter:
**www.bewegung-petergerfen.de/life-kinetik/**

## 2.16 In der Ruhe liegt die Kraft

Mit ungefähr acht Jahren entdeckte ich meine große Leidenschaft für das Angeln. Gefühlt jeder zweite Junge im Dorf besaß eine Angel und für uns gab es kaum etwas Schöneres, als Nachmittage am Bach oder See mit Angeln zu verbringen.

Auch wenn die Begeisterung bei vielen meiner Freunde mit der Zeit nachließ, war die Zeit, die ich in der Natur mit Angeln verbrachte, Zeit des Zur-„Ruhe-Kommens" von Schule und Sport.

Bis in meine Profizeit als Handballspieler hinein konservierte ich dieses Hobby. Das Titelfoto eines Porträts im *Handball Magazin* 1994 zeigt mich beim Angeln und beleuchtete im Inhalt des Artikels die Wichtigkeit von Ruhephasen zur Förderung sportlicher Höchstleistungen.

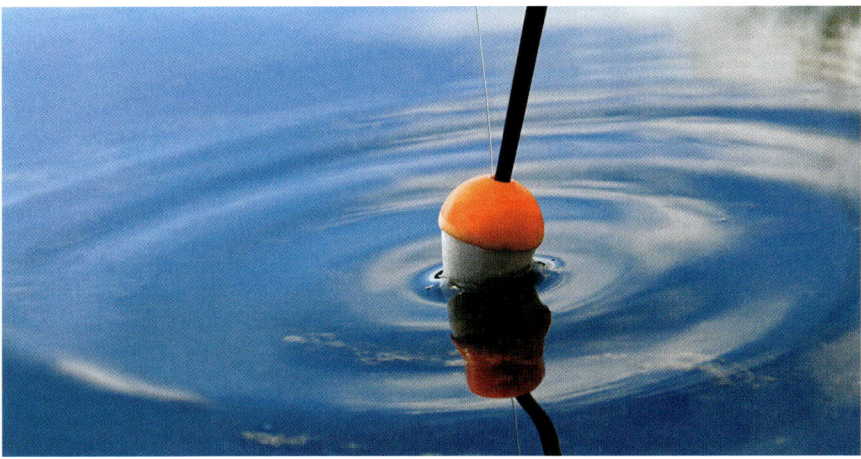

Heute ist Angeln bei Kindern nicht mehr angesagt. Sehr selten sieht man Kinder, die an einem Fluss oder See stehen und sich mit diesem Hobby beschäftigen. Meine Kinder auch nicht, zu groß ist das Freizeitangebot in der modernen Welt geworden.

Natürlich möchte Ihnen durch meinen verklärten romantischen Blick in die Vergangenheit nicht zureden, Ihre Kinder zum Angeln zu animieren. Wichtig ist es jedoch, damals wie heute, ausreichend Platz und Angebote für Kinder zu schaffen, in denen sie abschalten und zur Ruhe kommen können.

Um Erlebtes, Bewegtes und Bewegendes verarbeiten zu können, benötigt Ihr Kind ein ausreichendes Maß von Erholung und Entspannung. Gerade in der heutigen Zeit begegnet uns täglich ein Strom von Reizüberflutungen in schneller Abfolge und mit häufigen Überlagerungen.

# Kinder in Bewegung

*„Werde still und finde heim zu dir selbst. Verzehre deine Kräfte nicht im Lärm der Welt. Es ist gut, wenn du deine Arbeit tust, deine Aufgaben und Pflichten erfüllst – und es ist wichtig, dass du das gerne tust. Aber gehe nicht auf in dem, was draußen ist, sondern nimm dich immer wieder zurück. Sammle deine Gedanken, versenke dich in deine eigene Tiefe und suche nach der Mitte deines Wesens und deines Lebens. Von dieser Mitte her wirst du den Maßstab finden für das, was wirklich wichtig ist für die Erfüllung, für die Ganzheit deines Lebens."*

Christa Spilling-Nöker (Spilling-Nöker, o. J.)

Entspannung in Stille ermöglicht:
- wieder mit sich selbst in Kontakt zu kommen, seine Bedürfnisse wahrzunehmen, inneres Erleben (Selbstwahrnehmung);
- Erfahrungen zu verarbeiten und zu vertiefen;
- Spannungen abzubauen und zu mehr Ausgeglichenheit und Gelassenheit zu finden;
- Förderung von Aufmerksamkeit und Konzentration;
- Sensibilisierung der Sinne, Training von Achtsamkeit;
- Schöpfen neuer Kraft für Körper, Geist und Seele.

Eine Umfrage unter Grundschulkindern in Deutschland, die der Kinderschutzbund und das Prosoz-Institut im November 2012 veröffentlicht haben, kommt zu dem Ergebnis, dass etwa ein Drittel der Zweit- und Drittklässler sich von der Schule und den Hausaufgaben gestresst fühlt. Etwa die Hälfte der Kinder wünscht sich mehr Entspannung und Erholung (Sonnberger, 2012b).

Symptome, die auf zu geringe Regenerationszeiten bei Kindern hinweisen:
- Schlafschwierigkeiten,
- motorische Unruhe,
- Aufmerksamkeitsschwäche,
- Appetitlosigkeit,
- Kopfschmerzen,
- Bauchschmerzen,
- Konzentrationsschwäche,
- Angstzustände sowie
- verschlechterte Leistungen in der Schule.

*Entspannung* ist, neben Bewegung und einer gesunden und ausgewogenen Ernährung, von elementarer Wichtigkeit für Ihr Kind.

Bewegung

Leider wird der Anspruch der Kinder auf Ruhe nicht ausreichend gewürdigt. Schule, Termine, Verabredungen, Nachhilfe etc. stehen im Vordergrund. Passive und aktive Erholung steht hinten an.

Regelmäßige Entspannung macht Kinder ausgeglichener, optimistischer und lernfähiger. Sie lernen dabei Strategien, sich in stressigen Situationen nicht aus der Ruhe bringen zu lassen. In Ruhepausen bekommen Körper und Geist Zeit, sich zu regenerieren. Der Herzschlag wird langsamer und regelmäßiger, der Atem wird ruhiger und die Spannung in den Muskeln nimmt ab.

Wenn es auch nicht mehr das angestaubte „Angeln" als aktive Erholung ist, so gibt es unzählige Möglichkeiten für Sie, Ihrem Kind passive und aktive Erholungsphasen anzubieten.

Sei es das klassische Geschichtenvorlesen, aber auch Puzzeln oder Malen zählen dazu.

Im nachfolgenden Interview, das ich mit Franziska Maria Sirignano geführt habe, erfahren Sie weitere wertvolle Tipps, die weit über den Standard an Möglichkeiten hinausgehen.

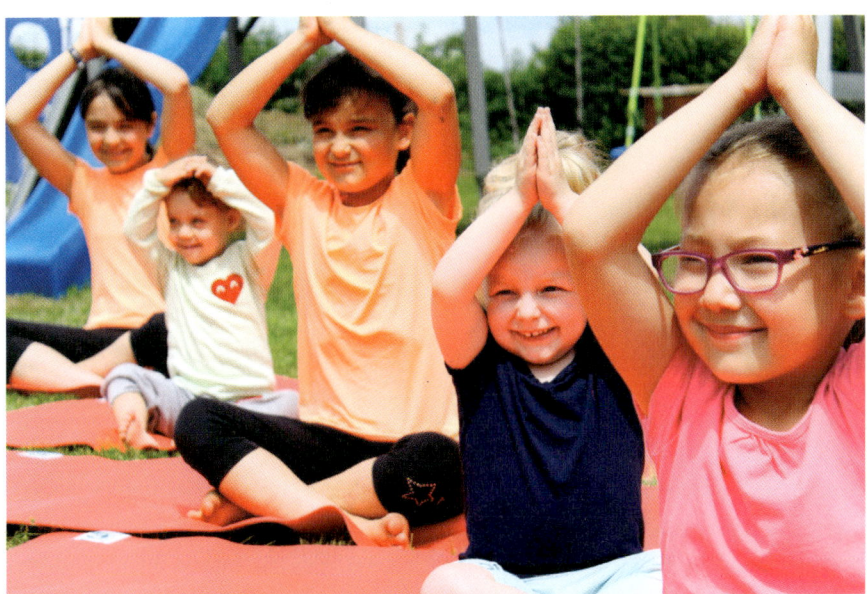

# Kinder in Bewegung

## 2.17 Interview mit Franziska Maria Sirignano

*KINDERN WIRD HEUTE VIEL ABVERLANGT. NEBEN DER SCHULE WARTEN VIELE ANDERE VERPFLICHTUNGEN, WIE MUSIKUNTERRICHT, NACHHILFE ODER SPORTVEREINE. WIE WICHTIG IST ES IHRER MEINUNG NACH, EINEN RUHIGEN GEGENPOL IM ALLTAG FÜR DIE KINDER ZU SETZEN?*

Je gefüllter der Stunden- und Freizeitplan ist, desto wichtiger sind auch die Ruhepausen. Denn in den Ruhepausen hat das Kind die Möglichkeit, zu träumen, seinen Gedanken nachzuhängen und die Vielzahl an Eindrücken zu verarbeiten. Entspannung ist so wichtig, damit sich Körper, Geist und Seele regenerieren können.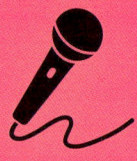

Es gibt ein schönes Sprichwort, das an dieser Stelle sehr passend ist: „In fließendem Gewässer kannst du dein Spiegelbild nicht sehen" (Buddha).

Und bei Kindern ist es genauso wie bei uns Erwachsenen. Erst wenn unser Geist sich beruhigt hat, können wir wieder klar denken.

*SIND KINDER HEUTZUTAGE GESTRESSTER ALS KINDER VOR 20, 30 ODER 40 JAHREN?*

Die mediale Reizüberflutung hat in den letzten Jahren stark zugenommen. Viele Kinder können sich schlecht konzentrieren und sind einem hohen Erwartungsdruck bereits in der Grundschule ausgesetzt. Die Eltern sind der Meinung, dass ihr Kind auf das Gymnasium muss oder Fußballprofi werden soll oder bereits in jungen Jahren eine Fremdsprache erlernen soll. Auch der durchgetaktete Freizeitplan lässt wenig Zeit, um einfach mal dazusitzen und nichts zu tun. Spiel und Spaß kommen zu kurz.

*Mobbing* ist ein Begriff, den ich in meinem Beruf als Familientherapeutin und Entspannungslehrerin vermehrt von Kindern und Jugendlichen höre. Tausche ich mich mit Kollegen aus, die bereits seit Jahrzehnten mit Kindern und Jugendlichen zusammenarbeiten, wird deutlich, dass die Häufigkeit und insbesondere die Intensität von Mobbing zugenommen hat. Gleiches gilt für psychische Erkrankungen im Kindesalter: AD(H)S, Depressionen, Angststörungen, Störung des Sozialverhaltens treten vermehrt auf. Kinder, bei denen sich psychische Erkrankungen einstellen, befinden sich nicht mehr im Gleichgewicht und sind überfordert.

*WAS GLAUBEN SIE, GIBT ES EINEN ZUSAMMENHANG ZWISCHEN (NEGATIVEM) STRESS, BEWEGUNGSMANGEL UND ÜBERGEWICHT BEI KINDERN?*

Vielleicht fühlen sie sich in der Schule überfordert, werden von den Eltern vernachlässigt oder es gibt ständig Streit in der Familie – die Situationen können vielfältig sein, in denen Kinder Stress erleben.

Wenn Kinder starke Gefühle erleben, wie Angst, Trauer oder Wut, kann Stress entstehen, mit dem sie nur schlecht umgehen können. So kann die Flucht und der Trost im Essen eine Bewältigungsstrategie sein, um diesen Stress abzubauen.

Eine wichtige Vorbildfunktion haben die Eltern. Wie ernähren sich Mama und Papa? Sitzt man abends zusammen vorm Fernseher und spielt Playstation® oder geht man stattdessen mit der ganzen Familie im Wald spazieren?

*SIE BIETEN UNTER DEM NAMEN „MINIME" MEDITATIONSÜBUNGEN FÜR KINDER AN. WIE GEDULDIG SIND KINDER IN DIESEN ÜBUNGEN UND AB WELCHEM ALTER SIND KINDER HIERFÜR EMPFÄNGLICH?*

Kinder können bereits ab drei Jahren unter Anleitung meditieren. Bis zu einem Alter von ca. neun Jahren leben Kinder im Hier und Jetzt, im Augenblick. Ab 10 Jahren haben Kinder einen umfassenderen Zugang zu Meditation und ihrem Atem, aber auch jüngere Kinder können lernen, ihren Atem zu spüren, dies gelingt beispielsweise mit einem Kuscheltier auf dem Bauch.

Bereits kleine Meditationseinheiten pro Woche können diese Fertig- und Fähigkeiten bei Kindern fördern. Durch Meditation entsteht ein Freiraum, in dem keine Erwartungen gestellt werden und man einfach nur SEIN darf.

Jedes Kind ist geeignet, zu meditieren. Ich höre oft: „Das ist nichts für mein Kind, das kann nicht stillsitzen und ist viel zu unruhig dafür. Es würde bestimmt die ganze Gruppe stören." Ich erlebe in meinem Unterricht meistens das Gegenteil. Ein Junge wurde mir von der Mutter als sehr impulsiv und laut beschrieben. Ich war gespannt. Als ich nach einer 10-minütigen Stilleübung die Kinder fragte, wie sich denn die Stille für sie angefühlt hat, meinte der Junge, dass die Stille für ihn sehr schön war und er es genossen habe. Meditation kann von jedem Kind erlernt und gelebt werden. Es ist genau wie mit einer neuen Sportart, vormachen, nachmachen und dann ein bisschen üben.

## Kinder in **Bewegung**

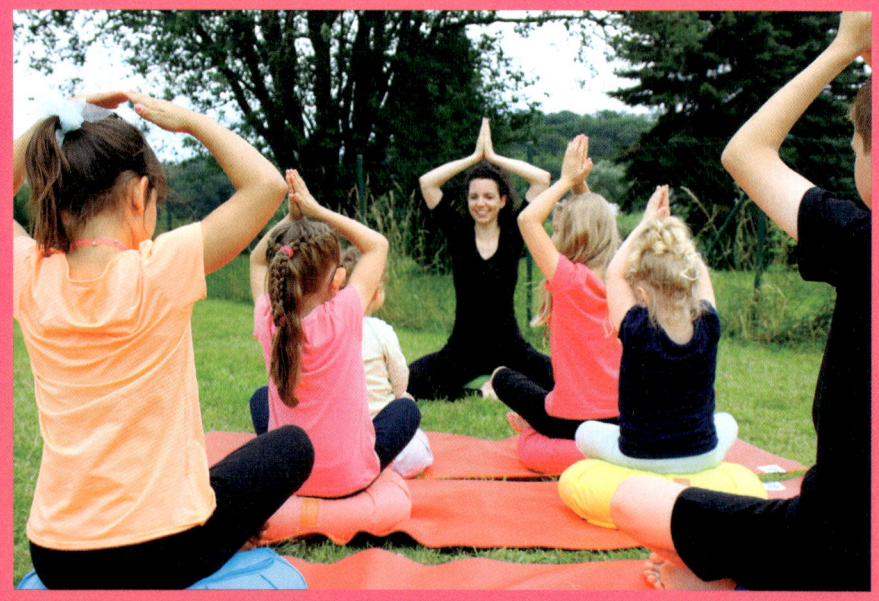

**KÖNNEN BESTIMMTE ÜBUNGEN HELFEN, DIE RUHE ZU BEWAHREN, UM SO STRESSIGE SITUATIONEN IN DER SCHULE ODER KONFLIKTE IN SPIELSITUATIONEN BESSER ZU LÖSEN?**

Der erste Schritt sollte sein, dass Kinder ihre Emotionen erkennen können, sie greifbar sind. Deshalb entdecken wir in der *MiniMe*-Meditation auch erst mal unsere Gefühle.

- Wie fühlt es sich an, wenn ich wütend bin?
- Wie merke ich, dass ich traurig bin?
- Und wieso ist es wichtig, auch mal Angst zu haben?
- Wie fühlt sich Stress an?
- Was könntest du dann tun?

Wenn die Kinder eine Idee von ihren Gefühlen bekommen, können sie auch lernen, damit umzugehen. Denn nach dem Verstehen der Emotionen kommen die Ideen, was man nun in einer solchen Situation tun kann.

Sehr hilfreich und schnell zu erlernen sind Atemübungen. Die Wissenschaft bestätigt, dass durch eine ruhige Atmung sich unser Nervensystem beruhigt, wir fühlen uns entspannter.

In jeder Stunde atmen wir gemeinsam und schauen, was mit unserem Körper passiert, wenn wir ein- und ausatmen. Die Kinder gehen auf Entdeckungsreise und erleben am eigenen Körper, wie sich der Bauch hebt und senkt, wie die Luft durch Nase und Mund ein- und ausströmt. Voller Neugier erkunden sie ihr eigenes Atmen und können dabei entspannen. Ein gutes Hilfsmittel ist dabei ein Expand Ball, den die Kinder beim Ein- und Ausatmen auf- und zuziehen.

Alternativ kann man die Kinder an einer Blume riechen lassen, also sie atmen tief ein und atmen gegen einen Spiegel hauchend aus. Ist diese Atemübung einmal eingeübt, kann sie jederzeit eingesetzt werden.

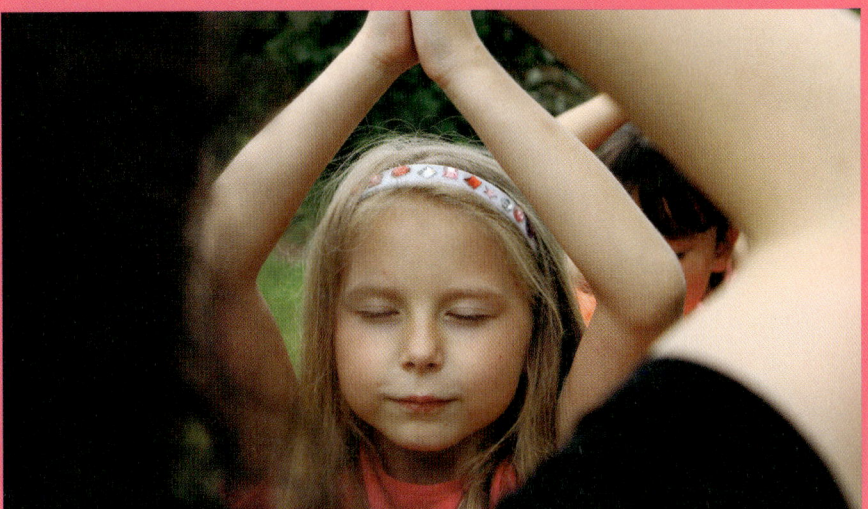

*WIE KANN MEDITATION IN DEN FAMILIENALLTAG INTEGRIERT WERDEN?*

Wichtig ist, dass Sie sich als Eltern positiv zum Thema Entspannung und Meditation positionieren. Ihr Kind muss das Gefühl haben, dass Sie es darin unterstützen, sich zu entspannen und dass Sie selbst davon überzeugt sind, dass es zu uns Menschen gehört, auch einmal loslassen zu dürfen.

Wenn Sie sich entscheiden, selbst einmal die Meditation auszuprobieren, umso besser. Denn Sie können auch mit Ihrem Kind gemeinsam meditieren.

Bereits kleine Pausen im Alltag werden ihre Wirkung zeigen. Sie müssen nicht ab sofort mit Ihrem Kind eine Stunde stillsitzen und meditieren. Wichtig ist, einfach anzufangen und sich darauf einzulassen. Alles andere kommt dann ganz von selbst.

## Kinder in Bewegung

Zunächst einmal sollten Sie sich fragen, wie der momentane IST-Zustand in unserer Familie ist.

- Ist der Morgen hektisch?
- Werden morgens schnell Schulbrote gemacht, die Kinder ermahnt, sich nun zu beeilen und der Partner bekommt nur noch einen flüchtigen Abschiedskuss?
- Sie kommen schon gehetzt an Ihrem Arbeitsplatz an?
- Sie empfinden Ihre Morgenroutine als stressig?
- Und abends gestaltet sich das Zubettgehen genauso anstrengend?

Analysieren Sie Ihren Tagesablauf! An welchen Stellen wünschen Sie sich mehr Ruhe und Gelassenheit? Und genau da sollten Sie ansetzen.

Nehmen wir das Beispiel mit dem hektischen Morgen. Stellen wir uns vor, es herrscht reges Treiben, jeder versucht, rechtzeitig fertig zu werden. Ihr Blick geht ständig auf die Uhr: „Nur nicht schon wieder zu spät kommen…" Bevor Sie nun alle abgehetzt aus dem Haus rennen, versuchen Sie doch einmal Folgendes:

Alle versammeln sich, stellen sich in einen Kreis und nehmen fünf bewusste und tiefe Atemzüge.

Atmen Sie durch die Nase ein und durch den Mund wieder aus. Atmen Sie so aus, dass es für die anderen hörbar ist. Danach kommt noch eine „Ich wünsch dir was"-Runde. Wünschen Sie einer Person in Ihrer Familie etwas Positives für den Tag oder machen Sie ihr ein Kompliment. Das dauert überhaupt nicht lange und Sie machen einer anderen Person eine Freude. Wenn sich dieses Ritual einmal eingespielt hat und Sie es regelmäßig praktizieren, werden Sie wesentlich entspannter in den Tag starten.

Am Abend empfehle ich therapeutische Vorlesebücher, in denen es um die Entdeckung der Gefühle geht.

### WIE UNTERSCHEIDET SICH MEDITATION FÜR KINDER IM VERGLEICH ZU EINER MEDITATION FÜR ERWACHSENE?

Im Kern geht es bei der Meditation darum, seine Gefühle wahrzunehmen, zu reflektieren und einen Umgang mit ihnen zu finden. Dies gilt sowohl für die Meditation bei Erwachsenen als auch bei Kindern. Jedoch ist der methodische und didaktische Aufbau einer Meditationsstunde für Kinder ein anderer als für Erwachsene. Kindermeditation gestaltet sich spielerisch, es wird sich viel bewegt, es darf gehüpft, getanzt und gelacht werden.

Wie bei Erwachsenen stehen aber auch bei den Minis Stille- und Atemübungen, Sinnesübungen und Fantasiereisen auf dem Plan. Sie werden altersgerecht und spielerisch angeleitet, um den Zugang einfacher zu gestalten.

**INWIEFERN EXISTIEREN WISSENSCHAFTLICHE STUDIEN DARÜBER, WIE UND IN WELCHEN BEREICHEN MEDITATION FÜR KINDER WIRKT?**

Die Forschung widmet sich intensiv den Themen Entspannung, Achtsamkeit, Meditation und Selbstwirksamkeit bei Kindern und Jugendlichen.

Ein Pilotprojekt in Australien zeigte, dass Schüler von einem Achtsamkeitsprogramm in der Schule profitieren. Es wurden psychologische Tests zur psychischen Gesundheit vor und nach dem Programm mit Fünft- und Sechsklässlern gemacht (Joyce, Etty-Leal, Zazryn & Hamilton, 2010, S. 17-25). Heraus kam, dass sich eine positive Wirkung auf den psychischen Gesundheitszustand der Schüler einstellte. Über solche Versuchsaufstellungen gibt es mehrere validierte Forschungsergebnisse (Britton et al., 2014, S. 263-278).

Auch in Deutschland wird geforscht. An der Uni in Saarbrücken wurde jüngst ein Pilotprojekt zu genau diesem Thema ins Leben gerufen. Ich bin gespannt auf die Ergebnisse.

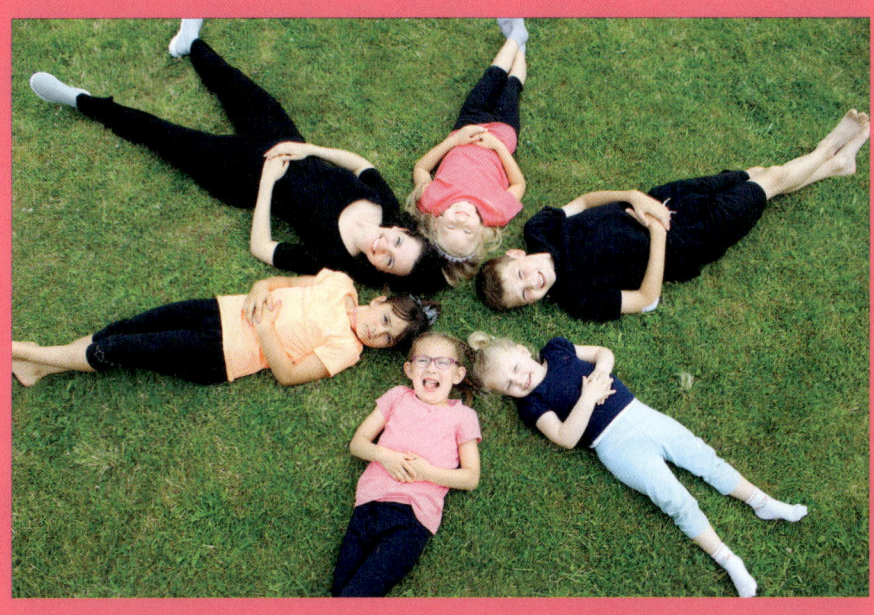

## Kinder in Bewegung

*WIE SEHEN ÜBUNGEN DAZU KONKRET AUS UND INWIEFERN KÖNNEN ELTERN DIES IHREN KINDERN VERMITTELN?*

Die Liste der Übungen ist lang, eine sehr schöne Sache finde ich jedoch die Dankbarkeitsübung. Fragen Sie Ihr Kind jeden Abend nach drei positiven Erlebnissen des heutigen Tages. So können Sie Ihrem Kind bereits in jungen Jahren zeigen, dass auch an Tagen, die nicht so großartig zu sein schienen, immer noch etwas Positives zu finden ist. Auch ganz banale, kleine Dinge sind wichtig, denn sie bestimmen ebenfalls unser Glück und unsere Zufriedenheit.

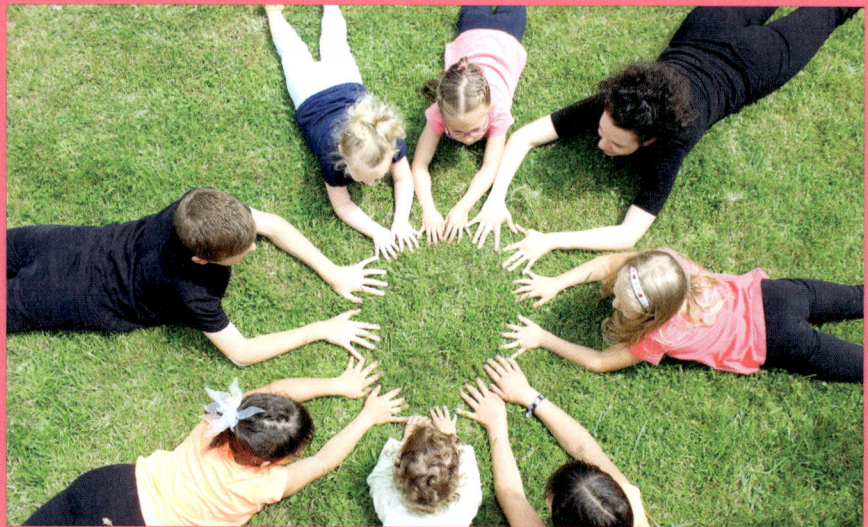

Ich bin ein großer Fan von Atemtechniken und Atemmeditationen. Durch unsere Atmung können wir Einfluss auf unser Stressniveau und unsere Hirnchemie nehmen. Unzählige wissenschaftliche Studien haben dies längst bewiesen.

Wenn wir gestresst sind, wird unsere Atmung flacher und schneller, es wird vermehrt das Stresshormon Cortisol ausgeschüttet. Doch wenn wir tief, ruhig und bewusst in unseren Bauch atmen, bekommt unser Gehirn das Signal: „Okay, doch alles nicht so wild. Wir können uns entspannen."

Erklären Sie diesen Prozess Ihrem Kind, es wird Ihnen neugierig zuhören. Auch Kinder wollen verstehen, warum sie etwas machen. Lassen Sie ein solches Ritual jedoch nicht zum Pflichtprogramm werden. Gestalten Sie es spielerisch, damit Ihr Kind mit Meditation nichts Negatives verbindet.

Bewegung

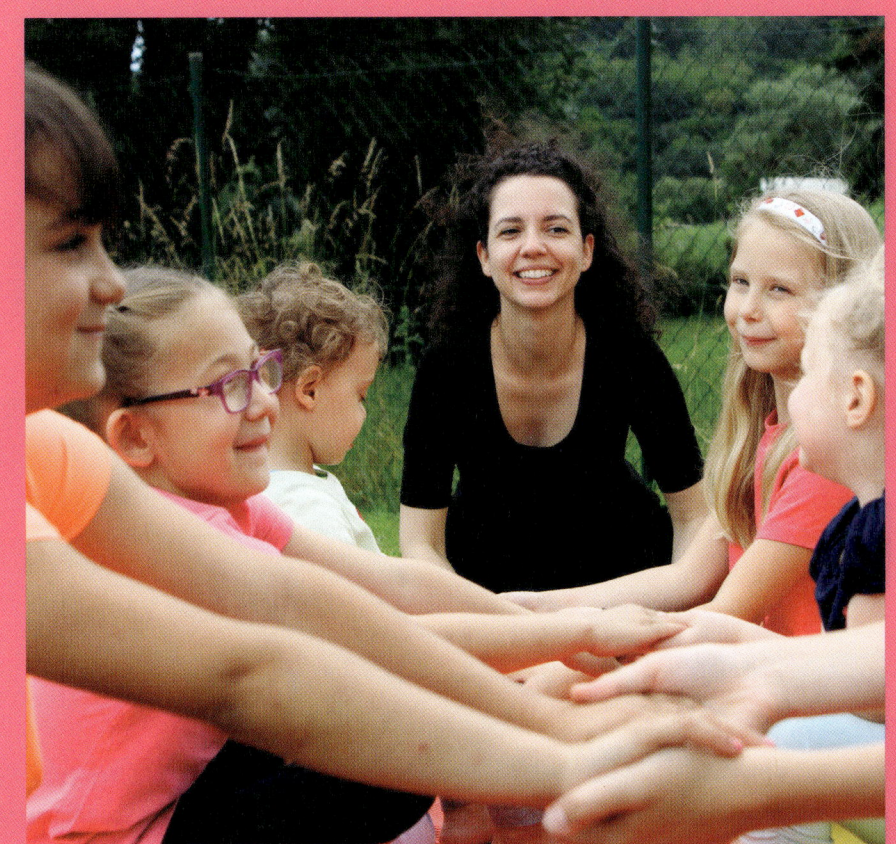

*IN UNSEREM BUCH WEISEN WIR AUF MEHR ACHTSAMKEIT, WERTSCHÄTZUNG UND EINE VERSTÄNDLICHERE UND GELEBTE KOMMUNIKATION HIN. WIE KÖNNEN, AUS IHRER SICHT, ELTERN DIESE WERTE UND VERHALTENSWEISEN NOCH BESSER GEGENÜBER IHREN KINDERN VERMITTELN?*

Ein wichtiges Stichwort an dieser Stelle ist gewaltfreie Kommunikation mit Kindern. Im Fokus dieser Kommunikation steht zunächst das Beobachten einer Konfliktsituation. Was geschieht gerade in dieser Situation? Was höre, was sehe ich? Jeder darf seine Gefühle benennen. Seine Gefühle erspüren und ausdrücken zu können, kann in der Meditation geübt werden.

Fragen Sie sich nach dem Bedürfnis hinter dem Gefühl. Ist Ihr Kind wütend, schreit oder weint es? Fragen Sie sich, wieso Ihr Kind dies gerade in diesem Moment macht. Jede Verhaltensweise hat einen Sinn.

## Kinder in Bewegung

Überlegen Sie sich, was Sie genau von Ihrem Kind wollen und was es von Ihnen will. Finden Sie gemeinsam eine Lösung, die für sie beide passend ist. Um etwas zu bitten, heißt auch, dass das Gegenüber sich ohne Druck frei entscheiden kann, auch für ein „Nein".

Gewaltfreie Kommunikation geht davon aus, dass jeder Mensch ein empathisches Wesen hat. Jeder Mensch kann wahrnehmen, was den anderen bewegt, kann mitfühlen.

Es lohnt sich, in der Arbeit mit Kindern die eigenen Gesprächsmuster zu hinterfragen und zu reflektieren.

*WIE WICHTIG SIND RITUALE IN DER FAMILIE?*

Rituale schweißen eine Familie emotional zusammen und geben Kindern eine Orientierung und Sicherheit.

Auch Eltern können durch Rituale entlastet werden. Jeder orientiert sich im Alltag an der Ordnungsstruktur der Rituale. Einfache Tagesabläufe funktionieren automatisch und werden nicht mehr hinterfragt.

Kinder lernen besser durch Wiederholungen und werden somit schneller selbstständig.

*AUS IHRER BEOBACHTUNG: WAS HAT SICH IN DEN LETZTEN JAHREN VERÄNDERT? WAS IST BESSER GEWORDEN, WO BESTEHT NOCH VERBESSERUNGSPOTENZIAL?*

Meiner Einschätzung nach hat sich der Erziehungsstil zum Positiven gewendet, ist jedoch immer noch ausbaufähig. Autoritärer Erziehungsstil wird gesellschaftlich immer weniger akzeptiert, was eine positive Entwicklung ist. Doch leider erlebe ich oft in meinem Beruf, dass es Eltern an Alternativen fehlt, ihre Kinder zu erziehen. An die Stelle der Bestrafung ist das Lob bzw. die Belohnung gerückt. Wer brav ist, bekommt eine Belohnung. Das jedoch ist zu kurz gedacht.

In den Fokus der Erziehung sollte die Beziehungsarbeit gestellt werden – also Beziehung, statt Erziehung. Ist ein Kind sicher gebunden, weiß, dass es geliebt und beschützt wird, kann es sich zu einem gesunden Erwachsenen entwickeln, der sich im Gleichgewicht befindet.

An die Stelle von Regeln sollten strukturgebende Rituale rücken, die den Kindern einen Rahmen geben, in dem sie sich frei bewegen können. Dies ist enorm wichtig, um sich in einer schnellen, manchmal chaotischen Welt zurechtzufinden und auch stürmischen Zeiten standzuhalten.

Schenken Sie Ihrem Kind die Freiheit, sich ausprobieren zu dürfen, um seine eigene Persönlichkeit zu entdecken.

*WELCHE MASSNAHMEN KÖNNEN ZUDEM POLITIK (STICHWORT PRÄVENTION), SCHULEN UND VEREINE INS LEBEN RUFEN, UM KINDER GEISTIG, SEELISCH UND KÖRPERLICH AUF DAS LEBEN VORZUBEREITEN?*

Unser Gesundheitssystem fängt an, umzudenken. Es wird mehr und mehr in präventive Maßnahmen investiert.

Für gesetzliche Krankenkassen ist es sehr attraktiv, Präventionstrainingsprogramme zu finanzieren. Stresspräventionstrainingsangebote verringern Folgekosten aufgrund von Depressionen, Burn-out, Erschöpfungszuständen etc. – also psychischen Problemen –, die inzwischen an Nummer zwei aller Krankheitskosten stehen.

Schulen müssten mehr Lehrkräfte bzw. Schoolworker einstellen dürfen, die sich genau diesem Thema widmen: Entspannung und Meditation für Kinder. Wenn wir in jungen Jahren den Kindern beibringen würden, wie sie es schaffen, im Gleichgewicht zu leben, würden sie zu zufriedeneren und gesünderen Erwachsenen reifen, die ein umfassendes Gespür für andere und viel Empathie hätten.

Bis dahin ist es, denke ich, noch ein langer Weg. An uns Erwachsenen liegt es nun, Vorbild zu sein, denn wenn wir die Ruhe bewahren und nicht jeden Tag gestresst durchs Leben rennen, werden sich unsere Kinder dieses Verhalten abschauen.

*KINDER SIND UNSERE ZUKUNFT. WIE SEHEN SIE DIE WELT IN 20 JAHREN?*

Ich habe ein durchaus positives Bild von uns Menschen. Im Moment sehen wir, wie viele auf die Straße gehen, um sich für unsere Umwelt einzusetzen, für ein bewussteres Leben im Einklang mit der Natur.

In den letzten Jahren ist erkennbar, dass sich die Gesellschaft immer mehr öffnet für ein bewussteres Leben, jenseits des Stresses und Erwartungsdrucks. Viele wollen lernen, im Hier und Jetzt zu leben. Mehrere Schulen haben sich bereits auf den Weg gemacht. Dort stehen Themen wie Glück und Entspannung auf dem Stundenplan. Ihre Erfolge werden auch andere darin bestärken, diesen Weg zu gehen.

Daher glaube und hoffe ich, dass es in 20 Jahren für Kinder Standard sein wird, achtsam zu sein und Entspannung zu lernen und zu leben.

• Kinder in Bewegung

*TIPPS VON FRANZISKA MARIA SIRIGNANO, AN DENEN SICH ELTERN ORIENTIEREN KÖNNEN, UM IHREN KINDERN WIEDER MEHR RUHE, ENTSPANNUNG UND GLEICHGEWICHT IM LEBEN ZU ERMÖGLICHEN.*

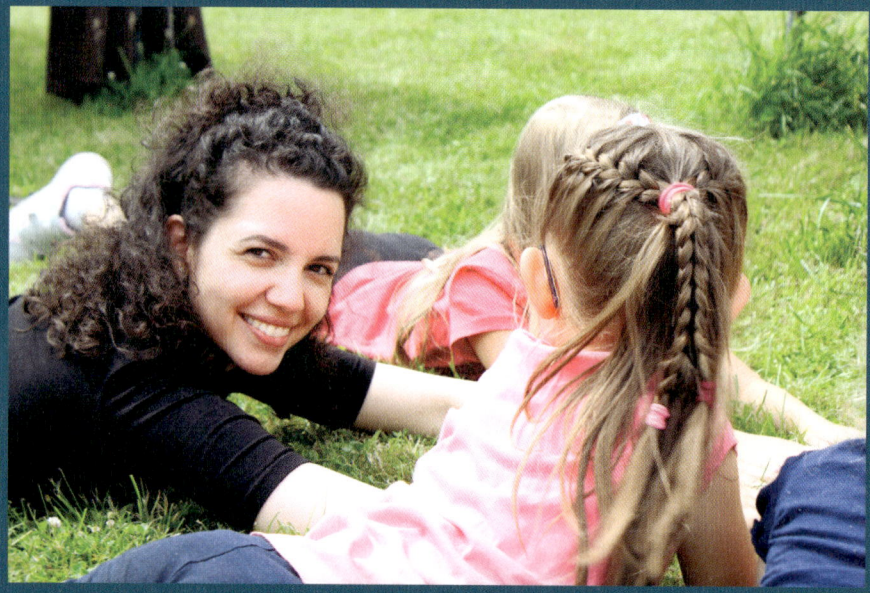

- Meditieren Sie doch selbst einmal und motivieren Sie Ihre Kinder zu Meditation und Achtsamkeit.

- Üben Sie regelmäßig Meditation mit Ihrem Kind (Übung macht den Meister).

- Schaffen Sie Ruheinseln im Kinderzimmer und in der Wohnung.

- Respektieren Sie die Fähigkeiten und Grenzen Ihres Kindes.

- Erkennen und fördern Sie die Stärken Ihres Kindes und schätzen Sie seine Individualität.

- Seien Sie der sichere Hafen für Ihr Kind.

## 2.18 Die Qual der Wahl – welche Sportart für mein Kind?

„Herr Gerfen, mein Kind ist sehr schüchtern und in der Schule wird es gemobbt. Wäre es nicht eine gute Idee, es für ein Kampfsporttraining anzumelden, in dem es Selbstbewusstsein aufbauen kann und Techniken erlernt, um sich zur Wehr zu setzen?"

Des Öfteren werde ich mit dieser oder ähnlich gestellten Fragen konfrontiert. Prinzipiell ist das eine gute Idee, sofern das Kind es auch wirklich möchte. Falls das Kind keine Lust auf den gut gemeinten Ratschlag hat, wie in dem Fallbeispiel geschehen, wird ein „Überreden" zur Ausübung des Sports keinen Sinn machen. Vielmehr muss es sogar als kontraproduktiv betrachtet werden.

**Faustregel und Tipp:** Stellen Sie bei der Auswahl einer Sportart nicht den Förderaspekt in den Vordergrund, sondern achten Sie vor allem darauf, dass Ihr Kind Spaß an der Bewegung und am Sport hat!

Wir können als Eltern die Initialzündung geben und unseren Kindern Angebote unterbreiten. Eine gut betreute Kindersportgruppe (z. B. Eltern-Kind-Turnen) kann hier bereits einen polysportiven Rahmen stellen, aus dem sich eventuell schon Präferenzen für eine bestimmte Sportart bei Ihrem Kind herauskristallisieren.

Ab einem gewissen Alter (ca. mit Eintritt in das Schulleben) sollte ein Kind unbedingt selbst entscheiden, welchen Sport es betreiben oder ausprobieren möchte.

Sportliche Affinität bei Kindern kann und sollte sukzessive gefördert werden, jedoch ohne Übertreibung (Stichwort „überehrgeizige Eltern"). Sie sollten zur Bewegung begeistern, aber sie nicht als Zwang vermitteln. Dazu gehört auch die Freiheit der Wahl.

Bei Kindern im Kleinkindalter kann dieses demokratische Mitspracherecht durchaus differenzierter betrachtet werden, da ihnen natürlich Erfahrungswerte fehlen. Eltern müssen zu diesem Zeitpunkt, unabhängig von der anschließenden Bewertung der Kinder in „gut oder schlecht", altersgerechte Angebote vorgeben. Speziell in den ersten Lebensjahren Ihres Kindes sollte klar sein, dass Sie als Eltern die Verantwortung besitzen und Entscheidungen treffen.

# Kinder in **Bewegung**

Wer Kinder betreut oder begleitet (Eltern/Übungsleiter), sollte sie *ihrem* Sport und *ihrer* Bewegung überlassen. Als Verantwortlicher befindet man sich also im Spannungsfeld zwischen gebotener Rücksicht und übertriebener Vorsicht. Sie möchten Ihr Kind fördern und aufpassen, dass es sich nicht verletzt. Das ist lobenswert, aber hier kann der Ausspruch „das Gegenteil von gut ist gut gemeint" sehr treffend sein.

Versuchen Sie, sich in das kindliche Bewusstsein hineinzudenken. Das fällt uns als Erwachsenen oft schwer, weil die Perspektive aus eigenen Kindheitstagen schon weit entfernt zu sein scheint. Wir als Erwachsene schätzen Situationen anders ein. Beim Sprung von einem hohen Kasten wägen wir das Aufprallrisiko ab, erahnen eventuell daraus resultierende Verletzungsrisiken und übertragen diese Ängste auf unsere Kinder.

Zeigen Sie Ihrem Kind Möglichkeiten auf und helfen Sie, aber lassen Sie den Kindern Zeit und akzeptieren Sie ein „Nein". Vielleicht ist Ihr Kind noch nicht so weit. Es sollte sich auf keinen Fall unter Druck gesetzt fühlen. Andersherum gibt es auch Kinder, die sich zu viel zutrauen. Hier muss abgewogen werden, ob es sich wirklich um eine Gefahr handelt oder um eine wichtige Erfahrung.

Es bedarf grundsätzlich viel Empathie und einer persönlichen und einfühlsamen Zuwendung, da Kinder bis ins späte Grundschulalter sehr empfindsam auf Beeinflussungen reagieren und dadurch geprägt werden können. Eine „Überbehütung" sollte jedoch immer vermieden werden.

## 2.19 So behält Ihr Kind die Lust an der Bewegung

Seien Sie sich darüber im klaren, dass es Phasen geben wird, in denen Ihr Kind keine Lust auf die wöchentlichen Sportstunden haben wird. Das ist völlig normal und sollte Sie nicht gleich beunruhigen.

*FOLGENDE TIPPS KÖNNEN HELFEN, DIESE PHASEN ZU ÜBERWINDEN:*

- Testen Sie in einem Probetraining neue Sportangebote. Schauen Sie sich das Training an und diskutieren Sie anschließend mit Ihrem Kind über das Erlebte.

- Druck ist nie eine Lösung. Zwingen Sie Ihr Kind nicht zu einer bestimmten Sportart, sondern berücksichtigen Sie seine Wünsche. Ihr Kind sollte sich freiwillig für einen Sport entscheiden.

- Eine Sportstunde sollte als fester Termin in Ihrem Kalender festgehalten werden.

- Das Training sollte nur ausnahmsweise ausfallen. Kindergeburtstage oder andere Ereignisse wie Arztbesuche etc. stellen Ausnahmen dar. Aber ein: „Ich mag heute nicht!", ist kein triftiger Grund.

- Sofern Ihr Kind jedoch des Öfteren keine Lust zum Training hat, sollten Sie diese Gefühlslage hinterfragen. Gibt es Probleme mit dem Trainer oder mit anderen Kindern? Fühlt es sich vielleicht über- oder unterfordert? Vielleicht mag Ihr Kind auch die Sportart nicht mehr und möchte etwas anderes ausprobieren?

- Sorgen Sie dafür, auch wenn Sie selbst keine Zeit haben, Ihr Kind zu begleiten, für moralische und seelische Unterstützung durch einen Freund oder eine Freundin.

- Lassen Sie sich von Ihrem Kind berichten, was es in den Sportstunden gelernt hat. Honorieren Sie Erlerntes durch Loben und überzeugen Sie sich selbst, indem Sie Aufführungen, Wettkämpfen oder Spielen als Zuschauer interessiert und aufmerksam verfolgen.

- Für den Fall, dass Ihr Kind über mehrere Wochen Desinteresse an den Sportstunden zeigt, schauen Sie sich nach Alternativen um.

• Kinder in Bewegung

## Checkliste: So finden Sie einen guten Sportverein für Ihr Kind

In der Regel ist es Usus, dass Sportvereine kostenlose Probetrainingsangebote anbieten. Ansprechpartner und Kontaktdaten finden sich in den meisten Fällen über das Internet. Die folgenden Fragen helfen Ihnen bei der Entscheidung „für oder gegen" einen Vereinsbeitritt.

- Wie viele Kinder sind im Verein?
- Gibt es altersspezifische Gruppen bzw. gibt es in den Gruppen (Beispiel „Mini Minis") Unterteilungen?
- Wie groß sind die einzelnen Gruppen?
- Wie gut sind die Übungsleiter ausgebildet?
- Verfügen die Übungsleiter über eine gültige Übungsleiter- bzw. Trainerlizenz?
- Werden gelegentliche Zusatzaktivitäten (z. B. Ausflüge) angeboten?
- Ist der Umgangston, sowohl von Übungsleitern, aber auch von anderen Kindern, freundlich?
- Wie abwechslungsreich, altersgemäß und spielerisch ist das Training?
- Macht der Trainer die Übungen (zum Nachmachen speziell für kleinere Kinder) vor?
- Gibt es klare Regeln und für Kinder verständliche Anweisungen?
- Behält der Übungsleiter den Überblick, speziell auch in Bezug auf weniger leistungsstarke Kinder in der Gruppe?

## Unsere Kindersportcamps

**Bewegung, Vorbilder und gesunde Ernährung**

Speziell in den Ferienzeiten bieten viele Vereine oder auch externe Anbieter Kindersportcamps an. Achten Sie bei diesen Angeboten darauf, dass möglichst viele Sportarten (polysportiv) im Programm enthalten sind. In unseren Kindersportcamps, die wir deutschlandweit anbieten, verfolgen wir ein spezielles Konzept, das auf den Grundlagen dieses Buchs aufgebaut ist. Neben vielen unterschiedlichen Sportarten erleben Kinder Sportstars als Vorbilder in spannenden Vorträgen. Darüber hinaus kochen wir gemeinsam mit den Kindern.

Über unsere Internetadresse erfahren Sie, wann das nächste Kindersportcamp in Ihrer Nähe stattfindet. **www.bewegung-petergerfen.de/training/kindersportcamps/**

## 2.20 Verein, ja oder nein?

Selbstverständlich, werden Sie jetzt laut denken. Gilt doch eine Mitgliedschaft in einem Verein, neben all der sportlichen Aktivität, als prägend, wenn es um das Knüpfen sozialer Kontakte und die Vermittlung von Werten geht.

Dem stimme ich zu, die Frage auf der anderen Seite ist vielmehr, in welchem Alter Ihr Kind aktiv in einem Verein starten sollte und wie es sich mit der Betreuungsqualität in den angebotenen Übungsstunden verhält.

Mit 5,5 Jahren betrat ich zum ersten Mal die Sporthalle unseres Dorfvereins. Mein älterer Bruder nahm mich mit zum Handballtraining. Handball war und ist auch heute noch die Sportart Nummer eins in meiner alten Heimatregion Minden/Lübbecke in Ostwestfalen.

Da stand ich nun in der großen Halle als kleiner Knirps. Ganz aufgeregt und neugierig, was da auf mich zukommen könnte. Ich hatte Glück, ein empathischer Übungsleiter und andere Kinder, die ich bereits aus dem Kindergarten oder der Nachbarschaft kannte, machten mir den Einstieg leicht.

Als mein großer Sohn Jarno in demselben Alter sein erstes Fußballtraining absolvierte, war der Frust nach strengen und lauten Ansprachen des Trainers groß und es dauerte eineinhalb Jahre, bis der nächste Anlauf in einem anderen Verein unternommen wurde und Freude bei den Übungen aufkam.

Stellen Sie sich darauf ein, dass der Einstieg in einen Verein nicht immer reibungslos klappt.

Vielleicht braucht Ihr Kind einfach noch ein wenig mehr Zeit, um sich in einem neuen Gefüge zurechtzufinden.

Mitunter, wie im Beispiel meines ältesten Sohnes, stimmten ganz einfach auch die Rahmenbedingungen nicht.

So oder so, vertrauen Sie dem Gefühl Ihres Kindes und stellen Sie Ihre eigenen Ansprüche und Wünsche zurück.

Laut der aktuellen *MoMo-Studie* sind heutzutage so viele Kinder wie nie zuvor in Sportvereinen aktiv („RKI – Journal of Health Monitoring – Motorik-Modul (MoMo) – das Modul zur Erfassung der motorischen Leistungsfähigkeit und der körperlich-sportlichen Aktivität in KiGGS Welle 2 – Concepts & Methods – JoHM S3/2017", 2017).

## • Kinder in Bewegung

Krippe, Kindergarten, Schule, Verein. In der Regel durchläuft ein Kind diese Institutionen in dieser Reihenfolge. Das macht auch durchaus Sinn. Mehr und mehr ist mittlerweile zu beobachten, dass der aktive Eintritt in einen Verein bereits weit vor dem Schulalter stattfindet. Oft ist zu beobachten, dass selbst Kindergartenkinder in Sportvereinen aktiv werden.

Hier beginnt die Krux. Wie sinnvoll ist dieser so frühe Einstieg für Kinder in einer speziellen Sportart? Als Leiter unserer Kindersportcamps durfte ich über die Jahre hinweg viele Gespräche mit Eltern darüber führen.

Angefangen vom Fußballpapa, der seinem kleinen Sohn oder der Tochter, am besten mit Beginn des Laufenlernens, einen Ball an den Fuß kleben möchte, bis hin zu der überängstlichen Mutter, die in jeder Sportart Gefahren wittert.

In diesen Gesprächen weise ich immer darauf hin, dass es durchaus legitim ist, sein Kind in einem Verein und für eine Sportart bereits vor dem Schulalter anzumelden. Es sollte jedoch darauf geachtet werden, dass ein Training kindgerecht, nicht sportartspezifisch, dafür aber polysportiv (mehrere, viele Sportarten umfassend) ausgerichtet ist.

### Ein gutes Beispiel: Fußballtraining für Mini-Minis (3-6 Jahre)

- Aufteilung der Trainingsgruppe in zwei kleine Gruppen (3/4 und 5/6).
- Das Training sollte ein Erlebnis für das Kind sein. Der Trainer baut einen Parcours auf, in dem die Kinder beispielsweise durch einen Tunnel krabbeln, über Hindernisse springen oder über ein Seil balancieren. Statt den Ball mit dem Fuß zu spielen, darf er auch in die Hand genommen werden usw.
- Der Wettkampf spielt noch keine Rolle.
- Es gilt das Motto $E^3$ aus der $GE^3HZEIT$-Formel: Entdecken-Erleben-Erfahren. Kinder sollten in den Übungsstunden **SPASS** haben.

Die Wirklichkeit in Vereinen sieht oft anders aus. Beobachtet, als mein kleiner Sohn Jan mit knapp vier Jahren auf eigenen Wunsch sein erstes Fußballtraining absolvierte.

## Ein schlechtes Beispiel: Fußballtraining für Mini-Minis (3-6 Jahre)

- Keine Aufteilung der Trainingsgruppe.
- Keine Übungen, die motorische und koordinative Elemente enthielten.
- Das Training war sehr fußballbezogen (Pässe, Dribblings, Schüsse etc.).
- Die zweite Hälfte des Trainings wurde so organisiert, dass zwei Mannschaften gegeneinander in Wettkampfform Fußball spielten.

Wen wundert es da, dass die „Kleinen" (3/4 Jahre) von den „Großen" (5/6 Jahre) überrannt wurden, die Lust verloren und sich anderweitig beschäftigten, das Training abbrachen und vorzeitig nach Hause wollten?

Auf Bitte der Eltern wurde daraufhin das Training in den nächsten Wochen neu organisiert.

Es erfolgte nun die Aufteilung in „Klein" (3/4 Jahre) und „Groß" (5/6 Jahre).

Der Trainer der „Kleinen" versuchte nun, verstärkt spielerische und nicht sportartspezifische Elemente in die Übungsstunde mit einzubauen. Leider waren die Erklärungen zu den Handlungsabläufen so kompliziert, dass die Kinder von der Übungsstunde knapp 90 % (!) der Zeit im Sitzen oder Stehen verbrachten. Der Höhepunkt der Stunde war der Einbau von Liegestützen und Kniehebeläufen! Ein Training, das wir in unseren Bewegungskursen für Erwachsene anbieten.

## Eine Lanze für das Ehrenamt

Eines der größten Probleme in Vereinen ist die Generierung und Ausbildung von geeigneten Übungsleitern.

Vereine haben wenig bis keine Mittel, um Kinderübungsleiter monetär zu vergüten. Die Vereine sind stark auf ehrenamtliche Engagements angewiesen. Es verdient größten Respekt, dass Trainer ihre Freizeit investieren (wie in dem Beispiel meines jüngsten Sohnes), um Vereine und Kinder zu unterstützen.

Ich unterhielt mich nach dem Training mit dem Trainer meines Sohnes. Es stellte sich heraus, dass sein sportlicher Hintergrund nicht primär Fußball, sondern Kampfsport (Judo) ist. Herrlich, aber warum baute er nicht mehr turnerische Elemente, von denen es im Judo so unzählige gibt, in das Training ein? Ich bedankte mich für sein Engagement und bat ihn, Übungen aus dem Judo kindgerecht in das „Fußballtraining" zu integrieren.

• Kinder in **Bewegung**

Er beherzigte meinen Tipp und fortan steigerte sich die Qualität des Trainings und die Kinder hatten viel mehr Freude am Training.

Diese Anekdote soll aufzeigen, dass Sie an der einen oder anderen Stelle auch ein wenig Geduld aufbringen müssen. Sofern, wie in meinem Beispiel, Lernbereitschaft und der Wille zur Qualitätsverbesserung vorhanden sind, sollten Sie dem Übungsleiter eine zweite Chance geben.

Falls dies jedoch nicht der Fall sein sollte, suchen Sie mit Ihrem Kind schnell das Weite. Es wäre schade, wenn aufgrund mangelnder fachlicher und sozialer Kompetenz des Übungsleiters Ihr Kind die Freude an der Bewegung oder für eine Sportart verlieren würde.

In unserem Fall haben wir uns nach zweimaligem Probetraining für Handball entschieden. Drei Übungsleiter, jung, aber schon mit reiflicher Erfahrung ausgestattet, garantieren in der Trainingsgruppe eine hohe Betreuungsqualität.

Mein Sohn Jan war von der ersten Übungsstunde an sehr begeistert und auf die Frage seiner Mutter, wie es ihm denn beim Handball gefallen habe, antwortete er: „Mama, das ist kein Handball, das ist Sport."

Ich würde mir sehr wünschen, dass diesem letzten Beispiel mehr Vereine folgen. Es lohnt sich, über den „Sportartteller" hinauszublicken und kleinen Kindern primär die Freude an der allgemeinen Bewegung zu ermöglichen und nicht starr auf „Fußball", „Handball" oder andere sportartspezifische Sportarten fokussiert zu sein. Die Spezialisierung erfolgt später. Und wenn erst mal Freunde in der Mannschaft gefunden wurden und die Umgebung vertraut ist, werden Kinder eine viel stärkere Identifikation entwickeln und mit Eifer und Freude ihrer Sportart in ihrem Verein nachgehen.

## 2.21  Die beliebtesten Sportarten

Nachfolgend stellen wir Ihnen die, nach einer Bestandserhebung des *Deutschen Olympischen Sportbundes* (DOSB) von 2018, beliebtesten Sportarten und mitgliederstärksten *Verbände* in Deutschland vor („Beliebteste Sportarten Deutschland – SportMember.de", o. J.).

Fußball, exemplarisch als Ball- und Mannschaftssportart und Turnen als Individualsportart, hier speziell in der frühkindlichen Bewegungsförderung, dem Eltern-Kind-Turnen.

## Eltern-Kind-Turnen

Erst Jarno, dann einige Jahre später sein kleiner Bruder Jan. Kinderturnen stand hoch im Kurs in unserer Familie. Eine liebevolle und aufmerksame Betreuung durch ausgebildete Fachkräfte, in der jedoch immer auch die Eigenständigkeit des Kindes gefördert wurde. Auf „*Entdecken*", „*Erleben*", „*Erfahren*" (E$^3$ – siehe auch „Ge$^3$hzeit-Formel", Seite 31 ff.) wurde und wird in diesen Kursen großer Wert gelegt.

## Hintergrund

Die motorische Entwicklung im Kindesalter – vor allem im Vorschulalter – vollzieht sich im Bedingungsgefüge von Anlage, Umwelt und Reifung. Ein Kind bekommt Erbanlagen mit auf den Weg, über die sich später eventuell ein Talent oder besondere Fähigkeiten entwickeln können.

Elementar für die Entwicklung eines Kindes ist eine permanente Reizsetzung über Bewegungsangebote. Das Nerven-, Knochen- und Muskelsystem wird durch vielseitige Stimuli gefördert. „Vielseitigkeit" ist hierbei das Stichwort, um eine sportmotorische Grundausbildung zu ermöglichen.

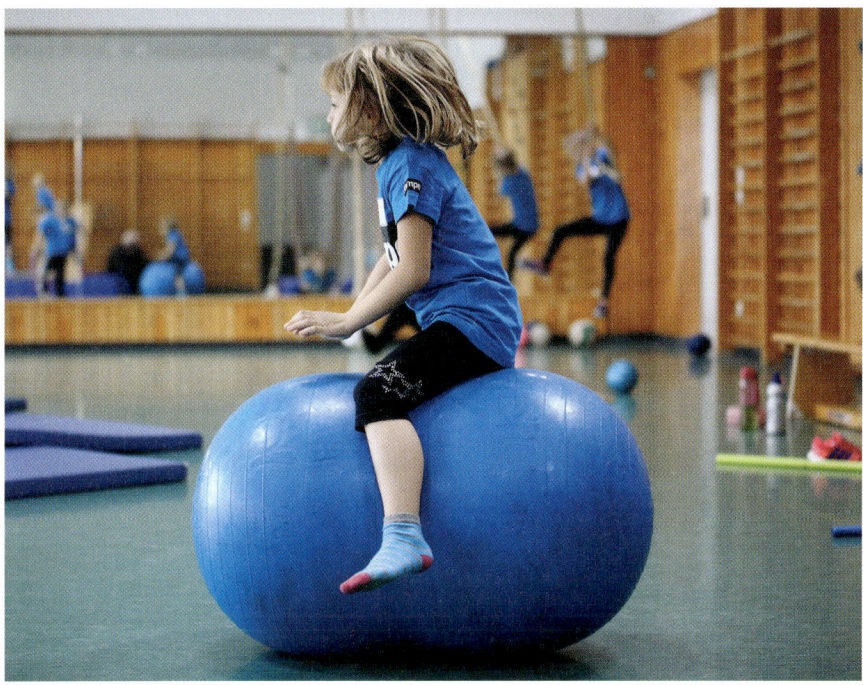

# Kinder in Bewegung

Des Weiteren steht auch in jungen Jahren der Präventionsgedanke im Vordergrund. Ein starkes Grundgerüst beugt Haltungsschwächen und ähnlichen Beschwerdebildern vor.

Das *Eltern-Kind-Turnen* ist seit vielen Jahrzehnten ein bewährtes Konzept zur Bewegungsförderung und vor allem zum Setzen vielseitiger Reize für Kinder. Im Mittelpunkt steht das Kind, das dazu befähigt werden soll, eigene Bewegungsabsichten in der Auseinandersetzung mit Geräten und Partnern zu entwickeln und umzusetzen.

Entsprechend sollte die Vermittlung in dem Zusammenhang darauf abzielen, die Kinder zu erfinderischem Bewegungshandeln anzuleiten bzw. anzuregen und sie bei ihren Vorhaben zu unterstützen. Das Bewegungsleben der Kinder an und mit Geräten steht im Vordergrund. Dabei sind die Bedeutungsgruppen nach Laging (1991) – Drehen und Rollen, Springen und Überschlagen, Schwingen und Schaukeln, Balancieren und Klettern – noch ebenso aktuell, wie beispielsweise die Bedeutungsfelder nach Liebisch und Koschel (1998), in denen es gilt, leibliche, materielle und soziale Erfahrungen zu sammeln und nicht zuletzt sich selbst zu erfahren.

## Ziele des Eltern-Kind-Turnens

Das Ziel beim Eltern-Kind-Turnen ist also keinesfalls das Erlernen traditioneller turnerischer Übungen und Bewegungen, sondern vielmehr die Entwicklung von Grundkompetenzen und einer Bewegungsvielfalt. Man spricht hier auch von Bewegungsdialogen, woraus selbstverständlich auch turnerische Bewegungsformen entstehen können, was aber keinesfalls ein Zwang ist und eher ein sekundäres Resultat darstellt. Begriffe wie freies Erkunden, Erfassen von Bewegungsabsichten, Aufgreifen von Lernvorschlägen und erfinderisches Gestalten sollten im Vordergrund des Eltern-Kind-Turnens stehen.

## Ballsportarten

„Mama?" oder „Papa?" Wie vermutlich alle Eltern waren wir sehr gespannt auf das erste Wort unseres Sohnes Jan.

Als dann das Wort „Ball" aus dem Munde unseres Sohnes kam, waren wir verblüfft und Papa als ehemaliger Handballspieler sehr erfreut.

Natürlich stellt das erste Wort keine Präferenz oder Affinität für das spätere Sportlerleben und die gewähle Sportart dar, aber doch sind Bälle in der Baby- und Kinderzeit omnipräsent.

Bewegung

Babys erfreuen sich an den runden Formen und dem Rollen und Springen von Bällen. Die Freude an Bällen ist uns also sprichwörtlich bereits in die Wiege gelegt worden.

So verwundert es nicht, dass Ballsportarten, wie Fußball, Handball, Basketball oder Volleyball, zu den beliebtesten Sportarten unter Kindern in Deutschland zählen.

Bei Ballsportarten steht neben der eigentlichen Sportart die Gemeinschaft im Vordergrund. Das fördert die soziale Kompetenz. Unter dem Begriff *Ballsport* fallen nicht nur die oben genannten, auch Tennis, Badminton oder Tischtennis können beispielsweise Optionen für Ihre Kinder sein.

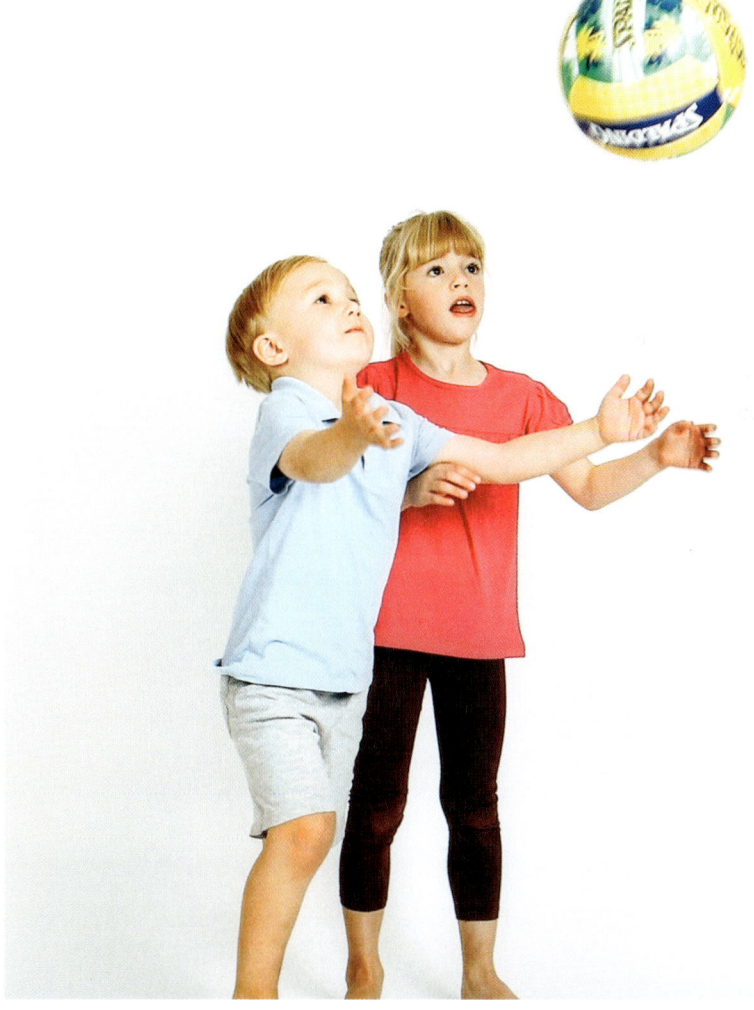

## Kinder in **Bewegung**

Koordinative Fähigkeiten, wie Gleichgewicht, Balancefähigkeit und Reaktion, aber auch Orientierung und Differenzierung sind in Ballsportarten elementar.

Gefördert werden beim Ballsport die sogenannten *exekutiven Funktionen des Gehirns*, zu denen auch Konzentration und Aufmerksamkeit gehören. Somit wirkt sich Ballsport auch positiv auf die Lernfähigkeit und die schulischen Leistungen aus.

**Was wird vorrangig bei Ballsportarten trainiert?**

- Die gesamte Muskulatur,
- Schnellkraft,
- Sozialkompetenz (Empathie)
- Grob- und Feinmotorik,
- Gleichgewicht,
- Koordination,
- Ausdauer,
- räumliche Orientierung,
- Verantwortungsbewusstsein und
- Durchsetzungsvermögen.

## 2.22 Mannschaftssport vs. Individualsport

Oft sehen Eltern ein Dilemma darin, wenn ihr Kind sich für eine Individualsportart wie Turnen, Tennis oder Leichtathletik entscheidet.

Allerdings wiegen Eigenschaften, die Kinder in einer Individualsportart erlernen (erhöhte Selbstwahrnehmung, Eigenmotivation oder Eigenverantwortung), fehlende Sozialkompetenzen aus Erfahrungen in Mannschaftssportarten (Kooperationsfähigkeit, Toleranz und Verantwortungsbewusstsein) wieder auf.

In den meisten Individualsportarten wird ohnehin nicht alleine, sondern in Trainingsgruppen trainiert. Auch wenn der persönliche Erfolg und das persönliche Ziel im Vordergrund steht, gelten auch hier Regeln und ein soziales Miteinander.

Bieten Sie Ihrem Kind eine breite sportliche Palette an Möglichkeiten und Angeboten an.

**Tipp:** Ob sich Ihr Kind am Ende für eine Individualsportart oder für eine Mannschaftssportart entscheidet, ist von sekundärer Bedeutung. An erster Stelle sollten immer der Spaß und die Freude an der Bewegung und der selbst gewählten Sportart stehen.

# 3 Ernährung

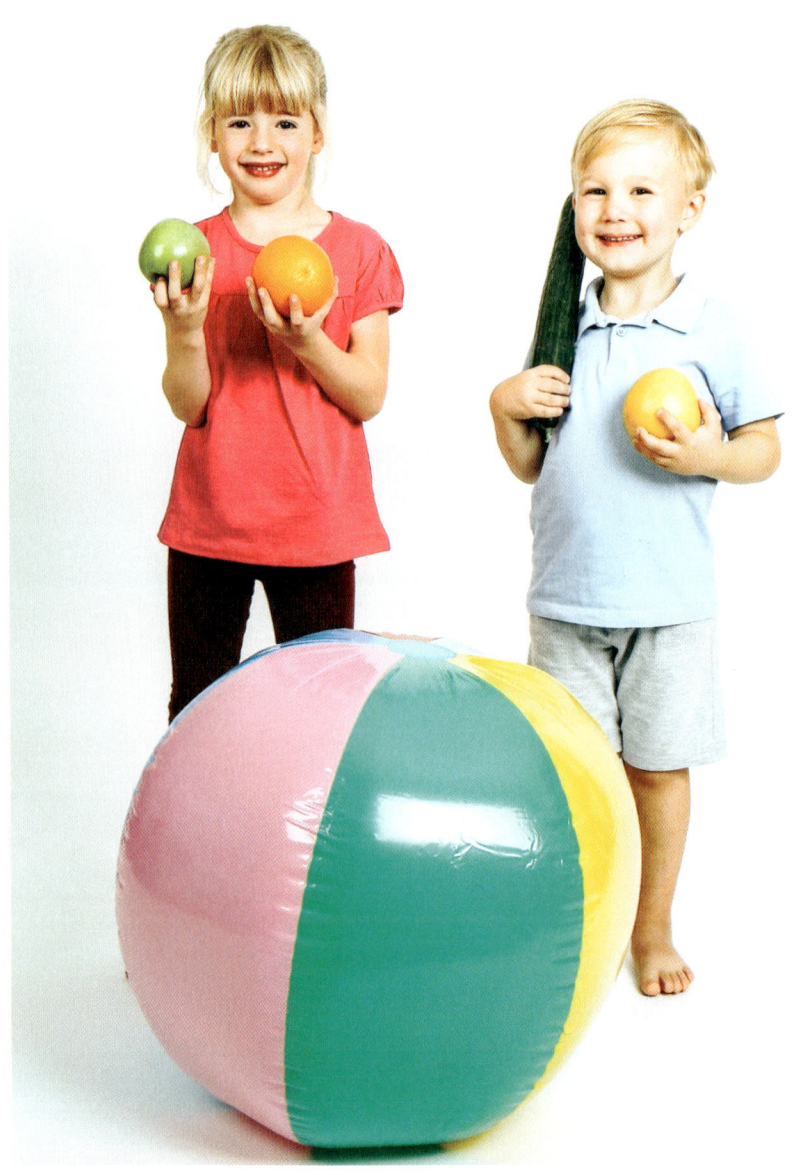

## 3.1 Essen ist Liebe

Mein Name ist Brinja Hoffmann und beim Verfassen dieser Zeilen als Co-Autorin dieses Buchs schwelge ich in Erinnerungen. Ich erinnere mich noch genau an meine Vorfreude, wenn mein Opa mich von der Schule abholte und ich bei meinen Großeltern das Mittagessen einnehmen konnte.

Meistens gab es Makkaroni mit Schinken und Eis zum Nachtisch. Damals war ich sechs Jahre alt und ich habe mir noch keine Gedanken um die Auswirkungen von Nahrungsmitteln auf meine Gesundheit oder mein Körpergewicht gemacht. Ich habe es geliebt, mit meiner Oma gemeinsam Nudeln zu kochen, den Schinken in Würfel zu schneiden und den Tisch schön für uns zu decken. Und genau darum geht es: Essen ist Liebe.

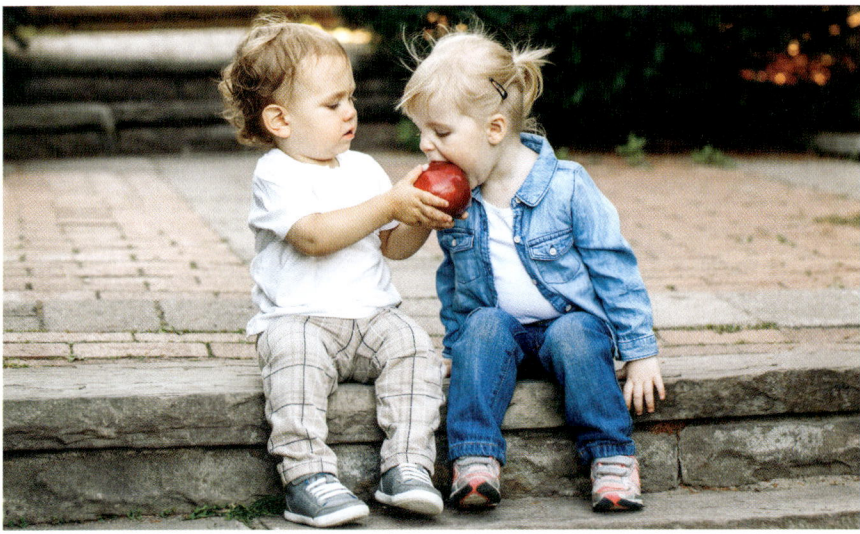

Heute, rund 25 Jahre später, habe ich genau das zum Leitmotiv in meiner Praxis für Ernährungsberatung gemacht: *„Eat to live. Love to eat."* Essen ist Liebe zu sich selbst. Leider höre ich viel zu häufig: *„Für mich alleine koche ich nicht. Das lohnt sich ja gar nicht."* Gerade für sich selbst sollten Sie kochen und sich gut versorgen. Nur wenn Sie mit sich gut umgehen, können Sie diese positiven Verhaltensweisen auch anderen Menschen vermitteln. Essen ist Liebe, Essen bedeutet Genuss und macht Spaß!

Mit Besorgnis stelle ich in der Arbeit mit meinen Klienten fest, dass Essen aber häufig als Notwendigkeit betrachtet wird. Es geht mehr um Kalorien, Nährstoffe, Über- oder Unterversorgung als um qualitativ hochwertige Produkte, die man mit Spaß und Vorfreude liebevoll zubereitet.

## Kinder in Bewegung

Insbesondere von Kindern wird erwartet, dass sie bereits in jungen Jahren lernen, was gesunde und ungesunde Nahrungsmittel sind. Das Thema *Übergewicht* sitzt bei vielen Familien mittlerweile als unsichtbarer Gast bei jeder Mahlzeit mit am Tisch. Aus Angst, das eigene Kind könnte übergewichtig werden, werden dogmatisch Ernährungsregeln gepredigt. Dieser in vielen Familien ausgeprägte Ernährungsidealismus schlägt schnell in eine Hysterie um, da die strengen Ernährungsregeln letztlich in der Praxis nur schwer umgesetzt werden können.

Die Zahlen sind natürlich alarmierend. Fachleute sprechen mittlerweile von einer *Generation XXL*. Jedes siebte Kind in Deutschland ist übergewichtig, also zu schwer für sein Alter und seine Körpergröße. Noch bevor ein Kind in die Schule geht, wird der Grundstein für Übergewicht und Adipositas (Fettleibigkeit) gelegt. Die Wahrscheinlichkeit, dass Kleinkinder mit Adipositas zu einem Normalgewicht in der Jugend zurückkehren, liegt bei weniger als 20 %. 80 % der übergewichtigen Jugendlichen bleiben als Erwachsene ebenfalls übergewichtig.

*„Iss doch mal weniger und bewege dich mehr!"*, ist kein hilfreicher Appell an ein Kind, das bereits an Übergewicht leidet und aufgrund dessen vermutlich täglich Ausgrenzung und Hänseleien ausgesetzt ist. Um der Entwicklung von Übergewicht im Kindesalter vorzubeugen, ist es wichtig, die Entstehung von Übergewicht als einen komplexen Prozess zu begreifen, der von vielen Einflussfaktoren bedingt wird.

Einen großen Anteil an der Entwicklung von Übergewicht trägt unser veränderter Lebensstil bei. Wir verbringen die meiste Wachzeit unseres Tages inaktiv – in der Regel sitzend vor einem Bildschirm. Es gibt immer mehr Kinder, die täglich über drei Stunden vor dem Fernseher verbringen. Mittlerweile steht bei einem Großteil der Kinder zwischen sechs und 13 Jahren ein eigener Fernseher im Zimmer. Die Zeiten von Spielen auf dem Tablet, Playstation® oder PC kommen noch hinzu. Da bleibt nur wenig Zeit für Bewegung.

Ich habe in meiner Kindheit und Jugend viel Zeit auf Tartanbahnen verbracht. Die große Narbe auf meinem linken Knie, ein Überbleibsel von meinem Sturz während eines 100-m-Laufs, erinnert mich stets daran, immer wieder aufzustehen. Durch den leistungsorientierten Sport bin ich früh mit dem Thema *sportgerechte Ernährung* in Berührung gekommen. Meine Leidenschaft für die Ernährung prägte meinen Berufswunsch. Als Diplom-Ernährungswissenschaftlerin begleite ich seit mehreren Jahren Menschen auf ihrem Weg zu mehr Gesundheit.

Für mich als Kind war ein bewegter Alltag selbstverständlich. Heutzutage erreichen lediglich 22,4 % der Mädchen und 29,4 % der Jungen im Alter von drei bis 17 Jahren die Bewegungsempfehlung der Weltgesundheitsorganisation – das heißt, sie sind mindestens eine Stunde am Tag körperlich aktiv. Der Rest sitzt vor einem Bildschirm und snackt. Die Folge sind adipöse Kinder (Finger et al., 2018).

Zur Einordnung des Körpergewichts wird der sogenannte *Body-Mass-Index* (BMI) verwendet. Zur Berechnung des BMI wird das Verhältnis von Gewicht und Körpergröße ermittelt. Bei Kindern und Jugendlichen ist die Einteilung des BMI wesentlicher schwieriger als bei Erwachsenen. Deshalb wurde der BMI alters- und geschlechtsspezifisch aus den Körpergrößen- und Körpergewichtsdaten von insgesamt 17.147 Jungen und 17.275 Mädchen im Altersbereich von 0-18 Jahren erhoben. Auf dieser Grundlage wurden Perzentilenkurven erstellt.

Als Hinweis für Übergewicht gilt ein BMI, wenn die alters- und geschlechtsspezifische 90-%-Marke überschritten wird, d. h., 90 % der Kinder in der Vergleichsgruppe haben einen geringeren BMI. Von Adipositas spricht man, wenn der BMI oberhalb der 97-%-Marke liegt, d. h., 97 % der Kinder in der Vergleichsgruppe haben einen geringeren BMI (Kromeyer-Hauschild et al., 2015).

Grundsätzlich gilt: Der BMI dient nur als Anhaltspunkt dafür, ob das Körpergewicht eher gering, normal oder hoch ist. Über die Ursachen von Über- und Untergewicht gibt der BMI keine Auskunft. Der BMI alleine erlaubt auch keine Aussage über den Gesundheitszustand eines Menschen. Dazu werden viele weitere Informationen benötigt.

Eine wissenschaftliche Studie aus dem Jahr 2019 (Nier et al., 2019) beschreibt das sogenannte *TOFI-Phänomen* (TOFI = thin outside, fat inside) bei normalgewichtigen Kindern. Die in der Studie untersuchten TOFI-Kinder weisen bei Normalgewicht u. a. einen erhöhten Bauchfettanteil auf. Einige Kinder zeigten sogar frühe Anzeichen einer sogenannten *nicht alkoholischen Fettleber* – und das trotz ihres Normalgewichts! Verglichen mit den anderen Kindern nahmen die TOFIs mehr Zucker, vor allem in Form von Süßigkeiten, getrockneten Früchten und gesüßten Getränken bei gleichzeitig geringerer körperlicher Aktivität zu sich.

Die Studie legt die Vermutung nahe, dass genau dieser Lebensstil, wenig Bewegung bei hohem Zuckerkonsum, die Entwicklung von Stoffwechselstörungen selbst bei schlanken Kindern fördert. Sie sehen also, auch wenn Ihr Kind schlank und normalgewichtig ist, sollten Sie seiner Ernährung dennoch ausreichend Aufmerksamkeit schenken!

Ich durfte bereits viele Familien auf ihrem Weg zu mehr Gesundheit begleiten und unterstützen. Dabei steht für mich nicht das Thema Vorbeugung oder Behandlung von Übergewicht im Vordergrund. Viel häufiger ist es mein Ziel, die gesamte Familie dabei zu unterstützen, weniger Stress am Esstisch zu empfinden. Es sollte gelingen, Mahlzeiten nicht mehr als Gesundheitsprojekt zu sehen, sondern als Möglichkeit für alle Familienmitglieder, sich wahrzunehmen und achtsam zu sein. Ziele dabei: Lust auf gemeinsames Essen wecken und eine gesunde Ess- und Tischkultur entwickeln.

## Kinder in Bewegung

## 3.2 Ein Gespräch mit Sabrina Maaßen, Therapeutin am Adipositaszentrum in Passau

*IN UNSEREM BUCH STELLEN WIR SEHR STARK DIE VORBILDFUNKTION DER ELTERN IN DEN FOKUS. WIE ERLEBEN SIE ELTERN GEGENÜBER IHREN KINDERN IN DER THERAPIE?*

Der Wille zur Veränderung ist bei adipösen Kindern und ihren Erwachsenen sehr stark zu erkennen. In der Regel war es ein langer Weg für die Betroffenen, zu erkennen, dass externe Hilfe erforderlich ist, um dem Leben eine andere Richtung zu geben.

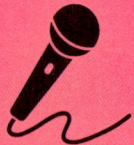

Adipöse Kinder entwickeln sich meist zu adipösen Erwachsenen. Viele meiner Patienten geben im Anamnesegespräch an, bereits von Kindesbeinen an mit Übergewicht zu kämpfen. Hierbei spielt der Faktor der Vorbildfunktion der Eltern eine entscheidende Rolle.

Es gibt viele positive Beispiele aus unserer Arbeit, aber natürlich auch negative, wie die folgende kleine Geschichte erzählt.

Vor ein paar Jahren suchte uns eine Mutter (adipös) mit ihrem ebenfalls adipösen Kind (damals 11 Jahre) in unserer Sprechstunde auf. Sowohl Mutter als auch Kind wurden anschließend therapiert. Nach einigen Wochen der Therapie, die für den Sohn sehr erfolgreich verliefen, wurden wir als Therapeuten Zeugen folgenden Dialogs:

Die Mutter: „Du hast das super gemacht, mein Sohn. Und weil du das alles so toll hinbekommen hast, lade ich dich heute zu McDonald's ein!" Daraufhin der Sohn: „Mama, ich glaube nicht, dass das eine gute Idee ist. Ich möchte das nicht."

Der Sohn hatte somit mehr aus der Therapie und den vielen Beratungseinheiten für sich mitgenommen als seine Mutter.

*SIE ERLEBEN VIELE KINDER UND ELTERN, DIE STARK ÜBERWICHTIG ZU IHNEN KOMMEN. WELCHE MASSNAHMEN MÜSSEN ERGRIFFEN WERDEN, UM DIES IN ZUKUNFT STÄRKER EINZUDÄMMEN?*

Die Primärprävention sollte bereits im Kindergarten erfolgen, da die frühkindliche Entwicklung von Verhaltensweisen für das Erwachsenenalter entscheidend und nur schwer modifizierbar ist. Vor allem im Kindergarten und in der Schule können Kinder aller Schichten erreicht und aufgeklärt werden. Natürlich sollten Eltern dabei immer mit ins Boot geholt werden, da diese bis ins junge Erwachsenenalter entscheidenden Einfluss auf die Persönlichkeitsentwicklung sowie auf das Verhalten ihrer Kinder haben. So gehören Eltern, Erzieher und Lehrer aufgrund ihrer Vorbild- und Mittlerfunktion genauso geschult.

Zu diskutieren wäre u. a. die Einführung „gesunde Ernährung" als Unterrichtsfach: mit dem Erlangen eines Ernährungsführerscheins, so wie es auch bereits den Fahrradführerschein gibt. Auch gemeinsames Zubereiten nährstoffdichter Mahlzeiten in Kindergärten (wird zum Teil in manchen Einrichtungen schon praktiziert) könnte dahin gehend ein weiterer Schritt in die richtige Richtung sein.

Bestenfalls sollten Ernährungsschulungen auch bis in die Sekundarstufen angeboten werden, um so das Gelernte hinsichtlich eines gesundheitsbewussten Lebensstils zu festigen. Dabei sollten die Kinder von Anfang an mit vielen praktischen Einheiten konfrontiert, jedoch nie zu irgendetwas gezwungen werden. Wenn sie immer wieder von ihren „Vorbildern" einen gesundheitsbewussten Lebensstil vorgelebt bekommen, werden sie es aller Voraussicht nach stückweise auch für sich umsetzen bzw. sich dahin gehend herantasten.

In Sachen Schulverpflegung ist ebenfalls noch einiges an Verbesserungsarbeit zu leisten.

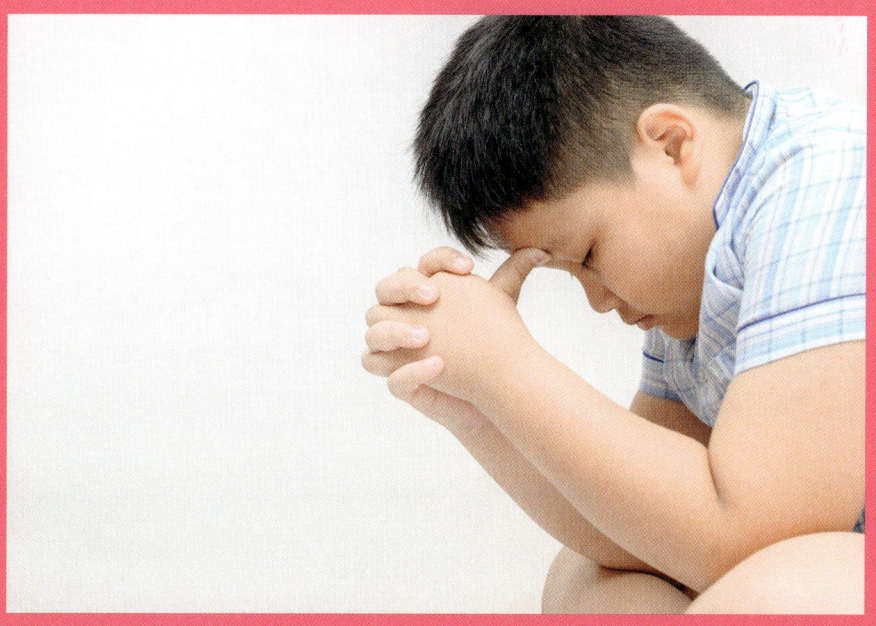

• Kinder in **Bewegung**

> *WIE STEHEN SIE ALS JUNGE THERAPEUTIN DEM THEMA DIGITALISIERUNG GEGENÜBER? WELCHE VORTEILE UND NACHTEILE ERGEBEN SICH DADURCH FÜR DIE KINDER VON HEUTE UND MORGEN?*
>
> Kinder wachsen in einer digitalen Welt auf. Die Digitalisierung schreitet immer weiter voran. Wie die Welt in 20 Jahren aussieht, das Ausmaß ist für mich momentan nicht wirklich vorstellbar. Wer hätte gedacht, dass „Influencer" einmal ein sehr gut bezahlter Job ist? Hatten Kinder früher noch Berufswünsche wie Tierärztin oder Feuerwehrmann, ist es heute ab einem gewissen Alter „Influencer".
>
> Hier bedarf eines Umdenkens. Nutzen wir doch die Vorteile der zunehmenden Digitalisierung, beispielsweise über Apps zu Ernährungs- und Gesundheitsthemen bzw. zur Bewegungsförderung! Ich denke, dass man somit Kinder erreichen und wieder zu einem aktiveren und gesünderen Lebensstil bewegen kann.
>
> Je nachdem, welches Bewusstsein die jetzigen Kinder gegenüber einem gesunden Ernährungs- und Bewegungsverhalten entwickeln, werden sie dieses Bewusstsein auf ihre Kinder und die nächste Generation übertragen. Natürlich wird man nie alle erreichen können, aber ein Schritt in die richtige Richtung wäre es allemal.

> **HINWEIS:**
> Adipositaszentren verfolgen einen interdisziplinären Ansatz in der Therapie von adipösen Kindern. Die Zuweisung erfolgt in der Regel über den behandelnden Arzt (Haus-/Kinderarzt). Eine Therapie kann sowohl stationär als auch ambulant durchgeführt werden. Hierbei stehen unterschiedliche Beratungsangebote zur Verfügung (z. B. eine über zwei Jahre begleitete Ernährungstherapie mit zahlreichen praxisbezogenen Inhalten).

## 3.3 Essen ist Kultur

Jede Familie is(s)t anders. In einem gemeinsamen Ess-Kulturkreis dann aber doch ähnlich. In unserem Kulturkreis ist das Essen von Insekten eher unüblich. Krabbeltiere, ob geröstete Würmer oder frittierte Grillen, rufen hierzulande wohl eher Ekel anstatt Appetit hervor. Dabei werden sie von etwa zwei Milliarden Menschen auf der Welt genüsslich verspeist.

Die Familie und das (kulturelle) Umfeld, in dem wir aufwachsen, bildet den ersten und wichtigsten sozialen Rahmen beim Essenlernen. Kinder müssen zum Beispiel zunächst lernen, dass nicht jedes Essbedürfnis sofort befriedigt werden muss und sich Zeiten, in denen gegessen wir, mit Zeiten, in denen gespielt oder geschlafen wird, abwechsln.

Eine ausgewogene und altersgerechte Ernährung sowie ausreichend Bewegung sind wichtige Voraussetzungen für die gesunde Entwicklung von Kindern. Denn die Gewohnheiten, die wir im Kleinkindalter erwerben, wirken sich nicht nur kurzfristig aus. Sie prägen wesentlich unsere späteren Ess- und Bewegungsgewohnheiten – bis ins Erwachsenenalter.

Ein gesunder Lebensstil ist damit ein wichtiger Schlüssel zur Vorbeugung der Entstehung von Übergewicht und ernährungsabhängigen Erkrankungen. In einer Gesellschaft, in der Lebensmittel fast überall und jederzeit verfügbar sind, Medien den Alltag bestimmen und körperliche Aktivität nicht mehr selbstverständlich ist, sind gesunde Verhaltensweisen besonders bedeutsam.

Als Vorbilder unterstützen Eltern ihre Kinder im Erleben und Erlernen gesundheitsfördernder Verhaltensweisen. Sie übernehmen Verantwortung für ihr eigenes Essverhalten und das ihrer Kinder. Für ein gesundes Aufwachsen ist dabei nicht nur entscheidend, **was** für Nahrungsmittel und Getränke verzehrt werden, sondern vor allem auch, **wie** dies passiert.

Ich möchte Ihnen als Eltern aufzeigen, welche Faktoren kindliches Essverhalten grundsätzlich beeinflussen und wie diese zu Übergewicht führen können. Gleichzeitig erhalten Sie praktische Empfehlungen für Ihren Familien-Ess-Alltag, damit Sie zukünftig ohne Stress am Esstisch gemeinsame Mahlzeiten einnehmen können. Als Bonus essen Ihre Kinder dann vielleicht sogar mit Leidenschaft grünes Gemüse!

## 3.4 Wir haben Hunger, Hunger, Hunger,…

*"…haben Hunger, Hunger, Hunger, haben… ihhh, das esse ich nicht."*

Vor Ekel verzerrte Gesichter schauen Ihnen entgegen. Lustlos und mit angewiderter Miene stochern Ihre Kinder im Brokkoliauflauf herum.

*"Ich will Pommes mit Ketchup!"*, tönt es.

*"Gibt es heute aber nicht. Ihr müsst auch mal Gemüse essen. Das sind Brokkoli. Der ist sehr gesund. Probiert es wenigstens."*

*"Der riecht aber komisch."*

*"Der riecht überhaupt nicht komisch. Der ist gesund. Kommt schon, macht mir eine Freude und probiert den Brokkoli wenigstens. Ihr könnt auch Ketchup darauf machen. Und wenn ihr den Brokkoli aufesst, gibt es zum Nachtisch auch ein Eis!"*

Könnte es sein, dass so oder ähnlich Mahlzeiten bei Ihnen ablaufen? Trösten Sie sich, Sie sind nicht allein. In meinen Sitzungen höre ich nur allzu oft diese Geschichten von Eltern. Verzweifelt wird versucht, den Kindern Gemüse schmackhaft zu machen, notfalls eben mit einer Portion Ketchup oder einer Belohnung zum Nachtisch, wenn es denn dann nur gegessen wird. Schließlich ist eine vitamin- und nährstoffreiche Ernährung gerade im Kindesalter unheimlich wichtig!

Aus Kindersicht geht gesunde Ernährung ganz leicht:

1. Wenn es süß ist, ist es „mhhhm!"
2. Wenn es grün ist, ist es *„igitt"*.
3. Wenn es „gesund" ist – dann *„vergiss es!"*

Tatsächlich sind es komplexe Vorgänge, die diese kindliche Einteilung erklärbar werden lassen. Dazu ist es notwendig, zu hinterfragen, wie wir eigentlich das Essen lernen. Zahlreiche innere und äußere Einflussfaktoren prägen die Entwicklung des Essverhaltens eines Kindes. Auch Bezugspersonen, insbesondere die Eltern, spielen eine entscheidende Rolle als Ernährungsvorbilder. Bis etwa zum 14. Lebensjahr übernehmen Eltern eine tragende (Führungs-)Rolle für die Entwicklung des Essverhaltens ihrer Kinder und legen damit den entscheidenden Grundstein für die Gesundheits- und Gewichtsentwicklung ihres Kindes bis ins Erwachsenenalter.

## 3.5 Ernährungsmedizinerin Dr. Jessica Männel klärt auf!

### Der Kaiserschnitt und seine Folgen

Über 30 % der Kinder in Deutschland werden mittlerweile per Kaiserschnitt geboren, weniger als die Hälfte davon mit einer medizinischen Indikation.

Gerade die Art der Geburt und die Entwicklung der Bakterienbesiedlung im Säuglings- und Kindesalter hat Einfluss auf die Entwicklung verschiedener Erkrankungen. Kinder, die per Kaiserschnitt zur Welt kommen, haben ein erhöhtes Risiko für Übergewicht, neigen häufiger zu Allergien, Autoimmunerkrankungen wie Typ-1-Diabetes und multiple Sklerose (Glenn & Mowry, 2016) und entwickeln häufiger Verhaltensstörungen (Curran et al., 2014).

Mehrere Studien zeigten, dass die Art der Entbindung einen großen Einfluss auf das spätere Gewicht hat (Wampach et al., 2018; Shao et al., 2019). In der *GUTS-Studie* (Growing up Today Study) stieg das Adipositasrisiko bei Kaiserschnittkindern um 30 % an („Kaiserschnitt erhöht Adipositasrisiko der Kinder", 2016). Man vermutet, dass hierbei der Darm und das Mikrobiom (Gesamtpopulation der Darmbakterien) eine große Rolle spielt.

Denn bei einem Kaiserschnitt kommt das Kind nicht mit den mütterlichen vaginalen Keimen in Kontakt, vor allem Laktobazillen und Bifidobakterien, die die Besiedlung der Haut- und Schleimhäute mitbestimmen. Schon frühere Studien haben gezeigt, dass ein Kaiserschnitt diese natürliche Besiedlung stört: Deutlich weniger Kaiserschnittkinder (0,4 %) hatten eine hohe Konzentration der kommensalen Bacteroides-Stämme ihrer Mütter, verglichen mit den Vaginalgeburtkindern (51 %).

Im Gegensatz dazu zeigte sich bei Kaiserschnittkindern eine höhere Kolonisierung durch opportunistische Erreger aus dem Klinikumfeld, hauptsächlich die Spezies Enterococcus, Enterobacter und Klebsiella – diese machten 68 % ihres Mikrobioms aus und können die Entwicklung des Kindes und auch des Immunsystem negativ beeinflussen.

Der Darm von Kaiserschnittkindern enthält insgesamt weniger Bifidobakterien, dafür mehr Staphylokokken und beherbergt eine verminderte Artenvielfalt. Das Ungleichgewicht bestimmter Bakterien kann sowohl im Kindes- als auch im Erwachsenenalter die Verdauung und Energiegewinnung aus der Nahrung beeinflussen, ein Überwiegen der Gattung Firmicutes, die bei Kaiserschnittkindern häufiger gefunden wird, begünstigt z. B. eine schnelle Gewichtszunahme.

• Kinder in **Bewegung**

## ADHS, chronische Infekte und Allergien

In einer Auswertung der Abrechnungsdaten der TK von 38.850 Kindern, die von 2008 bis 2016 geboren wurden, lag das Risiko, Verhaltensstörungen wie eine Aufmerksamkeitsdefizit-Hyperaktivitätsstörung (ADHS) zu entwickeln, bei Kaiserschnittkindern um 16 % höher als bei normal entbundenen Kindern. Auch die Rate an chronischen Atemwegserkrankungen war um 9,5 % höher. Zudem hatten die Kinder ein um 9 % erhöhtes Risiko für Allergien und Asthma.

Die Ursache dafür liegt wiederum im Darm: Das Mikrobiom der vaginal geborenen Kinder stimuliert und trainiert das Immunsystem und bei Kaiserschnittkindern fallen diese Immunstimulationen viel geringer aus, wie die Forschergruppe Ökosystembiologie am LCSB herausgefunden hat.

Viele Kliniken bieten mittlerweile bei einem Kaiserschnitt das sogenannte *Vaginal Seeding* an – das bedeutet, dass dem Säugling nach der Entbindung das Vaginalsekret der Mutter mit einem Tupfer in die Nasen- und Mundöffnung eingebracht wird. So soll eine physiologische Besiedlung nachgeahmt werden. Studien stehen diesbezüglich noch aus. Viele naturheilkundliche Therapeuten und Ärzte raten dazu, das Mikrobiom bei Kaiserschnittkindern durch die Gabe von Probiotika zu unterstützen, die für Säuglinge zugelassen sind (Schmidt & Schnitzer, 2018).

## Stillen – ein guter Start ins Leben

Neben der Art der Geburt ist außerdem die Ernährung nach der Geburt von Bedeutung. Stillen mit Muttermilch ist die beste und entwicklungsgerechte Grundlage, um das unreife Immunsystem mit fremden Molekülen zu trainieren. Muttermilch enthält zudem ganz viele Arten von Lakto- und Bifidusbakterien, Nährstoffe und auch Immunglobuline der Mutter, die den Säugling vor Infektionen schützen. Mindestens vier Monate langes Stillen und die an die Bedürfnisse des Säuglings angepasste Einführung der Beikost ab dem fünften Lebensmonat reduziert nach mehreren Studien die Allergiebereitschaft und wird zur Allergieprävention von den Fachgesellschaften empfohlen (Schäfer et al., 2014).

## Welches Essen für ein stabiles und vielfältiges Mikrobiom?

Das Mikrobiom von Kleinkindern stabilisiert sich in den ersten zwei Lebensjahren und ist noch sehr störanfällig gegenüber äußeren Faktoren, wie die Einnahme von Medikamenten (insbesondere Antibiotika), Stress, aber auch bezüglich der Ernährung.

Eine stark einseitige Ernährung und Fast Food, wie sie von vielen Kindern in Deutschland bevorzugt wird – mit viel Nudeln, Ketchup, Wurst, Käse und Süßem, aber wenig faserreichen Obst- und Gemüsesorten oder Vollkornprodukten –, kann das Mikrobiom negativ beeinflussen. Leider sind Obst und Gemüse zunehmend mit Pestiziden und Herbiziden, Fleisch und Wurstwaren mit Antibiotika belastet und den industriell veränderten Nahrungsmitteln sind Konservierungsstoffe, Emulgatoren sowie Farbstoffe zugesetzt, die ebenso eine negative Auswirkung auf die Zusammensetzung unseres Mikrobioms haben.

Guckt man sich das Mikrobiom von Naturvölkern, wie z. B. das des Volks der Hadza, an, fällt auf, dass ihr Mikrobiom eine enorme Artenvielfalt aufweist und sie an keiner typischen Zivilisationskrankheit (Diabetes, Adipositas und Morbus Crohn) oder Autoimmunerkrankungen leiden. Das im Buschland von Tansania lebende Volk ernährt sich von Früchten, Wurzeln, Samen, Fleisch und Honig und bereitet das Essen naturgetreu zu. Die Ernährung der Hadza enthält somit viele Präbiotika wie Ballaststoffe und Polyphenole. Diese unverdaulichen Nahrungsbestandteile dienen als Nahrungsquelle für ein vielfältiges Darmmikrobiom.

Zu den Ballaststoffen zählen, neben resistenter Stärke, auch Inulin und Oligofruktose. Eine ballaststoffreiche Ernährung ist für jeden und insbesondere für unsere Kinder empfehlenswert, um das Mikrobiom und das Immunsystem günstig zu beeinflussen. Kinder sollen je nach Gewicht zwischen 10-25 g Ballaststoffe pro Tag zu sich nehmen, Erwachsene 30 g.

**Reich an resistenter Stärke sind:**

Haferflocken, Bananen, Erbsen, Linsen, weiße Bohnen, Pellkartoffeln (abgekühlt).

**Inulinreiche Nahrungsmittel, die in Oligofruktose im Darm abgebaut werden:**

Topinambur, Schwarzwurzeln, Zichorienwurzeln, Artischocken, Zwiebeln, Knoblauch, Lauch, Spargel, Getreide.

**Polyphenolreiche Nahrungsmittel:**

Beeren, Cranberrys, Granatäpfel, rote Trauben, Aronia, Grünkohl, Rotkohl, Leinsamen, Walnüsse, Sonnenblumenkerne und viele Kräuter.

Um ein artenreiches Mikrobiom zu fördern, wäre eine wenig verarbeitete, ballaststoffreiche Ernährung, reich an Obst und Gemüse, Nüssen, Samen, Vollkornprodukten, wenig Fleisch, etwas mehr Fisch und eine gute Portion Sauermilchprodukte oder milchsauervergorene Nahrungsmittel, wie eine Gabel frisches Sauerkraut, sehr empfehlenswert.

## 3.6 Die ersten 1.000 Tage

Die ersten 1.000 Tage im Leben eines Kindes – gerechnet vom Beginn der Schwangerschaft bis ins Kleinkindalter – gelten als wichtigste Phase, in der die Ernährung einen großen Einfluss auf die Entwicklung und die spätere Gesundheit des Kindes hat – bis ins Erwachsenenalter hinein. Entscheidend ist das mütterliche Essverhalten während der Schwangerschaft sowie in der Stillzeit. Aber auch das dann folgende Heranführen der Kinder an Ernährung und Nahrungsmittel durch die Eltern prägt unser Essverhalten nachhaltig.

## 3.7 Geschmack entsteht im Bauch

Mein Ehemann liebt Eis. Diese Liebe reicht bisweilen so weit, dass er allein eine Familienpackung Spaghettieis an einem Abend genüsslich verspeist. Vermutlich hatte meine Schwiegermutter während ihrer Schwangerschaft einen besonders süßen Zahn. Denn tatsächlich werden unsere geschmacklichen Vorlieben durch das Essverhalten unserer Mutter während der Schwangerschaft geprägt. Die über Nabelschnur und Fruchtwasser erhaltenen, bekannten Sinneseindrücke bevorzugen wir geschmacklich eben auch nach der Geburt (Beauchamp & Mennella, 2009).

Doch das mütterliche Essverhalten während der Schwangerschaft bestimmt nicht nur Geschmacksvorlieben. Insbesondere auf die Gewichtsentwicklung des Kindes hat es einen entscheidenden Einfluss.

Der starke, epidemieartige Anstieg von Übergewicht in einem relativ kurzen Zeitraum über die letzten 40 Jahre ist allein aufgrund genetischer Faktoren nicht zu erklären. Eine britische Studie mit Leihmüttern konnte zeigen, dass Schwangerschaftseinflüsse, und hier insbesondere das Essverhalten der Schwangeren, stärkeren Einfluss als die Genetik auf das Geburtsgewicht der Säuglinge ausüben. Das Geburtsgewicht ist wiederum ein prägender Faktor für die Gesundheits- und Gewichtsentwicklung im weiteren Lebensverlauf eines Menschen (DGE, 2009).

## 3.8 Nicht für zwei essen

Schwangeren wird leider immer noch viel zu häufig empfohlen, sie müssten jetzt *für zwei essen*. Doch auch die werdenden Mütter selbst genießen die Schwangerschaft oftmals als: „Jetzt kann ich endlich einmal alles essen, worauf ich Lust habe"-Zeit. Eine Schwangere hat aber nur einen um 200-300 Kalorien erhöhten Energiebedarf, ausgehend von ihrem ursprünglichen Tagesbedarf. Das ist ein halber Blaubeermuffin.

Leidet die werdende Mutter selbst an Übergewicht oder Adipositas oder nimmt sie während der Schwangerschaft exzessiv an Gewicht zu, wird sie mit einer 1,5-4-mal höheren Wahrscheinlichkeit ein makrosomes Kind zur Welt bringen. Diese XXL-Babys wiegen bei ihrer Geburt über 4.000 bzw. über 4.500 g. Makrosome Neugeborene haben bereits zu Beginn ihres Lebens einen erhöhten Fettspeicher. Appetitregulation und Stoffwechsel der Fettzellen sind ebenfalls verändert (Akcakus et al., 2007; Bispham et al., 2005; Clausen et al., 2005). Aufgrund dieser körperlichen und hormonellen Veränderungen ist das Risiko hoch, dass aus einem XXL-Baby ein XXL-Kind wird, das zu einem XXL-Erwachsenen heranwächst.

Menschen, die während ihrer Kindheit dick sind, haben es im späteren Leben schwerer, Gewicht zu reduzieren, verglichen mit Personen, die erst während ihres Erwachsenenlebens Pfunde zulegen. Die Anzahl der Fettzellen im menschlichen Körper wird nämlich bereits in der Kindheit festgelegt und bleibt danach zeitlebens konstant. Selbst eine Magenverkleinerung kann langfristig an der Zahl der Fettzellen nichts ändern.

Die Fettmenge im Körper wird dabei von zwei Faktoren bestimmt: Größe und Anzahl der Fettzellen. Die Fettzellen von stark übergewichtigen Menschen vermehren sich dabei in der Kindheitsphase deutlich schneller. Außerdem vermehren sie sich bereits im Alter von etwa zwei Jahren, während sie bei Normalgewichtigen erst zwischen fünf und sechs Jahren zu wachsen beginnen (Landgraf et al., 2019).

Die Ernährung während der Schwangerschaft ist damit prägend für die zukünftige Gewichtsentwicklung des Kindes. Man spricht von *pränataler Programmierung*.

Bei bestehendem Kinderwunsch sollte folglich das aktuelle Körpergewicht der Mutter nicht außer Acht gelassen werden. Übergewicht vor der Schwangerschaft steigert das Risiko deutlich, dass Mutter und Kind Gesundheitsprobleme entwickeln. Aber auch das Gewicht, das Frauen während der neun Monate zunehmen, hat einen Einfluss.

Der BMI einer Frau vor der Schwangerschaft bietet eine Orientierungshilfe, um Gesundheitsrisiken für Mutter und Kind möglichst gering zu halten. Außerdem sollte sich die Gewichtszunahme während der Schwangerschaft am BMI der Mutter ausrichten.

Eine ausgewogene Ernährung während der Schwangerschaft, die Genuss und Freude vermittelt und das ungeborene Kind mit allen benötigten Nährstoffen versorgt, ist der wesentliche Schlüssel. Gegessen werden für zwei muss aber nicht.

## 3.9 Von Evolution und Selbstregulation

Wann essen Sie eigentlich? Tatsächlich immer nur dann, wenn Sie Hunger haben? Bei den meisten Erwachsenen ist das eher nicht der Fall. Häufig wird gegessen, weil gerade Zeit dafür ist, z. B. Pause bei der Arbeit oder weil man Nervennahrung braucht oder weil zum gemütlichen Fernsehabend eben die Tüte Chips gut passt.

Echter physiologischer Hunger wird mit fortschreitendem Lebensalter immer stärker von kulturellen und emotionalen Außenreizen beeinflusst. So verlernen wir, auf unsere angeborenen Innenreize, wie Hunger-, Durst- und Sättigungssignale, zu hören. Diese Innenreize sichern eine bedarfsgerechte Nahrungs- und Flüssigkeitsaufnahme und damit das Überleben eines Menschen. Für Neugeborene stellen sie lebensnotwendige Grundbedürfnisse dar (Ellrott, 2009; 2007).

Von Geburt an besitzen wir also die Fähigkeit, unsere notwendige Energieaufnahme selbst zu regulieren und Verzehrmengen auf unsere Bedürfnisse abzustimmen. Wir sind fähig zur Selbstregulation. Diese Fähigkeit ist bei Säuglingen und Kleinkindern besonders stark ausgeprägt. Mit zunehmendem Lebensalter steuern aber viele zusätzliche äußere Faktoren die Nahrungsaufnahme, welche die Fähigkeit zur Selbstregulation beeinflussen oder gar unterdrücken.

Eltern sollten die Fähigkeit zur Selbstregulation ihrer Kinder in Bezug auf ihr Essverhalten stärken. Dadurch kann sogar der Entwicklung von Übergewicht vorgebeugt werden. Das gegenteilige elterliche Verhalten, nämlich das Ausüben von Druck, etwas Bestimmtes zu essen oder nicht zu essen, kann die Selbstregulationsfähigkeit dagegen massiv stören.

Bis zur Geburt prägen insbesondere mütterliches Essverhalten sowie genetische Vorlieben unser Essverhalten. Evolutionsbedingt besteht eine angeborene Vorliebe für Nahrungsmittel oder Getränke, die *süß* schmecken. Denn nichts Süßes ist gleichzeitig giftig. Außerdem sind süßschmeckende Nahrungsmittel häufig energiereich und bieten damit einen entscheidenden Überlebensvorteil. Auch Muttermilch ist leicht süß. So verwundert es kaum, dass Säuglinge strahlen, wenn sie Zuckerwasser erhalten, ihr Gesicht allerdings verziehen und die Nahrungsaufnahme verweigern, wenn ihnen bittere oder sehr salzige Speisen bzw. Flüssigkeiten angeboten werden.

Muttermilch ist perfekt auf die Bedürfnisse des Neugeborenen abgestimmt. Sie enthält alles, was das Kind für sein Wachstum und eine gesunde Entwicklung braucht. Neben vielen gesundheitlichen Vorteilen für Mutter und Kind weisen Studien darauf hin, dass gestillte Kinder ein geringeres Risiko für die Entwicklung von Adipositas zu haben scheinen. Als Ursache wird die geringere Eiweißmenge von Muttermilch im Vergleich zu Flaschennahrung gesehen (Frühe-Protein-Hypothese).

Flaschennahrung liefert die 1,1-fache Menge Energie und die 1,5-1,8-fache Menge an Eiweiß (Gießelmann, 2016). Empfohlen wird, Neugeborene bis mindestens zum sechsten Lebensmonat zu stillen. Frühestens mit Beginn des fünften Monats kann der erste Brei gegeben werden. Zwischen dem 10. und 12. Monat kann das Kind beginnen, an der Familienkost teilzunehmen.

**Tipp:** Die App „Baby und Essen" vom Netzwerk „Gesund ins Leben" liefert einen Essensfahrplan für das erste Lebensjahr.

Wenn ein Kind Beikost und schließlich Familienkost bekommt, muss es die neuen Lebensmittel auf seinem Speiseplan erst noch kennenlernen. Es muss sich an den Geschmack ebenso wie an die unterschiedliche Beschaffenheit der Lebensmittel gewöhnen. Hierbei haben oder entwickeln Kinder Vorlieben und Abneigungen. Auch wie viel gegessen wird, kann von Kind zu Kind, aber auch je nach Situation ganz verschieden sein.

Helfen Sie Ihrem Kind dabei, seinen Esshorizont schrittweise zu erweitern und bieten Sie ihm als Vorbild einen kulturellen Essensrahmen, in welchem Ihr Kind seine eigenen Geschmäcker und Vorlieben entwickeln kann und darf.

## 3.10 Was das Kind nicht kennt, isst es nicht

Vor Kurzem habe ich zum ersten Mal in meinem Leben Rambutan probiert. Kennen Sie nicht? Diese tropische Frucht ist klein, rund und voll mit büschelartigen Stacheln. Ihr Fruchtfleisch ist weiß mit einem nicht genießbaren Kern. Sie schmecken süßsauer und erfrischend. Geschmacklich ähneln sie Weintrauben.

Während ich die kleine Frucht probierte, habe ich an mir den Ablauf eines evolutionsbiologischen Sicherheitsprogramms beobachten dürfen: Ich habe zunächst nur einen ganz kleinen Bissen in den Mund genommen und erst einmal nur geschmeckt. Dann ganz vorsichtig gekaut. Viele Male. Und erst als ich den Geschmack in Richtung eines mir bereits bekannten Geschmacks einordnen konnte (weintraubenähnlich), habe ich den zerkauten kleinen Bissen hinuntergeschluckt.

## Kinder in **Bewegung**

Ähnlich verhalten sich Kinder, wenn ihnen neue Nahrungsmittel zum Probieren angeboten werden. Denn unserem Essverhalten liegt ein Sicherheitsprogramm für die Speisenauswahl zugrunde – der sogenannte *Mere Exposure Effect*: Es wird nur das gegessen, was wir kennen! Kinder lernen, das zu essen (und zu mögen), was ihnen kulturell bedingt angeboten wird. Dazu kann es nötig sein, bestimmte Nahrungsmittel immer wieder in unterschiedlicher Darreichungsform vorzusetzen.

Kinder besitzen angeborene Kompetenzen in Bezug auf Essen. Sie lernen, Verantwortung für Appetit und Geschmack zu übernehmen und zeigen authentische Reaktionen am Esstisch. Sie wissen, wann sie Hunger haben und wann sie satt sind. Trotzdem passen die Bedürfnisse der Kinder und die Vorstellungen ihrer Eltern nicht immer übereinander.

So kann es vorkommen, dass Rosenkohl als neues Nahrungsmittel auf dem Speiseplan abgelehnt wird, ohne ihn überhaupt probiert zu haben. Es gab ihn schließlich zuvor noch nie. Außerdem ist er grün und riecht komisch. Auch seine Konsistenz ist merkwürdig. Zwingen Sie Ihr Kind nicht, den Rosenkohl zu probieren. Laden Sie es dazu ein!

Ihr Kind muss zunächst praktisch testen, dass der Verzehr eines neuen Lebensmittels *sicher* ist. Dann kann es auch ein weiteres Mal gegessen werden. Akzeptieren Sie, wenn Ihr Kind den Rosenkohl nicht einmal probieren möchte. Freuen Sie sich, weil *„mehr für Sie übrig bleibt"* – Ihr Kind beobachtet Sie genau. Wenn Sie selbst mit gutem Beispiel vorangehen und mit Genuss das runde Kohlgemüse verspeisen, wird Ihr Kind durch Imitation beim nächsten Mal einen kleinen ersten Bissen probieren.

Lassen Sie Ihrem Kind ausreichend Zeit, sich an neue Speisen zu gewöhnen. Zu Beginn unseres Lebens haben wir noch sehr feine Geschmacksnerven – die Bitterstoffe in grünen Gemüsesorten schmecken für empfindliche Kinderzungen besonders bitter. Pflanzengifte haben oft ebenfalls einen bitteren Geschmack. Die Abneigung gegen das Grünzeug bewahrte einst schon unsere Vorfahren vor dem Tod. Vermutlich liegt in unserer evolutionsbiologischen Programmierung der Grund, dass Kinder bittere Lebensmittel zunächst ablehnen.

Für neue Geschmackserfahrungen sind Kleinkinder bis zwei Jahre sehr offen. Kinder zwischen zwei und sechs Jahren zeigen die größte *Neophobie*, d. h. Angst vor Neuem (Dovey et al., 2008).

*PRAKTISCHE TIPPS:*

- Bieten Sie abgelehnte Nahrungsmittel in unterschiedlichen Kombinationen und Darreichungsformen an und geben Sie, darum würde ich Sie bitten, bei Ablehnung nicht zu schnell auf!

- Ermutigen Sie Ihr Kind, neue Lebensmittel zu probieren und zu entdecken. Dazu ist es notwendig, für ein vielfältiges und abwechslungsreiches Geschmacksangebot zu sorgen. Sie werden Geduld benötigen! Es ist wiederholtes Probieren notwendig, bevor Ihr Kind entscheidet, ob es ein Lebensmittel geschmacklich mag.

- Bieten Sie Lebensmittel unbedingt auch einzeln an, damit Ihr Kind dessen Eigengeschmack erfährt. Dieses Geschmackserlebnis verhindern Sie, wenn Sie Ketchup als Option erlauben, nur damit beispielsweise das Gemüse gegessen wird.

- Fördern Sie die Akzeptanz nährstoffdichter Nahrungsmittel, denn im frühen Kindesalter geprägte Geschmacksvorlieben werden bis ins Erwachsenenalter mitgenommen.

- Machen Sie Ihr Kind neugierig auf Obst, Gemüse, Vollkornprodukte und Co. Das Auge, erst recht bei Kindern, isst immer mit! Alles, was Streusel hat, ist cool. Und alles, was eine bestimmte Form hat, ist cool. Richten Sie doch einmal die Speisen besonders an. Aus einer Scheibe Brot, etwas Käse und ein paar Beeren wird so beispielsweise ganz einfach eine Regenwolke, hinter der die Sonne herauskommt. Eine kleine Raupe aus aufgespießten Weintrauben will ebenso verspeist werden wie der rote Paprikakrebs mit Joghurtdip. Essen am Spieß bedeutet immer besondere Spannung.

- Der Teller sollte möglichst bunt sein. Lassen Sie der kindlichen Fantasie freien Lauf. Gemischt werden darf alles, was schmeckt und Spaß macht. Auch unterschiedliche Konsistenzen sehen spannend aus und laden zum Essen ein. Kinder lieben es, wenn Nahrungsmittel Geschichten erzählen. Dann wird auch schnell vergessen, dass da eigentlich Obst und Gemüse auf dem Teller liegen.

• Kinder in **Bewegung**

## 3.11   Und täglich grüßt der Teller Nudeln

Viele besorgte Eltern schildern mir in Beratungsgesprächen, dass sich ihre Kinder täglich beinahe ausschließlich von Nudeln mit Tomatensoße ernähren. Andere Nahrungsmittel verweigerten sie. Mit Überredungskünsten, Belohnungen und Bestrafungen versuchten ausnahmslos alle Eltern, das Essen anderer Lebensmittel zu erreichen. Mit mäßigem Erfolg.

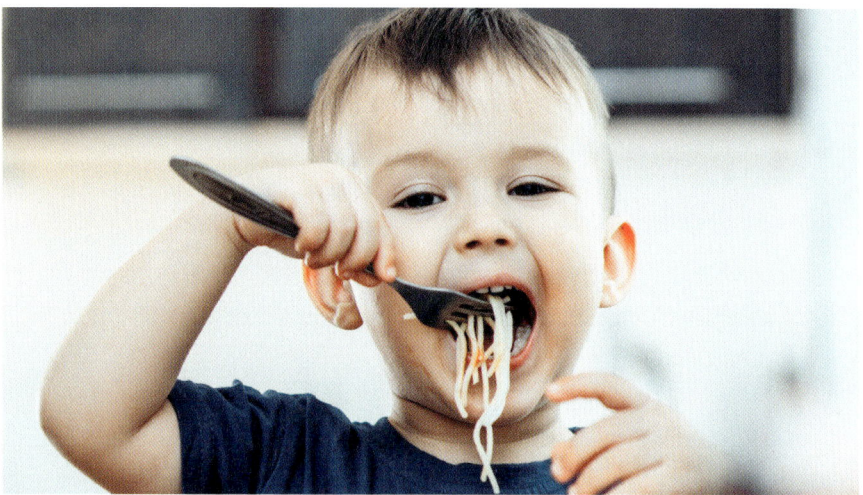

Das einseitige Essverhalten von Kindern wird selten zu einem echten Nährstoffmangel führen. Sollte sich Ihr Kind in die Riege der *einseitigen Esser* einreihen, betrachten Sie dieses Essverhalten als Phase. Bieten Sie dennoch immer wieder andere Nahrungsmittel an. Machen Sie sich aber keine übermäßigen Sorgen. Der *Mere Exposure Efect*, welcher Geschmacksvorlieben ausbildet, findet nämlich in der *spezifisch-sensorischen Sättigung* seinen Gegenspieler (Ellrott, 2009; 2007).

Denken Sie an Ihr Lieblingsessen, Ihre absolute Leibspeise. Läuft Ihnen das Wasser im Mund zusammen? Gut. Und nun stellen Sie sich vor, Sie müssten Ihr Lieblingsgericht täglich morgens, mittags und abends zu sich nehmen. Schnell würde es Ihnen „zu den Ohren rauskommen". Genau dafür sorgt die *spezifisch-sensorische Sättigung*. Auch bei Kindern!

Zwar essen Kinder aufgrund des *Mere Exposure Effects* bevorzugt die Nahrungsmittel, die sie kennen und die ihnen schmecken. Die *spezifisch-sensorische Sättigung* beugt aber einer zu einseitigen Nahrungsmittelauswahl und damit einem Nährstoffmangel vor. Akzeptieren Sie das einseitige Essverhalten als vorübergehende Phase und versuchen Sie, durch Ihr Verhalten und durch das Schaffen einer angenehmen Atmosphäre während des Essens, die Lust und Neugier auf andere, neue Nahrungsmittel zu wecken.

## 3.12 Interview mit Dr. Alexa Iwan, der bekannten Moderatorin zahlreicher TV-Formate

*INSTAGRAM®, FACEBOOK® UND CO. ÜBERALL SIEHT MAN NUR NOCH SCHÖNE MENSCHEN. WIE GEFÄHRLICH IST DIESE FORM DER SELBSTDARSTELLUNG FÜR EINEN SELBST UND IN DER AUSSENDARSTELLUNG GEGENÜBER DEN BETRACHTERN?*

Was wir heute auf Instagram®, Facebook® und Co. sehen, ist ja im Prinzip nichts anderes, als das, was früher die Hochglanzmagazine gemacht haben: Menschen werden optisch perfektioniert. Heute kann man die schönen Bilder allerdings nicht einfach nur betrachten, sondern man kann mit den abgebildeten Personen kommunizieren. Und das erzeugt eine Form von Nähe, wodurch der Einfluss größer (weil persönlicher!) wird.

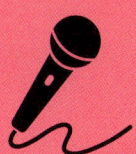

Durch die massive Präsenz von z. B. Instagram® im Alltag von Kindern und Jugendlichen steigt die Gefahr, das Gefühl zu bekommen, man könne im Leben nur erfolgreich sein, wenn man schön, durchtrainiert und schlank ist. Und wenn die Internetstars dann auch noch irgendwelche krassen Ernährungsweisen vorleben oder empfehlen, kann das für junge Menschen zum Problem werden.

Sich selbst über das Essen optimieren zu wollen, führt leicht dazu, dass ein natürliches Essverhalten verloren geht. Auch gibt es Untersuchungen, die zeigen, dass Menschen, die sich viel auf sozialen Plattformen bewegen, unzufriedener sind, als Menschen, die dies nicht tun. Weil ihnen ständig vor Augen geführt wird, was sie alles nicht sind, nicht können, nicht haben, nicht darstellen.

Mir erscheint es wichtig, dass wir uns in den Familien dieser Entwicklung bewusst sind. Unsere Kinder stecken nun mal mittendrin in der Social-Media-Welt. Wir Eltern sollten deshalb zeigen, dass jedes Individuum unterschiedlich ist und dass es gerade diese Unterschiedlichkeiten sind, die uns ausmachen, die wertvoll sind und die das Leben bunt und interessant machen. Und wer genau hinschaut, der findet auch in den sozialen Medien Vorbilder, die genau dies tun: nämlich die künstliche Scheinwelt entlarven und für mehr Realitätsnähe eintreten.

## Kinder in Bewegung

*BEDEUTET DIES, DASS ELTERN DEN ZUGANG ZU DIESEN MEDIEN VERBIETEN SOLLTEN?*

Nein, ich denke, das wäre der völlig falsche Weg. Stattdessen halte ich es für wichtig, dass sich Eltern ebenfalls zumindest in einigen dieser Netzwerke herumtreiben, um zu sehen und zu verstehen, wie das Spiel funktioniert. Ehrliche Gespräche über die geschönten Bilder und verklärten Lebenswirklichkeiten vieler Nutzer bringen mehr als jedes Verbot.

*ELTERN ALS VORBILDER. WIE WICHTIG IST DIESE ORIENTIERUNG FÜR KINDER?*

Ich halte das „Vorbildsein" für die wichtigste Erziehungsform. So, wie ein Bild mehr als 1.000 Worte sagt, sagt eine Tat wahrscheinlich mehr als 10.000 Worte. Kinder lernen enorm viel einfach durch Abgucken. Wir können als Eltern noch so viel reden und erklären – das nützt alles wenig, wenn wir nicht selbst so handeln.

Als meine Kinder klein waren, war z. B. Obst und Gemüse nie ein großes Thema, weil es einfach immer da war. Es hat selbstverständlich zu jedem Essen dazugehört. Mein Mann und ich aßen und essen jeden Morgen Obst im Müsli und zu jeder Hauptmahlzeit Gemüse. Die Kinder haben das einfach nachgemacht. Sie kannten es ja gar nicht anders.

Wenn aber eine Mutter versucht, ihrem sechsjährigen Sohn Brokkoli schmackhaft zu machen, während der Papa Pizza isst, dann wird das nicht funktionieren. Komischerweise klappt es am Zebrastreifen einwandfrei: Niemand würde bei Rot über die Ampel gehen, wenn kleine Kinder am Straßenrand stehen. Jeder weiß, dass er/sie in dieser Situation ein Vorbild sein muss. Am Esstisch sind viele Eltern leider nicht so konsequent.

*WAS MACHEN, WENN MEIN KIND NUN ABER PARTOUT KEINE LUST AUF MEIN VORGELEBTES GESUNDES ESSEN HAT?*

Na ja, es geht ja nicht darum, von morgens bis abends nur supergesundes Zeug zu essen. Eltern, die das vorleben und von ihren Kindern erwarten, dass sie das nachleben, schießen völlig über das Ziel hinaus. Kinder sollen lernen, wie eine ausgewogene Ernährung funktioniert. Und Ausgewogenheit hat nichts mit Perfektion zu tun. Da dürfen ruhig auch mal Süßigkeiten, Pommes oder Chips dabei sein. „Balance" ist das Schlüsselwort.

Wenn die Basis der täglichen Ernährung (sprich: die Hauptmahlzeiten) aus frischen, unverarbeiteten Zutaten besteht, dann richtet ein ungesunder/unvernünftiger Snack zwischendrin ganz sicher keinen Schaden an. Kinder sollen lernen und verstehen, dass man die Pommes-Döner-Box vom Imbiss oder eine Tiefkühlpizza durchaus mal essen kann, dass solche Mahlzeiten aber eben nicht die Regel sind.

Was mir dabei immer wichtig ist: Stilisieren Sie diese Ausnahmemahlzeiten nicht künstlich hoch, nach dem Motto: „Heute gönnen wir uns mal eine richtig leckere Portion Pommes!" Dadurch bekommen besonders kleinere Kinder den Eindruck, Pommes o. Ä. seien die „besseren" Mahlzeiten.

Kinder ändern ihren Geschmack übrigens binnen Tagen, das ist Teil des normalen Entwicklungsprozesses. Was heute noch lecker war, ist morgen vielleicht „bäh" – und umgekehrt! Bleiben Sie gelassen und bieten Sie im Akutfall eine einfache Alternative an (Käsebrot o. Ä.). Geben Sie Ihrem Kind das Gefühl, dass es durchaus das Recht hat, etwas nicht zu mögen. Wer sagen kann, was er nicht mag, kann aber sicher auch sagen, was er mag!

Sprechen Sie über verschiedene Gemüse, Gewürze, Saucen, Käsesorten usw. So lernt Ihr Kind: Es gibt immer eine Alternative, die anders und möglicherweise sehr lecker schmeckt. Denn kein Gemüse ist unersetzlich.

*„DAS ESSEN AUF DEM TELLER MUSS AUFGEGESSEN WERDEN!" WAS HALTEN SIE VON DIESEN UND ÄHNLICHEN SÄTZEN, DIE ELTERN IHREN KINDERN GEGENÜBER ÄUSSERN?*

Ich bin grundsätzlich sehr für kindliches Mitspracherecht am Esstisch. Nehmen Sie Ihre Kinder ernst und lassen Sie sie (aus-)probieren. Ein gesundes Essverhalten muss man lernen, genau wie Schreiben, Rechnen oder Fahrradfahren. Und beim Lernen passieren nun mal Fehler, auch zwei- oder dreimal hintereinander.

Kinder sollten sich z. B. so früh wie möglich selbst den Teller befüllen dürfen. Beim ersten Mal werden sie sich ganz sicher viel zu viel nehmen. Weil sie am Anfang kein Gefühl für Portionen haben. Mit der Zeit und mit ein bisschen liebevoller Unterstützung lernen sie jedoch bald, ihren Hunger und die entsprechende Portionsgröße richtig einzuschätzen.

Ich habe auch oft beobachtet, dass Eltern beleidigt reagieren, wenn der Nachwuchs ein selbstgekochtes Essen verschmähte. Nehmen Sie so etwas bitte nicht persönlich! Ihr Kind macht das nicht, um Sie zu ärgern. Und je mehr Stress Sie deswegen haben, desto schneller lernt ein Kind, wie viel Macht es durch Essensverweigerung ausüben kann. Sollte die Situation öfter auftreten, binden Sie die Kids mehr und häufiger in die Essensplanung und -zubereitung ein. Denn wer mitkocht, ist in aller Regel auch neugierig auf das Ergebnis.

Lassen Sie Ihr Kind umgekehrt stets alles probieren. Streichen Sie den Satz: „Das magst du sowieso nicht", aus Ihrem Repertoire. Neugier am Esstisch ist unendlich wichtig. Denn wer nicht neugierig ist, hat keine Chance, überraschend leckere Dinge zu entdecken.

## Kinder in **Bewegung**

***NEHMEN WIR DEN SOZIOÖKONOMISCHEN HINTERGRUND UND DIE VORBILDFUNKTION DER ELTERN ALS PARAMETER. PROVOKANT GEFRAGT: „DICKE ELTERN – DICKE KINDER?"***

Ganz so einfach ist es nicht, auch wenn man diese Verbindung häufig sieht. Grundsätzlich überschätzen sehr viele Eltern den Energiebedarf ihrer Kinder. Das ist der erste Punkt. Der zweite Punkt ist der familiäre Lebensstil. Dieser ist natürlich entscheidend für die Entwicklung von Kindern. Welche Chance hat ein Kleinkind, dessen Eltern es ständig mit ungesundem Essen füttern und es sogar nachts mit hochkalorischem Brei aus der Flasche ruhig halten?

So einen Fall hatte ich in einer meiner Sendungen. Das Kind bekam nachts so viel Milch und Milchbrei zu trinken, dass sein kompletter Tagesenergiebedarf bereits mit den Nachtmahlzeiten gedeckt war. Wenn dann tagsüber noch Leberwurstbrote, Nutellatoasts und ähnliche kalorienreiche Mahlzeiten hinzukommen, ist Übergewicht die logische Folge.

Diese Kinder haben es in späteren Jahren und auch als Erwachsene enorm schwer, ein normales Gewicht zu erreichen und zu halten. Denn ihr Körper hat von Anfang an sehr viele Fettzellen gebildet. Und Fettzellen, die einmal da sind, wird man leider nicht wieder los. Man kann sie nur durch Disziplin beim Essen leeren. Nichtsdestotrotz ist der Körper aber tendenziell bemüht, die Fettzellen gefüllt zu halten. Und das ist der Grund, warum in solchen Fällen Normalgewicht ein lebenslanger Kampf sein kann.

Insofern halte ich es für enorm wichtig, dass insbesondere übergewichtige Eltern (aber auch alle anderen!) um diese Gefahr wissen. Hier sollte es noch viel mehr Aufklärung geben, gerade in bildungsfernen Bevölkerungsschichten sowie in Kulturkreisen, in denen dicke Kinder als gesunde Kinder gelten.

***INWIEFERN SEHEN SIE AUCH STOFFWECHSELERKRANKUNGEN ODER GENETISCHE DISPOSITIONEN ALS MÖGLICHE URSACHE FÜR ÜBERGEWICHT BEI KINDERN?***

Wenn beide Eltern übergewichtig sind und es auch vor der Schwangerschaft der Mutter schon waren, dann ist das Kind erblich vorbelastet. Das ist leider so. Diese genetische Disposition heißt aber nicht, dass das Kind zwangsläufig auch übergewichtig wird. Diese Situation bedeutet, dass das Kind ein höheres Risiko in sich trägt, Übergewicht zu entwickeln im Vergleich zu Kindern normalgewichtiger Eltern. In solch einer Situation sollten Eltern besonders achtsam mit dem Thema Essen umgehen und ihr eigenes Essverhalten kritisch unter die Lupe nehmen, damit sie ungünstige Gewohnheiten nicht auf die Kinder übertragen.

Ernährung

Tatsächlich gibt es auch einige Stoffwechselerkrankungen, die Übergewicht fördern. An erster Stelle wird hier immer eine Schilddrüsenunterfunktion angeführt. Bei dieser Krankheit wird der Körper nicht ausreichend mit Schilddrüsenhormonen versorgt, was dazu führt, dass zahlreiche Stoffwechselreaktionen langsamer ablaufen. Das wiederum löst bei vielen Menschen eine Gewichtszunahme aus.

In einer meiner Sendungen hatte ich es mit einem 11-jährigen adipösen Mädel zu tun, dessen Arzt einen erhöhten TSH-Wert im Blut gemessen hatte. TSH ist die Abkürzung für thyroideastimulierendes Hormon (Schilddrüse = Glandula thyroidea) und ein hoher TSH-Blutspiegel gilt beim ansonsten gesunden Menschen als Zeichen einer Schilddrüsenunterfunktion.

Bei adipösen Menschen allerdings ist der Stoffwechsel aufgrund der Fettleibigkeit verändert. Fettzellen sind nämlich kein ruhendes Depot! Fettgewebe (vor allem das tief liegende Bauchfett) verhält sich wie ein Organ und produziert unter anderem hormonähnliche Stoffe, die am Ende eines längeren Stoffwechselwegs den TSH-Wert in die Höhe treiben können. Insbesondere bei stark übergewichtigen Kindern ist eine TSH-Erhöhung unter Umständen deshalb nicht die Ursache, sondern die Folge der Fettleibigkeit. Wenn diese Kinder abnehmen, normalisieren sich die TSH-Werte oftmals wieder.

So war es auch bei dem Mädchen in meiner Sendung. Die Überprüfung ihrer Blutwerte am Adipositaszentrum einer Kinderklinik ergab, dass die Erhöhung des TSH-Werts im tolerablen Bereich lag. Unter ärztlicher Aufsicht wurden die Medikamente langsam abgesetzt. Als das Kind die ersten Kilos verloren hatte, ging der TSH-Wert runter.

Die Arme hatte also mehrere Jahre lang völlig umsonst Schilddrüsenmedikamente geschluckt. Und war dadurch vom Regen in die Traufe gekommen. Denn diese Tabletten können bei manchen Menschen eine sogenannte *paradoxe Nebenwirkung* haben, die in diesem Fall sehr ausgeprägt war: sie erhöhen den Hunger auf Kohlenhydrate und Süßes. Und so ist es erklärbar, dass ein Medikament, welches ja eigentlich den Stoffwechsel ankurbelt, trotzdem dazu führt, dass die Betroffenen häufig nicht abnehmen bzw. zum Teil sogar weiter zunehmen.

Sollten Sie ein stark übergewichtiges Kind in der Familie haben, welches aufgrund der Diagnose „Schilddrüsenunterfunktion" Tabletten nehmen soll, so lassen Sie diesen Befund von einem Spezialisten überprüfen, der sich mit Schilddrüsenerkrankungen UND kindlicher Adipositas auskennt. Adressen für entsprechende Therapiezentren finden Sie auf der Seite der **Arbeitsgemeinschaft Adipositas im Kindes- und Jugendalter: https://aga.adipositas-gesellschaft.de/index.php?id=12**

## Kinder in Bewegung

*WAS SIND IHRER MEINUNG NACH DIE HAUPTURSACHEN FÜR BEWEGUNGSMANGEL UND ÜBERGEWICHT BEI KINDERN?*

Die Ursachen von Übergewicht bei Kindern können sehr, sehr vielschichtig sein. Nicht umsonst wird in professionellen Therapieeinrichtungen in interdisziplinären Teams (u. a. mit Psychologen) gearbeitet, damit möglichst nichts übersehen wird. Auch wenn Übergewicht sehr oft ein Problem von zu viel und falschem Essen und zu wenig Bewegung ist, so habe ich die Erfahrung gemacht, dass es fast nie alleine daran liegt. Auch traumatische Erlebnisse, Mobbing, Wut, Einsamkeit oder auch ein geringes Selbstwertgefühl können dazu führen, dass ein Kind plötzlich zunimmt.

Ein Beispiel: Mich hat einmal eine Familie mit einem übergewichtigen 11-jährigen Sohn um Hilfe gebeten. Der Vater hatte auch einen leichten Bauch, die Mutter dagegen war normalgewichtig. In der Familie wurde halbwegs gesund gekocht, trotzdem nahm der Junge immer weiter zu und die Eltern wussten sich nicht mehr zu helfen.

Auch ich war am Anfang nicht sicher, wo ich den Hebel ansetzen sollte. Bis mir auffiel, dass der Junge bei jedem meiner Besuche sehr in sich gekehrt war und irgendwie traurig wirkte. Ganz anders, als man es von einem 11-Jährigen erwarten würde. Im Verlauf vieler Gespräche, zu denen ich schlussendlich auch eine Psychologin hinzuzog, zeigte sich, dass der Junge tatsächlich trauerte. Und zwar um einen Opa, der ihm sehr nahe gewesen war und der kürzlich verstorben war. Für die Eltern war die Situation nicht ganz so offensichtlich, wie sie jetzt hier erscheint, denn sie waren beruflich selbstständig und hatten zudem alle Hände voll mit dem anderen Großelternpaar zu tun, welches pflegebedürftig war. Außerdem war ihr Sohn gut in der Schule, hatte Freunde und ansonsten keine Probleme. Doch der Junge war einsam, traurig und verzweifelt. Vor allem aber wusste er nicht, wohin mit seinen Gefühlen. Er zeigte sie nicht, denn er wollte seinen Eltern nicht zusätzlich zur Last fallen.

In dieser Situation waren die nachmittäglichen Süßigkeitenorgien sein Trost und die Mutter hatte keinerlei Chance, mit vernünftigem Essen dagegen anzusteuern.

Erst nach etlichen Gesprächen und nachdem wir zusammen klare Mama- bzw. Papa-nachmittage für das Kind organisiert hatten, änderte sich die Situation. Durch die Aufmerksamkeit und Zuwendung, die der Junge jetzt von seinen Eltern erfuhr, war er plötzlich in der Lage, das von seiner Mutter mit viel Engagement zubereitete gesunde Essen anzunehmen. Er wurde neugierig und offener. Seine Eltern gaben seiner Trauer Raum, indem sie in der Wohnung viele Erinnerungsinseln für den Opa schufen. Nach wenigen Wochen waren die Süßigkeiten kein Thema mehr und die Pfunde purzelten.

# Ernährung

*EIN NEUER TREND SCHEINT DAS INTUITIVE ESSEN ZU SEIN. WIE IST IHRE EINSCHÄTZUNG ZU DIESER ERNÄHRUNGSFORM, DIE IM GRUNDE GENOMMEN AUSSCHLIESSLICH AUF MENTALER EBENE ANSETZT? INWIEFERN IST DIESER ANSATZ AUCH EMPFEHLENSWERT FÜR KINDER, DIE BEREITS MIT ÜBERGEWICHT UND FEHLERNÄHRUNG ZU KÄMPFEN HABEN?*

Laut den Machern des Programms bedeutet intuitiv zu essen: erst dann essen, wenn man Hunger hat – und mit dem Essen aufhören, wenn das Sättigungsgefühl eintritt. Ohne Verbote, ohne Verzicht. Ich selbst halte grundsätzlich auch nichts von Verboten hinsichtlich bestimmter Lebensmittel. Natürlich finde ich es wünschenswert, so wenig Zucker wie möglich zu essen, das heißt aber nicht, dass Zucker bei mir komplett verboten wäre.

Erst essen, wenn der Hunger kommt, ist in meinen Augen allerdings nicht wirklich intuitiv… Denn die meisten Menschen, die z. B. an einer Bäckerei vorbeilaufen, aus der es herrlich duftet, bekommen intuitiv Lust auf ein Stück Kuchen oder ein frisches Brötchen, auch wenn sie keinen Hunger haben. Hier zu widerstehen (weil man erkannt hat, dass der Kuchen unnötig ist, da man ja keinen Hunger hat), hat in meinen Augen mehr mit Disziplin als mit Intuition zu tun. Umgekehrt können viele Menschen, wenn etwas extrem lecker ist oder die Auswahl besonders reichhaltig (z. B. am Buffet), sehr schlecht aufhören, zu essen, selbst wenn sie bereits satt sind und wissen, dass es jetzt genug wäre. Sie essen intuitiv also eher weiter und müssen sich über die Vernunft stoppen.

Der Ansatz: „Versuche, deine Hunger- und Sättigungssignale zu hören und zu befolgen", ist sicher grundsätzlich ein guter. Ganz kleine Kinder, die ausschließlich (Mutter-)Milch und frische Breie aus natürlichen Zutaten zu essen bekommen, hören tatsächlich auf, zu essen, wenn sie satt sind. Aber in dem Moment, wo industriell hergestellte Nahrungsmittel und Süßigkeiten Einzug in das Leben der Kinder finden, ist es mit dieser Intuition meiner Erfahrung nach vorbei.

Fertiglebensmittel sind zu sehr künstlich darauf getrimmt, dass wir immer mehr und oft zu viel davon essen, als dass wir uns auf unser natürliches Essgefühl verlassen könnten. Diese Produkte überlisten quasi unsere natürliche Hunger-/Sättigungsregulation. Deshalb halte ich die ganzen Fertig- und Convenienceprodukte ja auch für die Pest der heutigen Zeit (ich entschuldige mich an dieser Stelle für den krassen Ausdruck) und propagiere seit Jahren eine Ernährung aus möglichst frischen, selbstgemachten Mahlzeiten ohne künstliche Zusätze, fix-Tütchen und Geschmacksverstärker.

## Kinder in Bewegung

Denn, mal ehrlich: Wer überisst sich an frisch gekochten Salzkartoffeln, an Tomatensalat oder Vollkornbrot mit Käse? Je naturbelassener unsere Ernährung ist, desto weniger verführt sie uns zu unnatürlichen Portionsgrößen und desto weniger Heißhungerattacken haben wir zwischen den Mahlzeiten.

*ELTERN UND IHRE KINDER. WIE LASSEN SICH RITUALE WIE GEMEINSAMES ESSEN ODER GEMEINSAME SPORTLICHE AKTIVITÄTEN IN DEN ALLTAG INTEGRIEREN?*

Mit gutem Willen. Als Erwachsener braucht man sich doch bloß mal an die eigene Kindheit zu erinnern. Fanden wir es nicht alle toll, wenn der Papa uns mit auf eine Klettertour genommen hat oder die Mama kleine Snacks in die Räuberhöhle im Kinderzimmer gebracht hat? Kinder genießen und brauchen diese Aufmerksamkeit der Eltern. Denn durch die Gespräche, die dabei entstehen, erfahren Kinder Orientierung im Leben.

Auch wenn beide Elternteile berufstätig sind, kann man sich um eine gemeinsame Mahlzeit am Tag bemühen. Bei uns war und ist das meist das Abendessen. Wir warten, bis der Papa von der Arbeit zu Hause ist. Dadurch essen wir zwar oft etwas später als andere Familien, aber ich bin überzeugt, dass die gemeinsame Zeit deutlich wertvoller ist, als ein „pünktliches" Abendessen.

Da die meisten Kinder bewegungsfreudig sind, braucht man sie zu sportlichen Aktivitäten in der Regel nicht zu überreden. Hier sind eher die Erwachsenen die Bremser. Auch hier aber ist es wichtig, dass man so früh wie möglich damit anfängt, damit Kinder Sportspiele lernen und als „normal" empfinden.

Manche Eltern halten ihre Kinder ja künstlich ruhig, weil sie das Herumgetobe mitunter nervt. Ein fataler Fehler! Schicken Sie die Kinder in so einer Situation nach draußen und freuen Sie sich, dass Sie fitte und gesunde Kinder haben. Je mehr sich Kinder bewegen, desto besser klappt es übrigens auch mit dem Lernen. Wenn das mal kein Argument ist…

*WELCHE MASSNAHMEN KÖNNEN ZUDEM POLITIK (STICHWORT PRÄVENTION), SCHULEN UND VEREINE INS LEBEN RUFEN, UM DER „EPIDEMIE ÜBERGEWICHT UND BEWEGUNGSMANGEL" HERR ZU WERDEN?*

Ich würde mir wünschen, dass die Themen Ernährung und Verbraucherwissen sowohl in den Grundschulen als auch in den weiterführenden Schulen z. B. im Fach Biologie in Abständen immer wieder auftauchten. Ich halte es für wichtig, dass Kinder lernen, welch großen Einfluss Lebensmittel auf unsere Gesundheit haben. Und wir leben hierzulande

Ernährung

in einem solchen Schlaraffenland, dass viele Menschen im Supermarkt nicht mehr zwischen „gut" und „böse" unterscheiden können. Es wäre schön, wenn wir nachwachsenden Generationen diesbezüglich mehr Wissen mit auf den Lebensweg geben könnten.

Was der oder die Einzelne dann daraus macht, bleibt ja jedem selbst überlassen. Aber es soll niemand sagen können: Das habe ich nicht gewusst. In unseren Schulen wird vieles unterrichtet, was ein Großteil der Schüler im späteren Leben nie wieder braucht. Aber das Thema Gesundheit, welches alle betrifft, klammern wir aus. Das macht für mich keinen Sinn.

Deutschlands Sportvereine haben in der Regel gute Angebote. Und das Preisniveau für Kinder und Jugendliche wird bewusst niedrig gehalten, was sehr löblich ist. Das Einzige, was mich hier mitunter stört, ist, dass in vielen Vereinen das Hauptaugenmerk auf den Leistungsgruppen liegt. Die Breitensportgruppen dagegen laufen so nebenher, haben weniger gute Trainer und bekommen auch weniger Förderung. Das ist schade. Denn gerade die Kinder, die Sport am allernötigsten haben, finden sich ja nicht in den Leistungsgruppen. Und es ist schade um jedes einzelne Kind, das aus einer Sportgruppe oder einem Verein austritt, weil es keinen Spaß mehr hat.

*KINDER SIND UNSERE ZUKUNFT. WIE SEHEN SIE DIE WELT IN 20 JAHREN?*

Ich fürchte, dass die Schere weiter auseinandergehen wird: Es wird mehr junge Menschen geben, die sich (auch getriggert durch die Themen Nachhaltigkeit, Ökologie und Klimaschutz) sehr ernsthaft mit dem Thema ausgewogene Ernährung beschäftigen. Denen es wichtig ist, was sie essen, wo die Lebensmittel herkommen und wie sie erzeugt wurden. Daneben wird es aber auch eine große Gruppe Menschen geben, denen das Thema zu kompliziert und widersprüchlich erscheint und die ihre Essentscheidung rein nach preislichen Gesichtspunkten treffen.

Gleichzeitig müssen wir einsehen, dass wir das Rad der Geschichte nicht zurückdrehen können und werden. „Mutti zurück an den Herd" ist eher unrealistisch. Unsere Gesellschaft wird immer mobiler, das heißt, dass auch das Essen mobiler wird. Zu sehen an der heutigen To-Go-Mentalität und dem Verkauf an Convenienceprodukten. Diese Produkte müssen besser werden! Und zwar schnell.

Wenn unsere Regierung es nicht schafft, die Lebensmittelindustrie in die Pflicht zu nehmen und dafür sorgt, dass ungesunde und hochkalorische Fertiglebensmittel deutlich sichtbar entsprechend gekennzeichnet werden, dann dürfen wir uns nicht wundern, wenn wir die Übergewichtsepidemie nicht in den Griff bekommen.

## Kinder in **Bewegung**

**TIPPS VON ALEXA!**

- Möglichst viel frisch und selbst kochen.
- Möglichst oft gemeinsam essen.
- Kleinkinder nicht überfüttern – wenn ein Kleinkind signalisiert, dass es nicht mehr essen möchte, kein weiteres „Löffelchen" anbieten.
- Größere Kinder bei der Essensplanung, beim Einkaufen und beim Kochen mit einbeziehen.
- Täglich einen Rohkost-Früchte-Teller mit ungesalzenen Nüssen als Zwischenmahlzeit reichen.
- Kein Essen zum Trösten verwenden – wenn ein Kind weint, braucht es jemanden, der es in den Arm nimmt und zuhört, aber keine Schokolade.
- Kein Essen als Belohnung verwenden.
- Keine Süßigkeiten als Deko in der Wohnung benutzen – führen Sie Ihre Kinder (und sich selbst) nicht unnötig in Versuchung.
- Keine süßen Getränke im Alltag, sondern nur zu besonderen Gelegenheiten.
- Mit kleinen Kindern täglich an die frische Luft gehen zum Rennen, Klettern, Toben, Hüpfen, Schaukeln. Größere Kinder für mindestens eine Sportart im Sportverein anmelden.

Dr. Alexa Iwan finden Sie im Netz auf www.goodfood-blog.de. Hier veröffentlicht die Ernährungswissenschaftlerin einfache, alltagstaugliche Rezepte und gibt persönliche Ernährungstipps.

Auf Facebook® und Instagram® können Sie der Expertin folgen unter @dr.alexaiwan.

Ihr Buch *Jede Frau kann schlanker werden – das Anti-Diät-Buch* ist im Goldmann Verlag erschienen. ISBN 978-3-442-17409-6.

## 3.13 Essalltag im Wandel

Eine meiner liebsten Kindheitserinnerungen ist das gemeinsame Sonntagsfrühstück mit meiner Familie. Mein achtjähriges Ich sitzt im Schlafanzug mit zerzaustem Haar am Frühstückstisch. Eine Tasse mit warmem Kakao steht vor mir. Vergnügt beiße ich in meine Brötchenhälfte, baumle mit den Beinen und schaue zufrieden in die Runde. Noch heute ist das Frühstück meine Lieblingsmahlzeit des Tages. Meine Eltern haben stets viel Wert darauf gelegt, dass wir mindestens zwei Mahlzeiten pro Tag gemeinsam als Familie einnehmen. Eine davon war das Frühstück. Natürlich fiel das Frühstück am Wochenende ausgiebiger aus als unter der Woche.

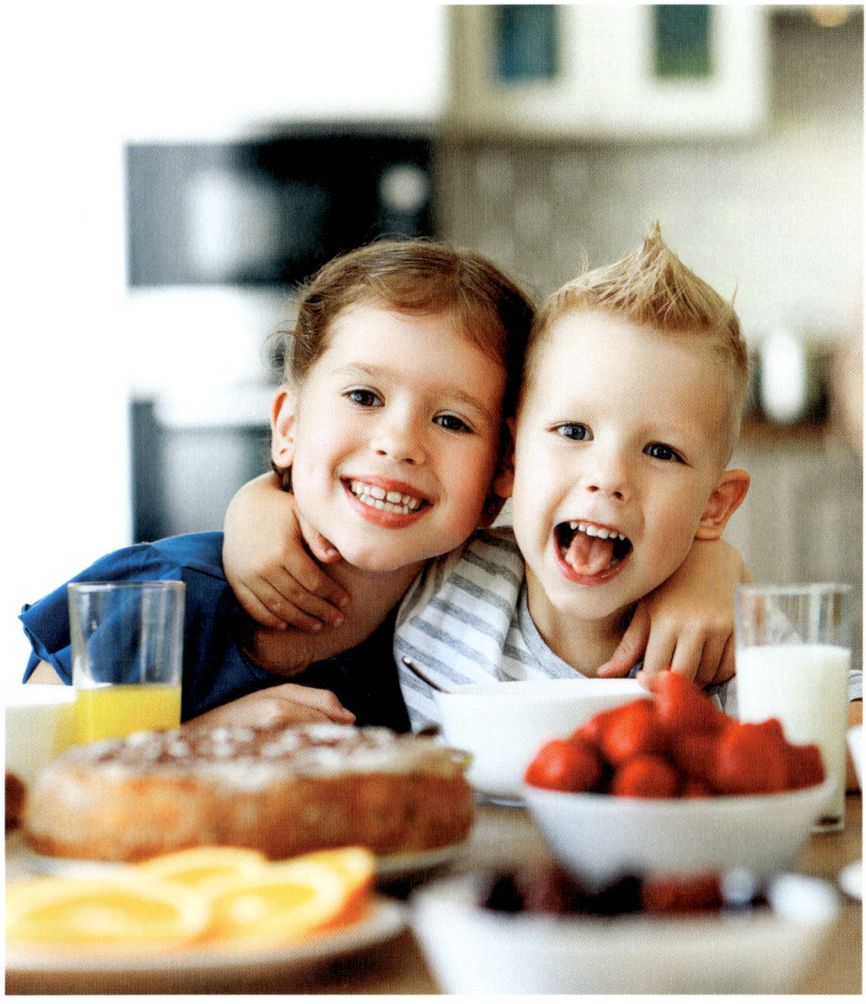

## Kinder in **Bewegung**

In Beratungen stelle ich immer häufiger fest, dass Familienmahlzeiten seltener werden. Der Essalltag von Familien verändert sich. Hektik, Zeitknappheit und Überangebot an Nahrungsmitteln nimmt immer mehr zu. Dadurch verliert der Essalltag an stabiler Struktur. Er folgt keinem festen Rhythmus mehr. Auf Dauer begünstigt diese Entstrukturierung das Entstehen von Ernährungsdefiziten. Die Qualität der Ernährung und das körperliche Aktivitätsniveau sinkt und die Arbeitszeiten steigen. Zudem gibt es unzählige neue Essangebote und Orte (Brunner, 2011).

Für meine Klienten formuliere ich eine ganz klare Essregel: Gegessen wird am Tisch – aber der Schreibtisch ist kein Tisch! Dadurch wird deutlich, was Essen mittlerweile bedeutet. Es ist eine Notwendigkeit, die nebenbei und unterwegs passiert. Nach wie vor hält sich der Trend zum Snacking als Ersatz von Mahlzeiten. Fast die Hälfte der Bevölkerung isst täglich mindestens einmal zwischen den Mahlzeiten. Der Griff in die *Candy-Bar-Schublade* im Schreibtisch, vollgepackt mit kleinen Seelentröstern und Nervenfutter, passiert nahezu unbewusst und unkontrolliert. Insbesondere Jugendliche ersetzen mittlerweile sogar komplette Mahlzeiten durch Snacks!

Die praktische Kochkompetenz nimmt von Generation zu Generation drastisch ab. Wenn gekocht wird, dann sind es vermehrt Convenienceprodukte. Schlüsselmotive für die Auswahl von Nahrungsmitteln sind insbesondere Genuss, Geschmack, Preis und Zeitaufwand. Es muss schnell gehen, schmecken, satt machen und darf dabei nicht zu teuer sein.

Dennoch lässt sich ein Gegentrend feststellen. Für immer mehr Menschen rückt das Gesundheitsmotiv in den Vordergrund und beeinflusst die Lebensmittelwahl. Dabei wird der persönliche Ernährungsstil insbesondere durch den sozioökonomischen Status geprägt. Häufig geht ein höherer Status mit gesünderen Essgewohnheiten einher. Ein höherer Bildungsstand führt in den meisten Fällen zu einem besseren Ernährungswissen und ist verbunden mit finanziellen Möglichkeiten, stärker auf Frische, Regionalität und Biolebensmittel, als auf den Preis zu achten.

Interessanterweise scheint es aber auch einen Zusammenhang zwischen den elterlichen Arbeitszeiten und der Gewichtsentwicklung der Kinder zu geben. Lange Arbeitszeiten von Eltern erhöhen bei ihren Kindern das Risiko, im Vorschulalter an Übergewicht und Adipositas zu leiden. Dieser Zusammenhang wird hauptsächlich bei Familien mit mittlerem und hohem Einkommen beobachtet (Li et al., 2019).

## 3.14 Mahlzeit = Familienzeit

Wir leben in beschleunigten Zeiten. Wir wenden zu wenig Zeit im Leben für die wirklich wichtigen Dinge im Leben auf. Dazu gehören vor allem Familie und Gesundheit. Widmen wir unserer Ernährung zu wenig Zeit, entwickeln sich (gesundheitliche) Folgen, deren Behebung wiederum kostbare Zeit beansprucht. Es lohnt sich als Eltern, in die eigene Ernährung und vor allem in die seiner Kinder zu investieren!

Der Wandel unseres Essalltags ist nämlich insbesondere für Kinder, die das Essen erst noch lernen müssen, nachteilig für ihre Entwicklung. Kinder lernen in ihrem sozialen Umfeld zu essen und die Bedingungen der Esskultur. Plötzlich wird das *"Essen, wenn man hungrig ist"* zu einem *"Essen zu festen Zeiten"*. Wie soll das aber verstanden werden, wenn diese festen Zeiten täglich neu gesetzt werden?

Gemeinsame Mahlzeiten liefern Hinweise, wie sich jedes Familienmitglied gerade fühlt. Für eine gelungene Mahlzeit ist nicht allein das Essen wichtig, sondern die teilnehmenden Personen, die Atmosphäre und vor allem der Genuss. Je mehr aber Mahlzeiten zu Gesundheitsprojekten werden, desto häufiger sind sie Austragungsort für Konflikte. Sind Kalorien, Nährstoffe und Regeln wichtiger als die Menschen, die gemeinsam an der Mahlzeit teilnehmen, verliert das Essen seinen Geselligkeitssinn.

Eine Mahlzeit ist auch nicht die richtige Zeit, um Ihre Kinder zu erziehen. Vielmehr ist sie die Zeit, um Ihre Familie so zu erleben, wie sie is(s)t.

Vor allem die Art und Weise, **WIE** das Essen zubereitet wird, überträgt sich auf die Stimmung in der Familie. Die wichtigste Zutat für ihr Gelingen trägt die Mahlzeit bereits in ihrem Namen: Die **Zeit**, die man zum Einkaufen, Kochen und zum Zusammenkommen zu den Mahlzeiten benötigt, ist eine überaus sinnvolle Investition in Ihre Familie. Jedes Familienmitglied ist wertvoll und trägt zum Gelingen jeder Mahlzeit bei.

Natürlich gehören Konflikte dennoch zum Familienalltag dazu. Es ist aber überaus wichtig, sie sachbezogen und nicht am Esstisch zu bewältigen.

Damit aus dem Esstisch kein Stresstisch wird, sollten Sie mindestens einmal am Tag gemeinsam als Familie eine Mahlzeit einnehmen.

## 3.15 Zu Tisch, bitte…

Planen Sie Mahlzeiten in einem regelmäßigen Rhythmus ein, den Kinder erkennen und für sich abspeichern können. Für Kinder bieten sich im Tagesverlauf beispielsweise drei Hauptmahlzeiten und zwei kleine Zwischenmahlzeiten an.

Kinder über zwei Jahre sollten mindestens vier Mahlzeiten am Tag zu sich nehmen. Studien weisen darauf hin, dass Kinder, die weniger als vier Mahlzeiten pro Tag zu sich nehmen, ein höheres Risiko für die Entwicklung von Übergewicht haben (Hammons & Friese, 2011; Kaisari et al., 2013).

Günstig ist also, wenn sich Mahlzeiten und vollkommen essensfreie Zeiten abwechseln. In diesen zwei- bis dreistündigen Essenspausen sollten Kinder weder Snacks, zuckerhaltige Getränke noch Milch erhalten. Wasser gibt es aber immer zu jeder Zeit.

Essen Sie gemeinsam ohne Ablenkung, mit Zeit und in Ruhe. Machen Sie den Fernseher aus. Hintergrundmusik ist nicht notwendig. Und legen Sie Tablets und Smartphones außer Reichweite. Alle Familienmitglieder sollten sich ausschließlich auf das Essen und das Miteinander fokussieren. Mediale Ablenkungen wirken einer schönen Essatmosphäre entgegen. Durch fehlende Achtsamkeit neigen Kinder wie auch Erwachsene dazu, körpereigene Sättigungssignale zu überhören. Essen mit Ablenkung z. B. durch Fernsehen führt zu einer erhöhten unmittelbaren Nahrungsaufnahme. Ablenkung unterbindet die Wahrnehmung von Lebensmitteleigenschaften, wie Geschmack, Konsistenz und Aussehen, was das Auslösen des Sättigungsgefühls verhindert. Abgelenkt zu essen, stört die Erinnerung an vor Kurzem aufgenommene Nahrung und kann auch darauf folgendes Naschen verstärken.

Kündigen Sie Kindern immer rechtzeitig an, wenn eine Mahlzeit bevorsteht. Dazu können Sie sich eines akustischen Signals, z. B. Gong, Wecker oder Spieluhr, bedienen. Die Kinder wissen dann, dass sie ihr Spiel beenden beziehungsweise unterbrechen müssen, weil das Essen bald fertig ist.

Beginnen Sie die Mahlzeiten ganz eindeutig für Ihr Kind z. B. durch einen Tischspruch: *Einerlei, ob Gemüse, Suppe oder Brei, wichtig ist, du bist dabei. 1, 2, 3, 4, 5, 6, 7, guten Appetit, ihr Lieben.*

Rituale wie Tischsprüche vor dem Essen sind mehr als nur einfache Gewohnheiten. Sie sind wichtige Fixpunkte, die bei Kindern für Sicherheit sorgen.

Nehmen Sie sich für eine Familienmahlzeit ungefähr 20 Minuten Zeit. Für Kinder ist es ein wichtiger Lernprozess, sitzen zu bleiben. Länger als 30 Minuten sollte aber keine Hauptmahlzeit für (Klein-)Kinder dauern.

## Ernährung

Schaffen Sie durch Rituale und ausreichend Zeit eine freundliche Atmosphäre, sodass Ihr Kind Mahlzeiten als positives Erlebnis in sich aufnimmt. Vermeiden Sie strenge Maßregelungen wie: *„Schmatze nicht so"* oder: *„Nimm die Ellbogen vom Tisch. Du sollst anständig essen."* Äußerungen dieser Art senden negative Botschaften und vermitteln den Eindruck: *„Mit dir stimmt etwas nicht!"*

Ermöglichen Sie Ihrem Kind, dass es selbstständig isst. Lassen Sie es aktiv an Mahlzeiten teilnehmen, um es bei Bedarf zu unterstützen. Sobald Ihr Kind selbstständig essen kann, sollten Sie Ihre Aufmerksamkeit bei den Mahlzeiten nicht ungeteilt auf Ihr Kind legen. Denn, wer im Mittelpunkt (unter Beobachtung) steht, ist kein Teil der Gemeinschaft.

Essen zu lernen, heißt natürlich auch, Fertigkeiten im Umgang mit Besteck und Geschirr sowie Trinkgefäßen zu entwickeln. Haben Sie Geduld! Üben, ohne zu kleckern, ist nicht möglich. Um den Umgang mit verschiedenen Besteckteilen zu üben oder gewisse Tischregeln zu erlernen, eignet sich zum Beispiel *Restaurant* zu spielen. Mal sind die Kinder Kellner, mal die Eltern. Spielerisch wird so nicht nur der Umgang mit Besteck, Serviertem und Co. geübt, sondern auch das schöne Eindecken des Tischs oder das Umsorgen der Liebsten.

Gemeinsam essen ist wichtig und stärkt eine Familie. Dazu ist aber die richtige Atmosphäre unheimlich wichtig. Ist beispielsweise die Beziehung zu einem *(neuen)* Erwachsenen gestört, fehlt häufig der Appetit oder Kinder nörgeln am Essen herum – vor allem dann, wenn der *neue* Erwachsene das Gericht zubereitet hat. Kinder können sich nicht durch klare, direkte Worte wehren; sie müssen andere Mittel ergreifen, um zu verdeutlichen, dass sie sich in einer Situation nicht wohlfühlen. Auch zu strenge Tischregeln oder ein intensives Beobachten des Essverhaltens des Kindes fördern ein ungesundes Verhältnis zu Mahlzeiten und Nahrungsmitteln.

Versuchen Sie, klare, persönliche Aussagen am Tisch zu formulieren. Oder mit Interesse und Einbeziehung auf das Verhalten Ihres Kindes am Esstisch zu reagieren. Anstatt Verärgerung darüber auszudrücken, dass eine Speise, die sonst immer gegessen, heute abgelehnt wird, könnten Sie Ihr Kind fragen: *„Ich habe heute etwas verändert. Schmeckst du heraus, was anders ist? Mich würde interessieren, was du davon hältst."*

Wie verhalten Sie sich eigentlich am Esstisch? Kinder lernen das Essen durch Nachahmung und Beobachtungslernen sowie durch Interaktion und Kommunikation mit anderen. Es ist äußerst schwierig, Kindern etwas beizubringen oder zu vermitteln, was in der Gemeinschaft nicht gelebt wird.

Das Vorsetzen großer Essensmengen kann ein Kind leicht überfordern. Bieten Sie Ihrem Kind deshalb, sobald Selbstbedienung möglich ist, zunächst nur eine kleine Portion an. Lassen Sie Ihr Kind sich die Portion eigenständig nehmen. Es kann nachfordern oder

## Kinder in Bewegung

nachnehmen, bis es satt ist. Ihr Kind entscheidet, wie viel es isst. Hilfreich sind separate Schalen, aus denen jeder nimmt, was er will. Damit umgehen Sie den Streitpunkt des *Teller-leer-Essens*. Wichtig ist, Kindern Respekt vor Nahrungsmitteln beizubringen. Durch das eigene Portionieren wird geübt, sich nicht mehr aufzufüllen, als man essen kann.

Kinder möchten erkennen, was sie essen. Daher werden Nahrungsmittel besser angenommen, wenn sie selbst wählen dürfen, was sie auf den Teller legen. Das ästhetische Anrichten von Speisen spielt auch schon für Kleinkinder eine wesentliche Rolle: Zeigen Sie Ihrem Kind, aus welchen Komponenten die Mahlzeit besteht. Lassen Sie ihm Zeit, die Eindrücke in sich aufzunehmen. Sinneseindrücke spielen eine entscheidende Rolle im Prozess des Essenlernens und sind wesentliche Leitplanken für die Herausbildung des Essverhaltens. Ermöglichen Sie es Ihrem Kind, die Unterschiede auf seinem Teller zu sehen, zu riechen, zu schmecken und auch zu fühlen. Schneiden Sie erst dann das Essen klein! Ermutigen Sie Ihr Kind, über seine Geschmackserlebnisse und Esserfahrungen zu sprechen.

Beendet Ihr Kind frühzeitig die Mahlzeit oder will es gar nichts essen, reichen wenige Versuche, es zum Essen zu ermutigen. Bieten Sie keine Extraspeisen an! Die Geschmacksnerven von Kindern müssen erst trainiert werden. Der individuelle Geschmack entfaltet und entwickelt sich in den ersten sieben Lebensjahren. Genau in diese Lebensphase fallen persönliche Erlebnisse, die das Essverhalten zeitlebens regulieren werden.

Ein Kind is(s)t wählerisch, wenn es führungslos über seine Ernährung entscheiden soll oder aber gezwungen wird, Dinge, natürlich die *richtigen* oder *gesunden*, zu essen. Insbesondere Zwang zerstört jeglichen Genuss und nimmt somit die Lust am Thema Ernährung (Dovey et al., 2008).

Machen Sie sich klar: Kinder reagieren mit ihrem Essverhalten auf ihre Eltern. Haben die Eltern ein gestörtes Verhältnis zum Bedürfnis des Kindes nach Essen, werden sie bald eine sich selbsterfüllende Prophezeiung erleben. Das Kind wird mit hoher Wahrscheinlichkeit ein ungesundes oder gar gestörtes Verhältnis zum Thema Essen entwickeln (Shutts, Kinzler & DeJesus, 2013). Isst Ihr Kind kein Gemüse oder Obst, thematisieren Sie es nicht bei jeder Mahlzeit. Akzeptieren Sie dieses Essverhalten einfach über eine gewisse Dauer. Auch, wenn Ihnen das schwerfällt. Vertrauen Sie Ihrem Kind. Es wird sich holen, was es zum gesunden Aufwachsen benötigt.

Setzen Sie Essen keinesfalls als Belohnung, Bestrafung oder Drohung ein! Betrügen Sie Ihr Kind auch nicht. Mischen Sie beispielsweise kein Gemüse unter andere Speisen. Kinder verlieren nicht nur das Vertrauen in ihre Eltern. Sie nutzen ihr Verhältnis zum Essen dann, um ihre Eltern zu provozieren oder zu bestrafen. Ein *wählerisches Kind* ist ein Kind, welches durch das bewusste oder unbewusste Verhalten seiner Eltern dazu gemacht wurde. Das Verhalten der Eltern wirkt sich auf das Kind aus!

Essen ist auch keine Leistung. Loben Sie Ihr Kind daher nicht übermäßig für das, was bzw. wie viel es gegessen hat.

Mahlzeiten stellen definitiv eine Herausforderung für Eltern dar, weil kindliche Lust und Bedürfnisse aufeinanderprallen. Klare Regeln geben Kindern Orientierung und Halt. Liebevoll eingeführte Rituale lassen das Essen zu einem angenehmen Erlebnis werden. Eltern übernehmen im Rahmen der Mahlzeiten nicht nur eine wesentliche Vorbildfunktion, sondern können als *Gastgeber* entscheidend für eine angenehme Atmosphäre am Esstisch sorgen, welche nachhaltig den kindlichen Bezug zum Essen bis ins Erwachsenenalter prägt.

## 3.16 Eltern als Gastgeber

Neulich habe ich in einer Zeitschrift einen interessanten Artikel gelesen: *Der perfekte Gastgeber – Zehn Tipps für Ihr nächstes Dinner mit Freunden.* Die Empfehlungen des Artikels haben mich nachdenklich gemacht.

Wenn wir Freunde zum Essen einladen, ist es immer etwas aufregend und wir geben uns besonders viel Mühe. Natürlich soll es den Gästen schmecken und alle sollen sich rundum wohlfühlen. Damit dies gelingt, wird der Tisch schön gedeckt. Es wird ein besonderes Essen gekocht. Selbstverständlich wird auf Vorlieben und Abneigungen sowie Allergien und Unverträglichkeiten bei der Zubereitung Rücksicht genommen. Und natürlich werden die Speisen appetitlich angerichtet.

Warum sorgen wir uns nicht genauso um das Wohlbefinden unserer Kinder bei jeder Mahlzeit und ermöglichen allen Familienmitgliedern ein angenehmes Esserlebnis? Bitte verstehen Sie mich nicht falsch. Wenn Eltern die Rolle eines Gastgebers für ihre Kinder einnehmen, bedeutet das nicht, ihre *Führungsrolle* in Bezug auf die Ernährung innerhalb der Familie abzugeben. Eltern sind für ein ausgewogenes Nahrungsangebot zuständig. Sie tragen Sorge für die Bedürfnisse Ihrer Kinder.

Selbstverständlich wissen Kinder bereits sehr früh, worauf sie Lust haben. Ihre ernährungsphysiologischen Bedürfnisse kennen sie allerdings nicht. Kinder müssen diese zunächst kennenlernen. Sie müssen außerdem üben, ihre Bedürfnisse so auszudrücken, dass andere diese verstehen und akzeptieren können. Bis dahin regiert die kindliche Lust über ernährungsphysiologische Bedürfnisse.

Die Frage: *„Worauf hast du heute zum Abendessen Lust?"*, überträgt Ihrem Kind die *Führungsrolle*. Dabei hat es eigentlich ein Bedürfnis nach Anleitung durch Sie. Kinder sind kompetent. Aber sie besitzen noch geringe Erfahrungswerte, auf die sie zurückgreifen

## Kinder in Bewegung

können. Beziehen Sie Ihr Kind in Sachen Ernährung ein, anstatt es ernährungswissenschaftlich erziehen zu wollen! Das aktive Einbeziehen – so früh wie möglich – fördert nicht nur das Selbstwertgefühl, Selbstvertrauen und Verantwortungsgefühl Ihres Kindes, sondern auch seine Fähigkeit zur Kooperation.

Nehmen Sie Ihr Kind so früh wie möglich zum Einkaufen mit und erläutern Sie ihm die unterschiedlichen Zutaten. Übertragen Sie Ihrem Kind Aufgaben. Sobald es sicher laufen kann, beziehen Sie es in die Vorbereitungen und die Aufräumarbeiten rund um das Essen mit ein. Kinder lieben es, mit Lebensmitteln zu spielen, diese zu erfühlen, zu schmecken, zu riechen, zu schneiden, zu kneten.

Der Vorteil: Ein Kind, das beim Kochen miteinbezogen wird, akzeptiert die Gerichte deutlich besser. Deshalb gehören auch bereits kleine Kinder in die Küche. Sie dürfen die Salatsoße umrühren, Brote belegen, im Garten Kräuter holen oder im Kochbuch gemeinsam mit Ihnen Bilder anschauen. Kinder sind stolz darauf, wenn sie ihren Eltern helfen dürfen. Nur gemeinsam mit ihren Eltern haben Kinder die Möglichkeit, Dinge unter Erwachsenenbedingungen zu erledigen und gleichzeitig zu erleben, wie ihre Eltern dies tun.

Kinder als Teil der Gemeinschaft möchten wertvolle Mitglieder sein. Dennoch sollte das Helfen beim Einkaufen oder in der Küche keine Pflicht darstellen. Beziehen Sie Ihr Kind mit Berücksichtigung seines Alters und seiner Fähigkeiten so weit ein, wie es Lust dazu hat.

Esserziehung ruft unweigerlich Machtkämpfe hervor. Bestimmt gar die Lust Ihres Kindes ununterbrochen Ihre eigenen Handlungen, erziehen Sie Ihr Kind nicht. Sie beziehen es auch nicht mit ein. Vielmehr übertragen Sie Ihrem Kind die Verantwortung, die Sie selbst eigentlich innehaben. Nämlich für ein abwechslungsreiches, bedarfsgerechtes Nahrungsmittelangebot zu sorgen. Natürlich kann der Gastgeber fragen, worauf die Gäste zum Essen Lust haben. Es besteht aber keine Verpflichtung, sich daran zu halten!

Kinder müssen auch erfahren, nicht immer das zu bekommen, worauf man gerade Lust hat. Natürlich darf sich darüber geärgert werden. Mit Lernprozessen fest verbundene Bestandteile sind nun einmal auch Frustration, Weinen und Wut. Bitte rechtfertigen Sie Ihre Elternentscheidung nicht, indem Sie die Lust Ihres Kindes als falsch benennen. Auch ein Vortrag über gesunde Ernährung ist nicht sinnvoll oder hilfreich. Ein simples: *„Das koche ich nicht"* oder: *„Das gibt es heute nicht"*, reicht vollkommen aus.

Schließlich ist der Gastgeber nicht mit einem Bediensteten zu verwechseln. Die Berücksichtigung persönlicher Vorlieben seiner Gäste zeichnet einen guten Gastgeber aus. Trotzdem stellt er das Menü zusammen und steckt damit den Essrahmen ab. Eine

# Ernährung

gemeinsame Mahlzeit lebt von sozialen Beziehungen. Der Gastgeber trägt die Verantwortung für Umgangston, Stimmung und das gute Miteinander am Tisch.

Diese Anforderung lässt sich ebenfalls auf Mahlzeiten von Eltern mit ihren Kindern übertragen. Eltern schaffen eine angenehme Tischatmosphäre. Ermöglichen Sie es Ihrem Kind, sich vollständig auf das Essen bzw. auf die Mahlzeit zu konzentrieren. Auf keinen Fall sollten Sie Ihr Kind zum Essen überreden oder es übertrieben dazu animieren.

Als Gastgeber legen Sie die Esswerte fest. Sie sollten für sich definieren, was Ihre persönlichen Werte in Bezug auf Nahrungsmittel und gemeinsame Mahlzeiten sind. Dabei ist der Maßstab das, was Sie als Erwachsener vertreten können. Lassen Sie dennoch Diskussion zu – ansonsten nehmen Sie jeder Mahlzeit durch Tadeln und Predigten jegliche positive Stimmung. Damit fördern Sie die Entwicklung negativer Assoziationen in Bezug auf Essen und Mahlzeiten bei Ihrem Kind.

„Man isst, was auf dem Teller liegt."

„Mit Essen spielt man nicht."

„Man spricht nicht mit vollem Mund."

„Man bleibt sitzen, bis alle fertig sind."

„Man bedankt sich für das Essen."

Diese Aussagen bei Tisch drücken Zwang und Hierarchie aus. Sie machen deutlich, dass das Kind mit seinen Eltern nicht gleichberechtigt am Tisch sitzt und führen zu einer Erniedrigung des Kindes. Eine derartige Atmosphäre prägt das eigene Essverhalten und fördert unter Umständen ein gestörtes Verhältnis zum Essen.

- Was wollen Sie als Eltern gern erreichen?
- Was für eine Ess- bzw. Tischkultur ist Ihnen wichtig?

Es gibt keine allgemeingültigen Antworten. Nur individuelle Lösungen für Ihre Familie. Ihr Ziel sollte es sein, dass Ihr Kind die Essenssituation als angenehm empfindet. Alle Mitglieder am Tisch sollten sich gleichermaßen willkommen und wertgeschätzt fühlen. Dafür tragen Sie als Eltern Sorge und Verantwortung und beeinflussen damit das Verhältnis Ihres Kindes zu Nahrungsmitteln und gemeinsamen Mahlzeiten. Übernehmen Sie als elterliche Gastgeber die Führungsrolle für die Ernährung innerhalb Ihrer Familie. Schaffen Sie einen angenehmen und wertschätzenden Essrahmen, beziehen Sie Ihr Kind mit ein und lassen Sie die elterlichen und kindlichen Sichtweisen einander angleichen.

## 3.17 Süße Seelentröster

Gibt es einen von Eltern noch stärker verhassten Bereich im Supermarkt als die *Quengelzone*? Ich vermute nicht! Hier findet sich auf wenigen Quadratmetern alles, was das Kinderherz höher schlagen lässt. In bunten Farben hängen all die verbotenen „Früchte" auf praktischer Kinderhand-Greifhöhe. Es verwundert nicht, dass gerade die Quengelzone Austragungsort elterlicher Vorträge über gesunde Kinderernährung ist. Denn hier prallen Lust und physiologische Bedürfnisse der Kinder intensiv aufeinander.

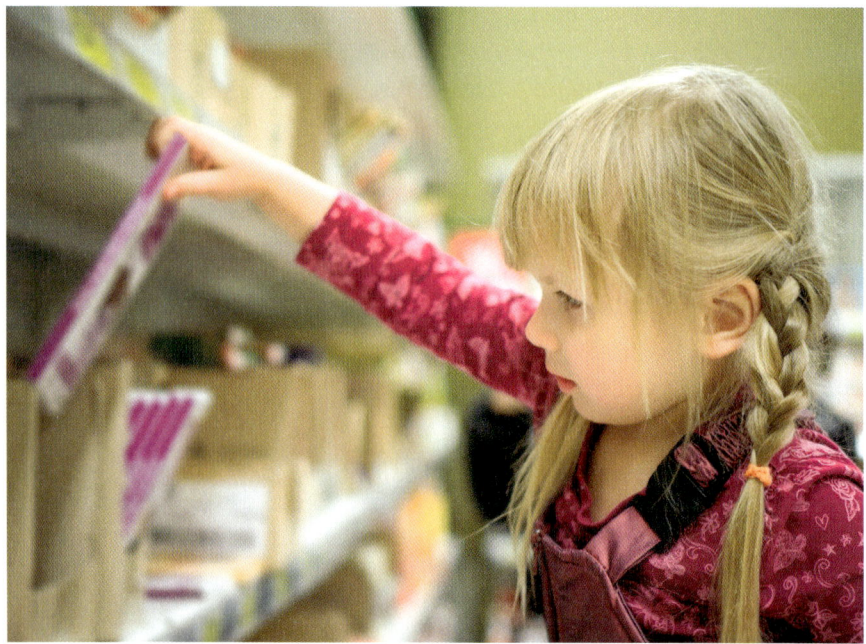

„Es gibt jetzt kein Überraschungsei. Das ist ungesund. Der viele Zucker macht deine Zähne kaputt. Dir fallen dann alle Zähne aus", redete eine Mutter beim letzten Einkauf ihrem Sohn ins Gewissen. Der schaute seine Mutter wissend an und antwortete: *„Stimmt ja gar nicht. Das schmeckt voll lecker. Und an Simons Geburtstag habe ich sogar fünf gegessen und mir ist kein einziger Zahn rausgefallen!"*

Unser Verhalten wird stark durch zeitnahe Konsequenzen bestimmt. Insbesondere der Verzehr von Nahrungsmitteln bietet eine sofortige positive Wirkung. Nicht umsonst gilt Schokolade auch als *Seelentröster*. Sie hebt die Stimmung. Und tatsächlich: Der enthaltene Zucker kurbelt die Produktion des körpereigenen Glückshormons Serotonin im Gehirn an. Schokolade macht glücklich – und sie schmeckt! Das lernen bereits Kleinkinder.

Doch der Verzehr eines Schokoriegels führt nicht sofort zu Karies oder Übergewicht. Auch diese Erkenntnis erlangen Kinder schnell.

Nahrungsaufnahme, insbesondere zucker- und fetthaltiger Lebensmittel, führt zur Freisetzung von Glückshormonen, deren Ausmaß mit der Freude am Essen in Beziehung steht. Eltern fördern häufig diese Verbindung, da Kinder oftmals *süße Seelenpflaster* als Ablenkung, zum Trost oder zur Belohnung erhalten. Und das von klein auf. Das Problem besteht bei einem dauerhaft verfügbaren Nahrungsangebot in einem Anstieg der Belohnungsschwelle. Durch den Anstieg der Belohnungsschwelle erfolgt eine Abnahme der Empfindlichkeit für belohnende Reize. Das heißt nichts anderes, als dass Sie immer mehr essen müssen, um die gleichen belohnenden Effekte zu erzielen (= suchtartiges Essverhalten).

Bei übergewichtigen Menschen ist die Belohnungsschwelle im Vergleich zu normalgewichtigen Personen häufig vermindert: Sie müssen grundsätzlich schon mehr essen, um denselben belohnenden Effekt auszulösen (Hauck & Ellrott, 2017). Suchtartiges Essverhalten entsteht also bei ungehindertem Zugang zu einem wohlschmeckenden, hochkalorischen Ernährungsangebot, welches insbesondere zur emotionalen Bedürfnisbefriedigung und als Bewältigungsstrategie für emotionale Situationen dient. Im Strudel dieser Suchtspirale machen sich spätestens auch dann gesundheitliche Beschwerden bemerkbar. Das ist allerdings ein jahrelanger Prozess.

Für Kinder ist das elterliche Prinzip des Belohnungsaufschubs daher nicht nachvollziehbar, da ihnen ein unüberschaubarer, scheinbar unendlich langer Zeitraum für das Entstehen negativer Konsequenzen aufgezeigt wird. Insofern ist eine Ernährungserziehung, die auf der Vermeidung negativer Konsequenzen in ferner Zukunft, z. B. *nicht zu dick zu werden* basiert, nicht erfolgreich und vor allem kaum wirkungsvoll! Aber auch elterliche Verbote fördern eher das Gegenteil: Eine extreme Verknappung von schmackhaften Nahrungsmitteln löst ein besonders starkes Verlangen nach ihnen aus. Verbotene Früchte schmecken eben am besten!

Bereits Kleinkinder leben in einem offenen System. Sie haben Kontakt mit verschiedenen Bezugspersonen und unterliegen diversen Einflüssen auch außerhalb der Familie. Je älter sie werden, desto größer wird dieser externe Einfluss auf sie. Ein beschränkter Umgang mit genussbetonten Nahrungsmitteln in einem offenen System kann genau zu gegenteiligen Effekten führen. Daher sollten Eltern möglichst die von ihnen akzeptierte, häusliche Esskultur mit dem sozialen Leben außerhalb der eigenen vier Wände ausbalancieren.

Kinder müssen die Gelegenheit haben, Süßes zu essen. Dennoch sollten Süßigkeiten nicht unbegrenzt für sie verfügbar sein. Lassen Sie keine Süßigkeiten offen herumstehen.

## Kinder in **Bewegung**

So naschen weder Ihre Kinder noch Sie selbst aus Langeweile oder Gedankenlosigkeit. Eine gute Möglichkeit für Ihr Kind, den Umgang mit Süßigkeiten zu üben, stellt das Einführen einer persönlichen Naschbox dar. Womit die Naschbox befüllt wird, darf Ihr Kind selbst aussuchen.

Am Ende sollten sieben Portionen Süßes in der Box liegen – die Wochenration. Süßigkeiten außerhalb der Naschbox gibt es die Woche über nicht! Zu Beginn wird es Ihrem Kind vielleicht schwerfallen, nicht alle in der Box befindlichen Süßigkeiten auf einmal zu essen. Es ist absolut in Ordnung, wenn es zunächst alle Leckereien an einem Tag verspeist. Wichtig ist, zu erklären, weshalb es keinen Nachschub für die Box geben wird und vor allem, dass Sie trotz möglicher Wutanfälle Ihres Kindes konsequent bleiben. Nur so hat Ihr Kind die Möglichkeit, Selbstregulation zu üben und das Einteilen von Süßigkeiten über einen definierten Zeitraum zu erlernen.

Auch zu diesem Lernprozess gehört ein gewisses Maß an Frustration. Für Wut und Enttäuschung sollten Sie Verständnis zeigen. Sprechen Sie mit Ihrem Kind über seine Gefühle und erläutern Sie den Sinn der Naschbox. Verzichten Sie dabei auf Vorträge über gesunde Ernährung oder die Einteilung in *erlaubte* und *verbotene* Lebensmittel. Auch das Aufzeigen zukünftiger gesundheitlicher Folgen durch den Verzehr von *zu viel* Süßem sollte nicht als Begründung für die Naschbox dienen. Besser ist es, den achtsamen und genüsslichen Verzehr von Süßigkeiten in den Vordergrund zu stellen.

Vermeiden Sie es aber, riesige Vorräte an Süßigkeiten anzulegen. Denn, was nicht im Haus ist, kann auch nicht gegessen werden. Binden Sie dazu Ihr gesamtes Bezugsumfeld ein: Alle sollten Ihre häuslichen Regeln zum Umgang mit Süßigkeiten kennen und sich vor allem daran halten. Liebe und Zuneigung lassen sich auch anders ausdrücken als durch das Schenken von Naschzeug.

Benutzen Sie Süßigkeiten niemals als Belohnung, Druckmittel oder Strafe. So erhält „Süßkram" keinen übermäßigen Gefühlswert. Sie bleiben einfach leckere Nahrungsmittel, die so besonders sind, dass es sie nicht immer zu jeder Mahlzeit geben kann. Und wenn man sie isst, dann mit viel Achtsamkeit und Genuss!

Sofern möglich, sollte nur einmal am Tag – bestenfalls zu einer Mahlzeit – genascht werden. Ritualisieren Sie Abläufe: Auch das Zähneputzen nach dem Verzehr von Süßigkeiten gehört dazu! Nach dem abendlichen Zähneputzen sollte grundsätzlich nichts mehr gegessen werden. Auch süße Getränke zur Nacht sind tabu!

Besonders wichtig ist es, dass Sie sich selbst an die Ihrem Kind auferlegten Regeln halten – wer ständig nascht, kann kein Vorbild sein.

## 3.18 Geschmack als Leitmotiv

Insbesondere im Umgang mit dem Verzehr von Süßigkeiten wird gern das elterliche Argument *ungesund* für das Verzehrverbot bestimmter Nahrungsmittel benutzt. Umgekehrt wird mit dem Attribut *gesund* für den Verzehr zum Beispiel von Obst und Gemüse geworben.

Kinder lernen schnell, dass besonders die Nahrungsmittel als *gesund* gelten, die nicht besonders gut schmecken. Dass ein Nahrungsmittel *gesund* ist, wird ihnen von Bezugspersonen vorgeschrieben und von Kindern mit Bevormundung assoziiert. Dadurch gehen positive Verzehranreize schnell verloren.

Bereits Kleinkinder kennen sehr genau die Unterteilung *gesund* und *ungesund* und können diese selbstständig an Nahrungsmitteln vornehmen. Trotz dieses Wissens und Könnens sieht ihre Einteilung in die Kategorien *mag ich* und *mag ich nicht* vollkommen gegenteilig aus. Das Gesundheitswissen in Bezug auf Nahrungsmittel beeinflusst Kinder häufig in die andere Richtung.

Die elterliche Einteilung in *gesunde* und *ungesunde* Lebensmittel wirkt folglich eher kontraproduktiv. Besser als das Gesundheitsmotiv ist das Motiv *Geschmack* für das Einladen zum Verzehr eines Nahrungsmittels geeignet: *„Mhhmm! Der Brokkoli schmeckt richtig lecker, probiere mal!"*

Ziel sollte es sein, Kindern zu vermitteln, dass es leckerer – und schließlich gesünder – ist, möglichst unverarbeitete Produkte zu verwenden. Zeigen Sie Ihrem Kind, woher das Essen kommt, wie es gemacht wird. Der Verzehr von qualitativ hochwertigen Nahrungsmitteln gibt eine sinnvolle Rückmeldung des Körpers, auf die man hören sollte.

Es ist Ihre Aufgabe als Eltern, Leitmotive und Werte in Bezug auf Ihre häusliche Esskultur zu formulieren. Aber das vor allem so, dass deren tägliche Umsetzung unter Berücksichtigung der Einflussfaktoren außerhalb des eigenen Esstischs für alle Familienmitglieder realistisch ist.

## 3.19 Leben im Schlaraffenland – zwischen Smartphone, Snacks und (zu wenig) Sport

Mehr als 700 Faktoren beeinflussen unser Körpergewicht. Wahnsinn – oder?! Die Ursachen für Adipositas und Übergewicht sind sehr komplex und können nicht nur auf individuelles Verhalten zurückgeführt werden. Adipositas kann beispielsweise auch genetisch bedingt sein. Die Genetik verhindert allerdings nicht grundsätzlich die Wirkung von Lebensstilveränderungen. Sie kann aber das Abnehmen erschweren. Noch schwieriger wird die Gewichtsreduktion, wenn man in einer adipositasfördernden Umgebung lebt.

Heutzutage wachsen Kinder immer stärker in eine sogenannte *adipogene Umwelt* hinein. Die vorherrschenden Lebensbedingungen unserer Wohlstands- und Konsumgesellschaft sind demzufolge geprägt durch:

- ein übermäßiges Angebot und eine immense Vielfalt energiedichter Nahrungsmittel;
- eine zunehmende Werbetätigkeit für energiereiche Nahrungsmittel;
- den Verkauf von Süßigkeiten und zuckerhaltigen Getränken in der Schule;
- den Verzehr von „Kinderlebensmitteln", Fertiggerichten und Fast-Food-Produkten;
- die Reduktion von körperlicher Aktivität im täglichen Leben;
- die Zunahme der Zeit vor einem Bildschirm;
- sowie eingeschränkte Möglichkeiten zum Spielen im Freien.

All diese Bedingungen fördern das Entstehen von Übergewicht und Adipositas bereits im Kindesalter. Dabei wachsen Kinder in keine vorbereiteten Lebenskonzepte mehr hinein. Vielmehr müssen sie sich ihren Weg in einem Urwald aus zahllosen Wahlmöglichkeiten selbst suchen. Der jeweilige Ess- und Konsumstil ist dabei eng mit dem persönlichen Lebensstil verknüpft. In der gewählten (oder erzwungenen) Essweise des Einzelnen spiegeln sich stets auch die gesellschaftlichen Verhältnisse wider.

Ein ausreichendes Nahrungsangebot ist kein Garant für eine bedarfsgerechte Versorgung von Kindern und Jugendlichen. Die Ernährungsberichte der vergangenen Jahre weisen darauf hin, dass im Allgemeinen zu viel, zu fett, zu süß und zu salzig gegessen wird – trotz des steigenden Ernährungswissens in der Bevölkerung (DGE, 2016). *„Ernährung findet im Kopf statt, Essen im Bauch"*: Durch ein größeres Ernährungswissen wird sich der praktizierte Essalltag allein nicht ändern!

Ernährung

Essen ist vor allem eine soziokulturelle Handlung. Insbesondere Kinder und Jugendliche werden heutzutage durch sich wechselseitig beeinflussende Realität und Virtualität sozialisiert. Allgegenwärtige Medien schaffen eine irreale Welt. Die in ihr vermittelten Lebens- und Essstile sind genauso unrealistisch wie das vorherrschende gesellschaftliche Schönheitsideal.

Die Nahrungsmittelindustrie umwirbt Kinder in ihrem Familienhaushalt als wichtigen Teil der heutigen Konsumgesellschaft. Gesundheitliche Folgen des vermittelten Essverhaltens werden dabei ausgeblendet. Neben Werbespots hat das Essensangebot zu Hause sowie das Essverhalten von Bezugspersonen bzw. Freunden den stärksten Einfluss auf das Essverhalten von Kindern.

Kinder müssen als Essende ernst genommen werden. Dazu sollte ihr Umgang mit Esssituationen unter den gegebenen Bedingungen akzeptiert werden. Gleichzeitig sollte ihr Umfeld sie aber dazu befähigen, in den sich stetig verändernden Lebenssituationen solche Essentscheidungen treffen zu können, die zu einer langfristigen Gesundheit beitragen. Dafür wird der Grundstein am elterlichen Esstisch gelegt.

## 3.20  Mahlzeit = medienfreie Zeit

Hand aufs Herz: Wann haben Sie das letzte Mal eine Mahlzeit ohne Ablenkung eingenommen? Ohne laufenden Fernseher, ohne ein Smartphone neben sich liegen zu haben oder ohne Zeitung zu lesen? Heutzutage gehören Nebenbeschäftigungen während des Essens zu unserem Essalltag. In den meisten Familien wird zum Essen auch das Fernsehprogramm serviert. Selbstverständlich beeinflusst Fernsehen auch unser Essverhalten. Vorrangig durch das Werbeprogramm, aber letztlich auch über die im restlichen Programm dargestellten Ernährungs- und Konsumstile.

Nahrungsmittel sind die mit Abstand am häufigsten beworbenen Produkte in der an Kinder gerichteten Fernsehwerbung. Mehr als 12.000 Werbespots sieht ein Kind im Jahr, wenn es durchschnittlich 90 Minuten am Tag vor dem Fernseher verbringt. Davon macht die Werbung für Lebensmittel und Getränke rund ein Fünftel aus. Bereits im Grundschulalter erkennen Kinder 700 Marken!

Bis zum vierten Lebensjahr können Kinder noch nicht zwischen Werbung und eigentlichem Programm unterscheiden. Dass Werbung sie zu etwas überreden möchte, verstehen Kinder nicht bis zu ihrem achten Lebensjahr. Erst mit 11 Jahren können sie Werbeinhalte kritisch hinterfragen. Bis dahin sind Markenbindungen entstanden und Geschmack und Essverhalten entscheidend geprägt worden. Dass Kinder im Alter zwischen neun und 11 nach einschlägigen Werbespots für Nahrungsmittel etwa zweimal

## Kinder in Bewegung

so viele Süßigkeiten und Snacks aßen als nach einer Vergleichswerbung, konnte eine britische Studie zeigen (Gaster, 2012).

Nahe liegend ist: Je mehr Fernsehwerbung geschaut wird, desto häufiger sind Kinder und Jugendliche übergewichtig oder adipös.

Bildschirmmedien beeinflussen aber nicht nur unser Essverhalten. Sie sorgen auch für eine Entfremdung zwischen Eltern und Kindern sowie für eine Verminderung sozialer Fähigkeiten und sozialer Beziehungen! Daher ist es vor allem wichtig, den Konsum von Bildschirmmedien (PC, Tablet, Spielekonsolen, Handy etc.) zeitlich zu begrenzen und Kindern zu zeigen, welche Freude es macht, mit allen Sinnen die reale Welt und das reale Miteinander zu erleben.

Begleiten Sie Ihre Kinder altersgerecht in die Medienwelten hinein. Wie auch beim Essenlernen gilt: Sie sind Vorbild für Ihr Kind, es wird Sie nachahmen. Verwenden Sie deshalb selbst technische Geräte zielorientiert und nicht aus Langeweile. Essen Sie ohne Bildschirmmedien und nutzen Sie Bildschirmmedien, ohne zu essen.

Setzen Sie Bildschirmmedien niemals zur Belohnung, Bestrafung oder Beruhigung ein. Vermeiden Sie Bildschirmmedien bei unter Dreijährigen. Sorgen Sie stattdessen in der Freizeit für mehr Bewegungszeit.

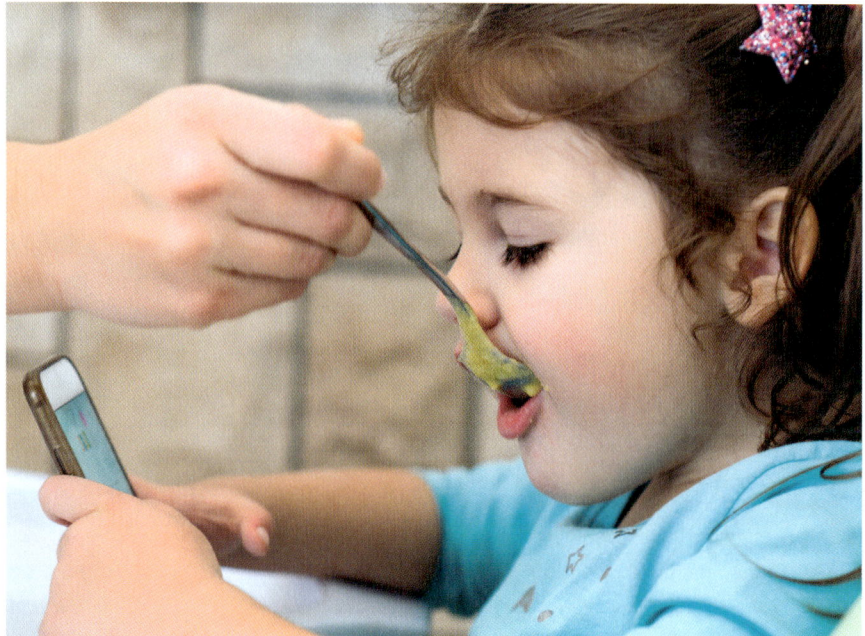

*Schlechtes Beispiel*

Wählen Sie altersgerechte Fernsehsendungen aus. Und überlassen Sie die Fernbedienung nicht Ihren Kindern. Nutzen Sie den Werbeblock als Pause – schalten Sie den Ton aus!

Erlauben Sie sich und Ihrem Kind, auch unerreichbar zu sein. Dazu sollten Sie Kommunikation ohne elektronische Geräte unterstützen (Becker & Heuckmann, 2019).

Vereinbaren Sie mit Ihrem Kind feste Regeln, wie lange es täglich vor einem Bildschirm Zeit verbringen darf. Solche Regeln sind nötig, aber Sie sollten auch Ausnahmen einplanen. Umgekehrt sollte es auch immer wieder *medienfreie Tage* geben, an denen Sie gemeinsam mit Ihrem Kind etwas unternehmen, einen Ausflug machen, nach draußen gehen und sich mit der ganzen Familie sportlich betätigen. Mahlzeiten sollten grundsätzlich medienfreie Zeiten sein.

## 3.21 Was auf den Teller gehört

Die Auswahl der *richtigen Lebensmittel* für ihre Kinder kann für Eltern zu einem herausfordernden Problem werden. Ihr Bestreben danach, das zu tun, was für Ihr Kind das Gesündeste ist, wetteifert mit dem Druck der Gesellschaft, Kosten und Verfügbarkeit von Lebensmitteln.

Und was sind überhaupt die *richtigen Lebensmittel*? Was macht eine gute, gesunde Kinderernährung aus?

Zunächst sollten Sie hinterfragen, welche Produkte tatsächlich *Mittel zum Leben* sind. Solche Produkte sollten die Basis Ihrer Ernährung und derjenigen Ihrer Kinder darstellen. Echte Lebensmittel sind wenig bis gar nicht industriell verarbeitet. Sollten sie ein Zutatenverzeichnis tragen, ist dieses sehr kurz. Mehr als fünf Zutaten sollten nicht im Produkt enthalten sein. Andernfalls ist es kein *Mittel zum Leben*. Echte Lebensmittel sind außerdem frei von künstlichen Geschmacks-, Süß-, Farb- und Aromastoffen.

Eine ausgewogene Kinderernährung sollte durch den reichlichen Verzehr von ungesüßten/zuckerfreien Getränken und pflanzlichen Nahrungsmitteln gekennzeichnet sein. Tierische Produkte werden nur mäßig verzehrt und sind von guter Qualität. Nahrungsmittel, die reich an Zucker, Salz und/oder gesättigten Fettsäuren sind, sollten nur selten auf dem Speiseplan stehen.

Die gelebte Praxis sieht leider häufig anders aus. Der Essalltag von Kindern ist oftmals durch einen hohen Verzehr von stark prozessierter Industrienahrung (Convenienceprodukte) geprägt. Ein deutsches Kind isst durchschnittlich rund 50 kg Süßwaren pro Jahr. Dazu trinkt es 23 l Softdrinks. Das macht einen durchschnittlichen täglichen Zucker-

## Kinder in **Bewegung**

konsum von 114 g. Das sind 38 Stück(!) Würfelzucker an jedem Tag (Grimm, 2017). Fast jedes fünfte Schulkind nimmt außerdem regelmäßig Energydrinks zu sich, die zusätzlich zum Zucker noch weitere aufputschende Zutaten liefern (Präventionsradar, 2019).

Insbesondere die speziell vermarkteten *Kinderlebensmittel* sind wahre Zuckerbomben. Das bringt nicht nur das Belohnungszentrum im Gehirn zum Leuchten. Auch eine Gewichtszunahme kann die Folge sein.

Zucker setzt sich aus zwei Bausteinen zusammen: Glukose (Traubenzucker) und Fruktose (Fruchtzucker). Nach dem Verzehr von kohlenhydrat- und zuckerhaltigen Nahrungsmitteln gelangt Glukose in den Blutkreislauf und führt zu erhöhten Blutzuckerspiegeln. Als Folge schüttet die Bauchspeicheldrüse Insulin aus. Insulin wirkt als eine Art Schlüssel: Es öffnet die Körperzellen für den Zucker aus dem Blut, damit daraus Energie gewonnen werden kann.

Sind aber die Leber- und Muskelzellen als Energiespeicherorte noch gut gefüllt, wird die Glukose in Fett umgewandelt und als Langzeitenergie in den Fettzellen gespeichert. Als Reserve für schlechte Zeiten. Je mehr Zucker, desto mehr Glukose, desto mehr Fett.

Zudem blockiert Insulin das Sättigungshormon Leptin. Nicht ohne Grund wird Insulin auch als *Masthormon* bezeichnet. Des Weiteren hat Insulin auch Auswirkungen auf die Geschlechtshormone. So konnte festgestellt werden, dass bei Mädchen, die täglich mehr als 1,5 Portionen süße Softdrinks tranken, die Pubertät durchschnittlich 2,7 Monate früher eintrat.

Der zweite Bestandteil, Fruktose, wird in der Leber verstoffwechselt. Bei übermäßigem Konsum führt Fruktose zum Krankheitsbild der sogenannten *nicht alkoholischen Fettleber*. Tatsächlich tritt diese Erkrankung immer öfter im Kindes- und Jugendalter auf. Denn Fruktose wird mittlerweile häufig als Süßungsmittel in Nahrungsmitteln eingesetzt. Fruktose findet z. B. in den besonders bei Kindern beliebten Smoothies oder Quetschies als süßende Zutat Anwendung.

Was passiert im Körper eines Kindes, wenn über einen bestimmten Zeitraum auf Zucker verzichtet wird? Diese Frage untersuchten kalifornische Wissenschaftler bei 41 adipösen Kindern und Jugendlichen im Alter zwischen neun und 19 Jahren, die täglich mehr als 50 g Zucker in Form von Fruktose zu sich nahmen. Die Kinder aßen über neun Tage lang Mahlzeiten mit dem gleichen Gehalt an Kalorien und Nährstoffen wie zuvor. Allerdings enthielt die Nahrung Stärke anstatt Fruktose.

Das Ergebnis am 10. Tag war eindeutig: Die Werte an Leberfett sanken von 7,8 % auf 3,8 %. Auch das Bauchfett nahm ab. Das Körpergewicht reduzierte sich durchschnittlich um 0,9 kg. Und das bereits nach nur neun Tagen (Schwarz et al., 2017)!

Vor allem Obst, das von Natur aus ebenfalls Fruktose enthält, sollte immer in seiner natürlichen Form, also als ganze Frucht, verzehrt werden. Ein industriell gefertigter Smoothie enthält neben der vielfachen Menge an Fruktose kaum Ballaststoffe im Vergleich zum Obst. Gerade die Ballaststoffe sorgen aber für ein einsetzendes Sättigungsgefühl.

Eine ausgewogene, gesunde Kinderernährung sollte die Qualität von Nahrungsmitteln in den Fokus stellen. Dabei spielen Geschmack und Genuss eine wichtige Rolle. Ebenso wie der Nachhaltigkeitsgedanke. Spezielle Produkte für Kinder sind nicht notwendig.

## 3.22 Getränke

Empfehlenswerte Getränke sind Mineralwasser mit wenig oder ohne Kohlensäure (stilles Wasser) sowie ungesüßte Kräuter- und Früchtetees.

Wenn Fruchtsaft getrunken wird, dann bitte verdünnt mit Wasser, z. B. Apfelsaft mit Wasser im Verhältnis 1:2 oder 1:1.

Fruchtnektar (25-50 % Saft), Fruchtsaftgetränke (6-30 % Saft) und Limonaden (bis 0 % Saft) sind keine empfehlenswerten Getränke. Sie enthalten nur geringe Teile Saft. Dafür viel zahnschädigende Zitronensäure als geschmacklichen Gegenpol zum zugesetzten Zucker (bis 24 Stück Würfelzucker pro Liter). Außerdem sind solchen Getränken häufig noch Farb- und Aromastoffe zugesetzt.

Auch Koffein hat in der Kinderernährung nichts zu suchen. Deshalb sind Kaffee, schwarzer und grüner Tee (auch fruchtig aromatisierte Sorten) ebenso wie Eistee und koffeinhaltige Limonaden tabu. Energydrinks sind ebenfalls koffeinhaltige Erfrischungsgetränke. Für den *Energiekick* sorgen Zucker und Koffein. Darüber hinaus werden oft weitere Stoffe wie Glukuronolakton, Inosit und Taurin eingesetzt.

Kinder und Jugendliche lieben diese Getränke. Die Süße überdeckt den bitteren Geschmack des Koffeins. Somit besteht die Gefahr, dosenweise zuzulangen. Der Verkauf von Energydrinks ist in Deutschland bislang ohne Altersbeschränkung erlaubt. Energydrinks dürfen maximal 320 mg Koffein pro Liter enthalten.

Auch für andere Zutaten gelten Höchstgehalte. Beträgt der Koffeingehalt mehr als 150 mg pro Liter, müssen Getränke den Hinweis tragen: *Erhöhter Koffeingehalt. Für Kinder und schwangere oder stillende Frauen nicht empfohlen.* In Klammern muss der Koffeingehalt in Milligramm pro 100 ml angegeben werden. Eine Dose mit 250 ml enthält 80 mg Koffein, so viel wie eine Tasse Kaffee.

• Kinder in **Bewegung**

Die Verbraucherzentrale erklärt, weshalb vor allem für Kinder und Jugendliche ein gesundheitliches Risiko besteht, wenn sie mehr als 3 mg Koffein pro kg Körpergewicht pro Tag aufnehmen: „Diese Menge erreicht ein 13-jähriger Junge mit einem Körpergewicht von circa 54 kg mit 0,5 l (zwei Dosen) Energydrink." Zu den unerwünschten Wirkungen von Energydrinks gehören unter anderem:

- Nervosität,
- Schlaflosigkeit,
- Übelkeit,
- Kopfschmerzen,
- Schweißausbrüche,
- Bluthochdruck,
- Herzrasen,
- Wahrnehmungsstörungen,
- Herz-Rhythmus-Störungen und
- Kreislaufkollaps.

Kinder unter 14 Jahre sollten überhaupt keine koffeinhaltigen Getränke konsumieren; bis 18 Jahre nur solche mit einem Koffeingehalt von maximal 150 mg pro Liter (Verbraucherzentrale, 2017).

## 3.23 Obst und Gemüse

Obst und Gemüse können Kinder essen, so viel sie mögen. Sie sollten zu jeder Mahlzeit angeboten werden! Als Richtwerte dienen zwei Portionen Obst sowie drei Portionen Gemüse pro Tag, möglichst roh und gut gereinigt. Eine Portion Obst entspricht einer halben Tasse gekochtem Obst, einer halben Tasse Fruchtsaft, einer Vierteltasse Trockenobst oder einem Stück Obst. Eine Portion Gemüse entspricht einer halben Tasse gekochtes oder einer Tasse rohes Gemüse.

Rohes, in mundgerechte Stücke geschnittenes Gemüse und Gemüse zum Dippen ist beliebter als Salat an einer sauren Soße; Gemüsesäfte oder Gemüsesoßen werden eher akzeptiert als gekochtes Gemüse. Bieten Sie den Kindern verschiedene Früchte und Gemüse an, damit sie die Wahl haben.

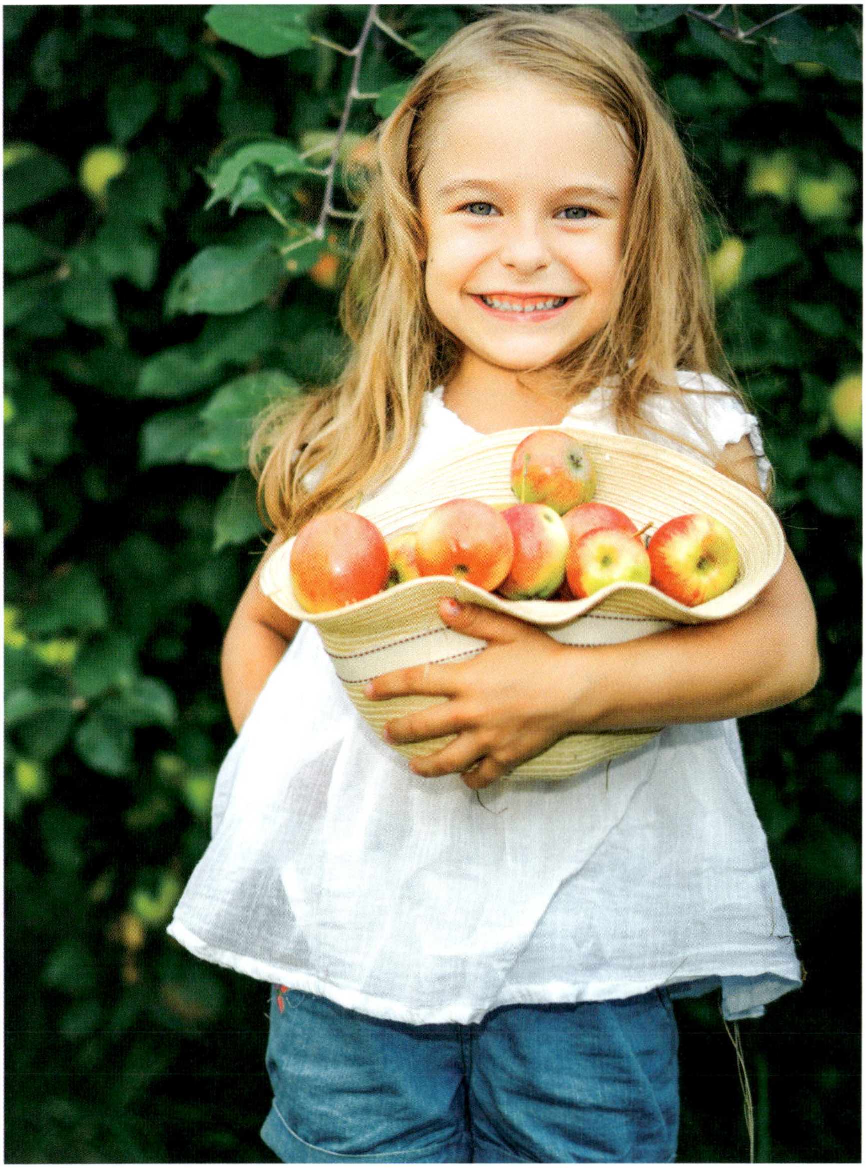

Ernährung

Kaufen Sie möglichst regionale und vor allem saisonale Obst- und Gemüsesorten. Sie sind nicht nur geschmackvoller, ausgereift und enthalten mehr wertvolle Wirkstoffe, sondern können auch umweltschonender produziert und transportiert werden.

## Kinder in Bewegung

## 3.24 Getreide, Kartoffeln und Hülsenfrüchte

Kleinkinder brauchen während der ersten Hälfte ihres ersten Lebensjahrs keine weitere Ernährung neben der Muttermilch und sie sollten die Muttermilch auch noch mindestens bis zum Ende des 12. Lebensmonats bekommen.

Wenn das Kind fünf oder sechs Monate alt ist oder sein Gewicht verdoppelt hat, können weitere Nahrungsmittel angeboten werden. Es kann sinnvoll sein, mit einem mit Eisen angereicherten Getreide zu beginnen, da der ursprünglich hohe Eisenspeicher von Kleinkindern mit 4-6 Monaten anfängt zu sinken. Bringen Sie Schritt für Schritt ein neues Nahrungsmittel nach dem anderen ein, am besten in ein- bis zweiwöchigen Intervallen.

Versuchen Sie es zuerst mit Reisbrei, vermischt mit etwas Muttermilch, da diese Mischung sehr wahrscheinlich keine Allergien auslöst. Bieten Sie danach Cerealien aus Hafer oder Gerste an. Weizen sollte vor dem achten Monat nicht eingebracht werden, da er häufiger allergische Reaktionen auslöst.

Komplexe Kohlenhydrate, die in Kartoffeln, gekochtem Getreide, wie Reis, Hirse, Gerste, Mais, Quinoa, Buchweizen, Hafer, Roggen, Dinkel, Getreideflocken, Brot, Hülsenfrüchten oder Teigwaren, vorkommen, sind der ideale Energielieferant für ein aktives Kind. Unser Körper benötigt unter anderem Energie in Form von Kohlenhydraten, um zu funktionieren.

Gleichzeitig stellen Getreideprodukte, Kartoffeln und Hülsenfrüchte aber auch wichtige Proteinquellen dar. Eine Portion entspricht einer halben Tasse Nudeln, Getreide oder gekochten Cerealien, einer Dreiviertel- bis einer Tasse verzehrfertigen Cerealien, einem halben Brötchen oder Bagel oder einer Scheibe Brot. Eine Portion Hülsenfrüchte entspricht einer halben Tasse Bohnen, Tofu oder einem anderen Nahrungsmittel (außer, eine Mengenangabe ist gelistet).

**Tipp:** Achten Sie bei Getreideprodukten auf möglichst unverarbeitete Produkte.

Insbesondere bei Backwaren kommen häufig Konservierungsmittel zum Einsatz. Konservierungsstoffe wie Benzoesäure oder Schwefeldioxid verlangsamen oder verhindern das Verderben von Lebensmitteln durch Bakterien, Hefepilze oder Schimmelpilze. Damit sorgen Konservierungsstoffe für eine längere Haltbarkeit und Frische von Nahrungsmitteln.

Konservierungsstoffe hemmen aber nicht nur in Lebensmitteln das bakterielle Wachstum, sondern auch im menschlichen Darm. Das ist mehr als ungünstig, denn der bedeutendste Teil unseres Immunsystems ist im Darm ansässig. Hier warten rund 80 % aller Immunzellen des menschlichen Körpers darauf, Gutes von Bösem zu unterscheiden und uns vor möglichen Krankheitserregern zu schützen.

Das darmassoziierte Immunsystem bildet sich nach der Geburt und muss lebenslang trainiert werden. Insbesondere durch den Kontakt mit möglichst vielen, verschiedenen Darmbakterien wird es geschult, damit es zwischen Freund und Feind unterscheiden kann. Eine Ernährung, die frei von darmbakterienfeindlichen Stoffen ist, begünstigt den Aufbau eines starken Immunsystems Ihres Kindes!

**Tipp:** Wählen Sie fein gemahlenes Vollkornbrot.

Brot für Babys und Essanfänger sollte keine groben Kleie- oder Körnerbestandteile enthalten. Körner sind schwieriger zu kauen und zu schlucken. Auch Saaten wären wegen der Verschluckungsgefahr vorerst nur weniger gut geeignet. Zu grobe Vollkornbestandteile könnten außerdem, wenn zu häufig gegessen, die Darmschleimhaut reizen.

Zur Einführung von Brot als Nahrungsmittel wird üblicherweise etwa eine halbe Scheibe ohne Rinde pro Mahlzeit empfohlen. Empfehlenswerte Brotsorten sind dabei: Mischbrot, Kartoffelbrot, Roggenbrot, Dinkelbrot. Steigern Sie die Mengen an „Vollkorn" langsam. So kann sich die Verdauung an die Ballaststoffe aus dem Brot gewöhnen. Denn jedes Bäuchlein reagiert verschieden.

Ganze Hülsenfrüchte sollten Kinder unter drei Jahren sehr zurückhaltend konsumieren, da sie schwer verdaulich sind und Blähungen hervorrufen können.

**Tipp:** Gewöhnen Sie Ihr Kind außerdem schrittweise an Nahrungsfasern, sprich, Lebensmittel mit einem hohen Gehalt an Ballaststoffen.

Nahrungsfasern kommen ausschließlich in pflanzlichen Lebensmitteln vor. Sie sind quasi das pflanzliche Gerüstmaterial. Aufgrund ihres komplexen Aufbaus kann unser Körper sie nicht oder nur teilweise verdauen. Dennoch sind sie überaus wertvoll für unsere Gesundheit: Sie helfen, den Blutzucker- und Cholesterinspiegel im Gleichgewicht zu halten, sorgen für ein gutes Sättigungsgefühl, aktivieren die Darmtätigkeit und regulieren die Verdauung.

Nahrungsfasern sind enthalten in:

- Vollkorngetreide und seinen Produkten (z. B. Brot, Teigwaren, Kleie, Schrot, Flocken, Mehl),
- Hülsenfrüchten (z. B. Linsen, weiße Bohnen, getrocknete Erbsen, Kichererbsen),
- Gemüsen, Salaten,
- Früchten, Trockenfrüchten und in
- Nüssen und Samen.

Kinder und Jugendliche sollten täglich Nahrungsfasern zu sich nehmen. Die Hälfte sollte aus Getreide stammen, wobei Vollkornprodukte wie Vollkornbrot, Vollkornnudeln und Haferflocken besonders ballaststoffreich sind. Der Rest sollte mit Früchten, Gemüse, Hülsenfrüchten und Kartoffeln gedeckt werden.

Wichtig ist, dass genügend Flüssigkeit aufgenommen wird. Eine ausreichende Flüssigkeitszufuhr optimiert den positiven Effekt auf die Verdauungstätigkeit. Eine geringe Flüssigkeitszufuhr kann hingegen zu Verstopfung führen.

## 3.25 Milch und Milchprodukte

Etwa ab dem ersten Geburtstag können Kinder an Kuhmilch in ihrer Ernährung gewöhnt werden. Die Entscheidung, ob Frischmilch oder H-Milch verwendet wird, ist zum einen Geschmackssache und zum anderen eine Frage der Lagerhaltung. Frischmilch muss im Kühlschrank aufbewahrt werden, während H-Milch ungekühlt über mehrere Wochen bevorratet werden kann.

Spezielle Milchgetränke, einschließlich Folgemilch für die Ernährung von Kleinkindern, sind grundsätzlich für eine ausgewogene Kinderernährung nicht notwendig.

Milch ist kein Getränk zum Durstlöschen, sondern zählt wegen ihres Gehalts an Eiweiß, Fett und Zucker zu den energiehaltigen Lebensmitteln. Daher sollten Milch und Milchprodukte sparsam, aber regelmäßig, auf dem Speiseplan von Kindern stehen. Drei Portionen, in ihrer Größe abhängig vom Alter des Kindes, können pro Tag verzehrt werden.

Das kann beispielsweise so aussehen: ein Glas Milch zum Frühstück, ein Joghurt oder eine Quarkspeise als Mittagsdessert und Brot mit Käse zum Abendessen.

Reduzieren Sie gekaufte Milchprodukte wie Fruchtjogurt, aromatisierte Quarkspeisen usw., da sie viel Zucker und andere Zusatzstoffe enthalten. Verwenden Sie am besten Naturjoghurt und mischen diesen selbst mit frischen, zerdrückten oder pürierten Früchten.

## 3.26 Fleisch, Fisch, Eier

Tierische Produkte gehören durchaus zu einer ausgewogenen Ernährung dazu. Sie liefern hochwertiges Eiweiß und andere wichtige Nährstoffe, wie beispielsweise die Vitamine $B_1$, $B_2$, $B_{12}$, Niacin sowie die Mineralstoffe Zink und Eisen. Das Eisen aus Fleisch kann vom menschlichen Körper besser aufgenommen werden als Eisen aus Pflanzen. Dennoch ist es vollkommen ausreichend, etwa dreimal pro Woche Fleisch zu essen. Denn Fleisch enthält auch Stoffe, die an der Entstehung von Herz-Kreislauf-Erkrankungen oder Gicht beteiligt sein können. Am besten bieten Sie Ihrem Kind im Wechsel Rind-, Schweine-, Geflügel- und Lammfleisch an. Rindfleisch enthält besonders viel Zink, Schweinefleisch Vitamin $B_1$. Magere Fleischsorten sollten bevorzugt und Wurstwaren nur selten gegessen werden.

**Tipp:** Achten Sie bei tierischen Produkten unbedingt auf die Qualität durch eine tiergerechte Haltung und regionale Produktion. Pro Tag sollte Ihr Kind eine Portion Fleisch ODER Wurst ODER Fisch ODER Ei essen.

Fisch liefert Jod; fettreiche Fische, wie z. B. Lachs, sind zudem eine optimale Quelle für gesundheitsfördernde Omega-3-Fettsäuren. Die nachfolgenden Fischsorten sind für Kinder besonders zu empfehlen:

- Lachs,
- Seelachs,
- Kabeljau,
- Makrele,
- Scholle und
- Forelle (Süßwasser).

## Kinder in **Bewegung**

Die aus ernährungsphysiologischer Sicht sinnvolle Empfehlung, wöchentlich mindestens einmal Fisch zu konsumieren, steht im Widerspruch zu den sinkenden Fischbeständen der Weltmeere. Fisch sollte aus ökologischen Zuchten oder aus nicht überfischten Beständen stammen.

Eier sind reich an fettlöslichen Vitaminen und Mineralstoffen und sie liefern ein sehr hochwertiges Eiweiß. Kinder ab neun Monaten können Eier in Maßen verzehren. Was spricht gegen den früheren Verzehr von Eiern? Zum einen können Eier bei Säuglingen Allergien auslösen. Etwaige Allergien regulieren oder verschwinden oftmals aber nach dem dritten Lebensjahr wieder.

Zum anderen sind Eier auch reich an Proteinen. Das könnte die Nieren sehr kleiner Kinder überfordern, da diese noch nicht perfekt arbeiten. Folgende Faustregel gilt: Kinder ab einem Jahr können ein Ei in der Woche und Kinder ab zwei Jahren maximal zwei Eier pro Woche essen.

Bitte bedenken Sie, dass es sich dabei aber nicht nur um hart gekochte Eier handelt. Behalten Sie den Gesamtkonsum an Eiern über die Woche hinweg im Auge! Ob Pfannkuchen, Waffeln oder Aufläufe, beim Verzehr dieser Gerichte entsteht schnell ein beachtlicher Eikonsum.

Verwenden Sie möglichst frische Eier in Bioqualität. Die erste Zahl auf dem Ei gibt Aufschluss über die Haltung, zum Beispiel 0 für Bio. Eier aus Bodenhaltung sind zwar billiger, allerdings leben die Tiere immer im Stall. Freilandeier sind hier die besser Wahl. Bioverbände wie *Demeter* haben die höchsten Standards in puncto Tierwohl.

Ökologisch produzierte Lebensmittel sind in der Regel teurer als herkömmlich erzeugte Lebensmittel. Wenn Fleisch und Fleischwaren jedoch durch mehr Gemüse, Kartoffeln und Hülsenfrüchte ersetzt und mit Käse, Joghurt, Quark oder Ei ergänzt werden, kann ein großer Teil der Mehrkosten ausgeglichen werden. Auch durch die Reduktion von Fertigprodukten und Schnellimbissen sowie des Konsums von Süßigkeiten und Knabbereien wird das Portemonnaie zugunsten der Gesundheit geschont. Gespart wird auch, wenn die Speisemengen optimiert werden. Viel zu oft sind die Portionen zu groß und es landen zu viele Nahrungsmittel im Müll.

# 3.27 Ernährungsmedizinerin Dr. Jessica Männel klärt auf!

## OMEGA-3-Fettsäuren – so wichtig für Ihr Kind!

Früher gab es mindestens einmal Fisch in der Woche, unsere Großeltern haben als Kinder sogar regelmäßig Lebertran einnehmen müssen – und das aus gutem Grund: Das Fischöl enthält neben Vitamin D, A und Jod auch *Omega-3-Fettsäuren*, die wichtig für die körperliche und geistige Entwicklung sind. Guckt man heutzutage auf die wöchentliche Speisekarte in den Familien und in der Schule, finden sich immer weniger Fisch und Speisen, die reich an Omega-3-Fettsäuren sind, dafür mehr Nudel- und Fleischgerichte.

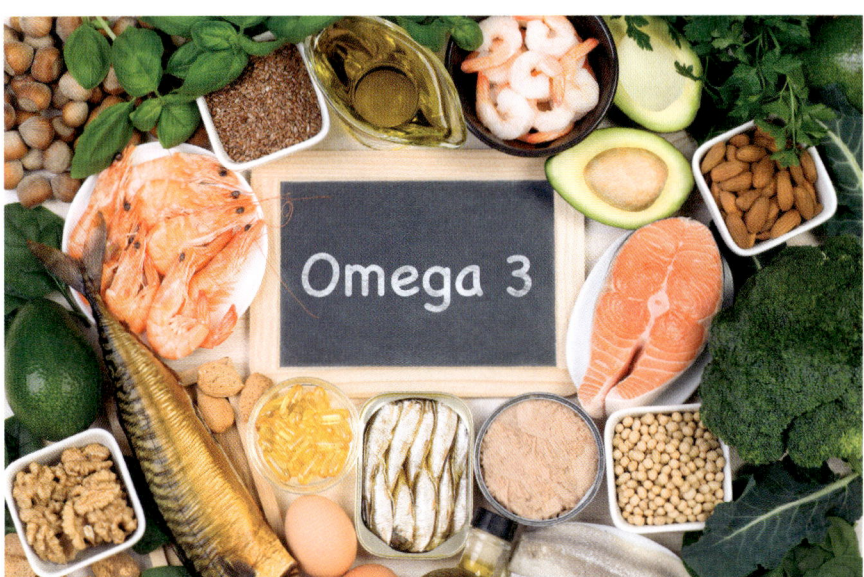

## Fett ist nicht gleich Fett

Fette liefern nicht nur viel Energie, sondern die darin enthaltenen Fettsäuren und Phospholipide sind Bestandteile aller Zellmembranen, Nervenscheiden und von vielen Botenstoffen, die unseren Stoffwechsel und das Immunsystem regulieren. Man unterteilt die Fette aufgrund ihrer Zusammensetzung in

1. gesättigte Fettsäuren (z. B. in Butter und Kokosfett);
2. einfach ungesättigte Fettsäuren (z. B. in Olivenöl, Avocadoöl und in Nüssen);

3. mehrfach ungesättigte Fettsäuren (z. B. Omega-3-Fettsäuren in Fischölen, Leinöl und Rapsöl. Die Omega-3-Fettsäuren werden in EPA (Eicosapentaensäure) und DHA (Docosahexaensäure) sowie in die pflanzliche Alpha-Linolensäure unterteilt.

Zu den mehrfach ungesättigten Fettsäuren zählen neben den Omega-3- auch die Omega-6-Fettsäuren. Omega-6-Fettsäuren sind als Linolensäure vor allem in pflanzlichen Ölen wie Sonnenblumenöl, Sojaöl und Margarine enthalten und als Arachidonsäure in Fleisch und Wurstwaren.

Während die verschiedenen Omega-3-Fettsäuren insgesamt entzündungshemmende Eigenschaften haben, kann ein zu hoher Konsum von *Omega-6-Fettsäuren*, insbesondere arachidonsäurehaltige Fleisch- und Wurstwaren, Entzündungen fördern. Bei der Ernährung kommt es deswegen auf das richtige Verhältnis der beiden Fettsäuren zueinander an. In der nachfolgenden Tabelle finden Sie einen guten Überblick, welche Nahrungsmittel Omega-3- und -6-Fettsäuren enthalten (Gröber, 2018).

**Hinweis:** Der Quotient von Omega-6- zu Omega-3-Fettsäuren sollte unter 5:1 liegen.

Heutzutage nehmen wir leider 7-15-fach mehr Omega-6- als Omega-3-Fettsäuren zu uns, sodass es langfristig vermehrt zu entzündlichen Prozessen und zur Schwächung des Immunsystems kommen kann. Bei Kindern kann sich ein erhöhter Omega-6-Gehalt der Nahrung oder ein Mangel von Omega-3-Fettsäuren ungünstig auf die Entstehung von Asthma und Neurodermitis auswirken und zu Wachstumsstörungen und Konzentrationsproblemen führen (Brigham et al., 2019). Im Alter steigt z. B. das Risiko für Herz-Kreislauf-Erkrankungen, entzündliche Gelenkerkrankungen oder für das metabolische Syndrom.

## Welche Lebensmittel enthalten am häufigsten Omega-3-Fettsäuren?

Viele pflanzliche Öle, wie z. B. Leinöl, enthalten reichlich Omega-3-Fettsäuren, jedoch unterscheiden sich diese Omega-3-Fettsäuren von denen im Fisch. Leinöl enthält die pflanzliche Fettsäure Alpha-Linolensäure (ALA), während im Fisch die marinen Fettsäuren Eicosapentaensäure (EPA) und Docosahexaensäure (DHA) vorzufinden sind.

Die pflanzliche Alpha-Linolensäure muss erst in EPA und DHA umgewandelt werden. Schätzungen zufolge werden nur 5-10 % der pflanzlichen Omega-3-Fettsäuren in DHA und EPA umgewandelt, sodass man eine große Menge an ALA zuführen muss, um eine relevante Menge an EPA und DHA zu bilden.

Tab. 1: Durchschnittlicher Gehalt an Omega-3- und Omega-6-Fettsäuren („Lebensmittel, DocMedicus Vitalstofflexikon", o. J.) – („Fettsäuren-Verhältnis – deine-ernaehrung.de", o. J.)

| Lebensmittel | Gehalt Omega-3-Fettsäuren EPA/DHA g/100 g | Gehalt Omega-3-Fettsäuren Alpha-Linolensäure g/100 g | Gehalt Omega 6-Fettsäuren (Arachidonsäure) g/100 g | Verhältnis Omega-6- zu Omega-3-Fettsäuren |
|---|---|---|---|---|
| Makrele | 1,7 g | | (200 mg) | 1:8 |
| Hering | 1,9 g | | (200 mg) | 1:9 |
| Lachs | 2,6 g | | (200 mg) | 1:13 |
| Thunfisch | 2,6 g | | (200 mg) | 1:13 |
| Brathähnchen | | | 2 (161 mg) | |
| Salami | | | 4 (29-100 mg) | |
| Fleischwurst | | | 3 (68-120 mg) | |
| Schweinefleisch | | | 0,8 (120 mg) | |
| Leinsamen | | 16,7 | 4,1 | 1:4 |
| Leinöl | | 62 | 15 | 1:4 |
| Perillaöl | | 60 | 14 | 1:4 |
| Rapsöl | | 9 | 18 | 2:1 |
| Hanföl | | 20 | 60 | 3:1 |
| Walnussöl | | 10 | 57 | 6:1 |
| Olivenöl | | 1,0 | 11 | 11:1 |
| Palmöl | | 0,5 | 10,1 | 20:1 |
| Maiskeimöl | | 1 | 54 | 54:1 |
| Sonnenblumenöl | | 0,1 | 48 | 122:1 |

## Omega-3-Fettsäuren sind essenziell in der Schwangerschaft

Es gibt zahlreiche Untersuchungen, dass eine Ernährung, die reich an Omega-3-Fetsäuren ist, für die Entwicklung des Kindes im Mutterleib wichtig ist.

• Kinder in **Bewegung**

Eine Studie aus Dänemark, die im *British Medical Journal* veröffentlicht wurde, hat gezeigt, dass Kinder, deren Mütter während der Schwangerschaft Fischöl zu sich nahmen, ein höheres Geburtsgewicht und Knochenmasse hatten und dies auch in der weiteren Entwicklung stabil blieb ohne eine Tendenz zu Übergewicht (Vinding et al., 2018).

Die Omega-3-Fettsäuren EPA und DHA sind als wichtiger Baustein von Nervenzellen insbesondere an der Gehirn- und Augenentwicklung beteiligt und auch an der Synthese und Freisetzung von Botenstoffe, wie Dopamin, die die kognitive und motorische Funktion sowie Konzentration beeinflussen. Verschiedene Fachgesellschaften empfehlen, in der Schwangerschaft und Stillzeit täglich mindestens 200 mg DHA und 300 mg EPA einzunehmen, in Form von Lebensmitteln, die reich an Omega-3-Fettsäuren sind oder in Form von Fischölen.

### Im Wachstumsalter besteht ein hoher Omega-3-Fettsäuren-Bedarf!

Omega-3-Fettsäuren sind für die körperliche und geistige Entwicklung des Kindes besonders wichtig. Die Omega-3-Fettsäure DHA hat nicht nur für den Stoffwechsel eine große Bedeutung, sondern auch für die Augen- und Nervenentwicklung. EPA spielt außerdem eine Rolle bei der Regulation der Blutgerinnung, des Blutdrucks und ist wichtig für das Immunsystem, hier hat sie vor allem eine entzündungshemmende Wirkung. So konnten Studien zeigen, dass eine ausreichende Aufnahme von DHA und EPA zu einer Linderung von allergischem Asthma und auch Neurodermitis führt (Brigham et al., 2019; Kim, Thatcher, Sime & Phipps, 2017; Yoshida, Yasutomo & Watanabe, 2016).

### Klügere Kinder durch Omega-3-Fettsäuren?

Viele Studien haben die Auswirkung von EPA und DHA auf unser Verhalten und geistige Leistungsfähigkeit untersucht.

Mehrere unabhängige Studien ergaben, dass Kinder mit ADHS niedrige Spiegel an Omega-3-Fettsäuren haben, und dass ein Anheben dieser Spiegel durch erhöhte Zufuhr der Omega-3-Fettsäuren Eicosapentaensäure (EPA) und Docosahexaensäure (DHA) die Leitsymptome von ADHS mildert („Je browser bijwerken, Facebook", o. J; Bloch & Qawasmi, 2011).

So zeigte eine aktuelle spanische Studie, dass der Ausgleich eines Omega-3-Mangels oder eines relativen Mangels gegenüber Omega-6-Fettsäuren schon nach drei Monaten zu einer Verbesserung der Konzentrations- und Merkfähigkeit führen kann (Portillo-Reyes, Pérez-García, Loya-Méndez & Puente, 2014). Eine signifikante Auswirkung auf den IQ konnte durch eine erhöhte Zufuhr von Omega-3-Fettsäuren bislang noch nicht dokumentiert werden.

Aber es gibt sehr positive Auswirkungen auf die Lesefähigkeit bei Schulkindern, wie in einer Göteborger Studie mit 154 Drittklässlern gezeigt werden konnte. Schon nach drei Monaten verbesserte sich die Lesefähigkeit der Kinder, die Omega-3- und -6-Fettsäuren eingenommen hatten, signifikant im Vergleich zur Kontrollgruppe. Am stärksten war der Effekt bei den Kindern, die vorher schon unter einer leichten Aufmerksamkeitsstörung litten (Johnson, Fransson, Östlund, Areskoug & Gillberg, 2016).

## Wie viele Omega-3-Fettsäuren braucht Ihr Kind?

Der Bedarf an Omega-3-Fettsäuren variiert je nach Alter und körperlicher Kondition bzw. Aktivität und hängt außerdem mit dem Verhältnis der Omega-3- und Omega-6-Fettsäuren, die täglich aufgenommen werden, zusammen.

Für Kinder ab zwei Jahren und Jugendliche wird eine Zufuhr von 250 mg Omega-3-Fettsäuren (EPA und DHA) pro Tag empfohlen. Das kann man durch 1-2 Portionen fetten Fisch in der Woche (Makrele, Hering, Lachs und Thunfisch, aber auch 2-4 Portionen Forelle und Kabeljau), sowie die regelmäßige Verwendung von einem Esslöffel Öl, das reichlich Omega-3-Fettsäuren enthält (Lein-, Walnuss-, Raps- und Perillaöl) am Tag erreichen.

Leider sind gerade die langlebigen großen Raubfische wie Thunfisch zunehmend mit Methylquecksilber und organischen Toxinen belastet, in den Aquakulturen wird häufig Antibiotika verwendet und das Futter enthält weniger EPA, weshalb auch die fetten Fische weniger EPA und DHA enthalten. Fische aus Wildfang hingegen bewegen sich mehr und essen mehr mit Omega-3-Fettsäuren angereicherte Algen. Deswegen wäre es empfehlenswert, auf Biofisch aus nachhaltiger Zucht oder Wildfang zu achten oder auch Algenöl zu verwenden, das das wichtige DHA und EPA enthält.

Wenn Ihr Kind oder der Jugendliche keinen Fisch mag oder ihn nicht verträgt, kann es auch sinnvoll sein, auf Alternativen, wie z. B. mit EPA und DHA angereicherte Lebensmittel oder hochwertige Fischöl- oder Algenölkapseln, zurückzugreifen.

**Tipp:** Eine ausreichende Zufuhr von Omega-3-Fettsäuren ist essenziell. Neben Fisch stehen pflanzliche Alternativen in Öl- oder Kapselform zur Verfügung.

Weitere Hinweise dazu unter: https://bewegung-petergerfen.de/omega-3/

## 3.28 Vegane und vegetarische Ernährung für Kinder?

Eine fleischfreie Ernährung ist zunächst einmal grundsätzlich in allen Stadien der Kindheit geeignet. Dennoch gilt: Je einseitiger die Ernährungsweise ist und je jünger das Kind ist, desto größer ist das Risiko für die Entwicklung eines Nährstoffmangels.

Die Deutsche Gesellschaft für Ernährung (DGE) beispielsweise sieht eine ovo-lakto-vegetarische Lebensweise als für Kinder unbedenklich, rät aber von veganer Ernährung im Kindesalter ab (DGE, 2016). Diese Meinung vertritt auch die *European Society of Paediatric Gastroenterology, Hepatology and Nutrition* (Van Winckel, 2017).

Äße ein Kind nur rein pflanzliche Produkte, so die Begründung, drohe ein Nährstoffmangel: Eisen, Jod, Zink, Kalzium, Vitamine und weitere Stoffe würden nicht genügend aufgenommen. Dadurch würde die körperliche und geistige Entwicklung des Kindes beeinträchtigt, und es könnten sich schnell Mangelerscheinungen zeigen.

Natürlich bestehen für jede Regel auch Ausnahmen. Es gibt diverse Erfahrungsberichte, in denen Eltern die gesunde Entwicklung ihrer veganen Kinder beschreiben. Fakt ist aber: Wenn Sie Ihr Kind vegan ernähren möchten, sollten Sie einen sehr guten Wissensstand über Nährstoffe in pflanzlichen Lebensmitteln und den Bedarf Ihres Kindes haben. Zudem ist es entscheidend, unterschiedliche pflanzliche Proteinquellen sinnvoll miteinander zu kombinieren, da pflanzliche Proteine eine geringere biologische Wertigkeit aufweisen. Optimal und zum Wohle Ihres Kindes wäre es, bei einer fleischlosen Ernährung eine ernährungsfachliche Unterstützung zu suchen und sich beraten zu lassen.

Die ovo-lakto-vegetarische Ernährung für Ihr Kind könnte ein guter Mittelweg sein. Dabei bekommt es nämlich durch Eier und Milchprodukte neben pflanzlicher Nahrung genug Nährstoffe – und kann mit zunehmendem Alter selbst entscheiden, ob es ganz auf tierische Lebensmittel verzichten möchte.

Doch auch die vegetarische Ernährung erfordert eine bewusste Planung und Nahrungsmittelauswahl. *Puddingvegetarier* ernähren sich schlechter als Menschen, die in Maßen qualitativ hochwertiges Fleisch konsumieren. *Puddingvegetarier* sind Fast-Food-Vegetarier, die Fleisch und Fisch einfach weglassen und dann das konsumieren, was der Markt an fleischlosen Fertigprodukten zu bieten hat. Also jede Menge Süßspeisen, Kuchen, Pizza, Pommes, Dosensuppen und -gemüse: das geht schnell und man muss nicht kochen – es ist aber alles andere als gesund!

Es ist notwendig, sich etwas intensiver mit dem Thema „vegetarisches Kochen" zu beschäftigen. Um den Nährstoffbedarf trotz vegetarischer Ernährungsweise optimal zu decken, bieten sich z. B. folgende Alternativen an:

Vermehrt eisenreiches Gemüse (Fenchel, Erbsen, Brokkoli, Schwarzwurzeln, Rüebli), Vollkornprodukte (vor allem Hirse, Hafer, Amarant) und Hülsenfrüchte verwenden. Auch Nüsse und Sesam sind eisenhaltig. Die Aufnahme des pflanzlichen Eisens lässt sich durch die Kombination mit Vitamin C verbessern. Dazu eignet sich Rohkost, die viel Vitamin C enthält, oder Obst, ein Saft, der Vitamin C enthält oder auch Sanddorn- oder Hagebuttenmus, z. B. als Zusatz zum Müsli. Achtung: Kalziumhaltige Lebensmittel wie Milch und Milchprodukte hemmen hingegen die Eisenaufnahme aus pflanzlichen Produkten.

Zink ist in Vollkorn- und Milchprodukten, Hülsenfrüchten, Nüssen und Samen enthalten.

Vitamin $B_{12}$ kann gut über Milchprodukte, vor allem angesäuerte Milchprodukte wie Joghurt oder Sauermilch und milchsaure Gemüse (z. B. Sauerkraut) sowie Hefe (als Flocken zum Würzen), zugeführt werden.

Eiweiß ist in hohen Mengen in Milch, Milchprodukten und Eiern zu finden. Daneben sind Hülsenfrüchte in Kombination mit Getreide oder Ei und Kartoffeln hervorragende Eiweißquellen. Tofu, Quorn oder Seitan liefern preisgünstiges pflanzliches Eiweiß. Das Eiweiß der Sojabohne ist unter den pflanzlichen Lebensmitteln das Wertvollste. Allerdings sollten Produktion, Herkunft und Zusammensetzung dieser Produkte kritisch hinterfragt werden.

Neben ihrem starken Verarbeitungsgrad stammen die Rohprodukte, vor allem Soja, häufig aus großen Monokulturen und werden oft auf Kosten der traditionellen Grundnahrungsmittel und der Umwelt in Entwicklungsländern produziert. Der Nachhaltigkeitsgedanke sollte auch bei einer vegetarischen Ernährungsweise im Vordergrund stehen!

**Tipp:** Möchten Sie Ihr Kind vegetarisch ernähren, kann Unterstützung in Form einer Ernährungsberatung durch eine Fachkraft sinnvoll sein!

## 3.29 Streich-, Backfett und Öl

Der tägliche Bedarf an Nahrungsfett ist schnell gedeckt. Streich- oder Backfett (Butter, Margarine etc.) sollten Sie nur in geringen Mengen verwenden. Aus ernährungsphysiologischer Sicht sind hochwertige pflanzliche Öle grundsätzlich zu bevorzugen. In vielen Rezepten kann die angegebene Butter- oder Margarinemenge reduziert oder durch Öl ersetzt werden. Achten Sie beim Kochen insbesondere darauf, dass die Fettmenge möglichst klein ist, die Fettqualität stimmt und dass fettarme Zubereitungsarten gewählt werden.

In jeder Küche sollten mindestens zwei Fette stehen: ein hochwertiges Öl für die kalte Küche und ein hoch erhitzbares Fett für die warme Küche. Empfehlenswerte Öle, wie beispielsweise Raps- und Olivenöl, enthalten viele einfach und mehrfach ungesättigte Fettsäuren in einem ausgewogenen Verhältnis. Zum heißen Braten eignen sich Distelöl, ungehärtete Kokos- und Palmkernfette oder spezielles Bratöl, wie z. B. Holl-Rapsöl (hitzebeständiges Rapsöl).

Achtung: Fette verstecken sich auch in Süß- und Wurstwaren, Fertigprodukten, Soßen und Doppelrahmprodukten.

Wertvolle Öllieferanten sind außerdem Nüsse, Kerne und Samen. Sie enthalten nicht nur ungesättigte Fettsäuren, sondern auch Nahrungsfasern, sekundäre Pflanzenstoffe, pflanzliches Eiweiß, Mineralstoffe wie Magnesium, Kalzium, Kalium, Phosphor, Eisen und Vitamin E. Durch den hohen Nahrungsfaseranteil der Nüsse werden die enthaltenen Fette nur langsam in den Körper aufgenommen und sorgen so für eine konstante Energiebereitschaft.

Eine Mahlzeit sollte deshalb täglich Nüsse, Kerne oder Samen enthalten: im Müsli, im Brot, über Aufläufe gestreut oder im Salat. Auch Kinder unter drei Jahren können geriebene oder fein gehackte Nüsse genießen, ohne Angst zu haben, dass etwas im Hals stecken bleibt oder verschluckt wird. Um allergiegefährdete Kinder zu berücksichtigen, können die Nüsse und Samen in einem Schälchen serviert und individuell über Speisen gestreut werden. Eine Portion Nüsse oder pflanzlicher Nussaufstrich entspricht einem Esslöffel.

## 3.30 Süßigkeiten

Kinder lieben Süßigkeiten. Oftmals enthalten die süßen Leckereien aber viel Zucker und versteckte Fette. Grundsätzlich hat ein bewusster und achtsamer Konsum von Süßem Platz in der täglichen Ernährung, solange insgesamt ausgewogen gegessen wird. Unabhängig vom Alter sollte Ihr Kind pro Tag maximal eine kleine Süßigkeit konsumieren:

z. B. eine Reihe Schokolade, ein kleines Stück Kuchen, eine Handvoll Chips oder ein Glas Süßgetränk (200 ml).

Was tun, wenn der kleine Hunger kommt und große Kinderaugen nach einer Kleinigkeit zum Naschen fragen? Natürlich kann man nicht immer Nein sagen. Und dass man Kinder nicht immer mit einem Apfel vertrösten kann, ist auch klar. Also, was tun? Stellen Sie doch selbst gemeinsam einmal Süßigkeiten her: So kann weniger Zucker verwendet und gleichzeitig auf E-Nummern wie Farbstoffe, Aromen und Konservierungsmittel verzichtet werden. Weitere Hinweise für Eltern mit dem Umgang zum Thema Süßigkeiten im Rahmen einer ausgewogenen Kinderernährung finden Sie in Kap. 3.17.

## 3.31  Kinderlebensmittel

Kinderlebensmittel liegen im Trend. Die Kleinen lieben vor allem die bunten Verpackungen und das mitgelieferte Spielzeug. Zudem werden sie als gesund aufgrund ihrer beigefügten wertvollen Vitamine und Mineralstoffe beworben. Guten Gewissens landen derartige Produkte im Einkaufswagen und vermitteln Eltern das Gefühl, ihrem Kind etwas besonders Gutes zu tun.

Leider enthalten solche Kindernahrungsmittel häufig wesentlich mehr Zucker und mehr Fett als vergleichbare Produkte für Erwachsene. Außerdem weisen sie meistens mehr Zusatzstoffe (Emulgatoren, Farbstoffe, Geschmacksverstärker, Konservierungsmittel, Aromen) als Vergleichsprodukte auf. Bei der Verwendung stark verarbeiteter und gesüßter Produkte wird die Gewöhnung der Kinder an den Geschmack herkömmlicher Lebensmittel erschwert.

Und: Kindernahrungsmittel verwirren. Was suchen beispielsweise Himbeerstückchen in Zwieback? Kinder verlieren durch das Mix- und Match-Verhalten der Industrie den Bezug zur ursprünglichen Herkunft unserer Nahrung. Kinder lernen immer weniger, was ursprünglich in einem Nahrungsmittel enthalten ist. Und wenn der Bezug zur Nahrungsmittelherkunft verloren gegangen ist, schwindet auch der Respekt und die Wertschätzung gegenüber Lebensmitteln.

Bieten Sie Ihren Kindern spezielle Kinderlebensmittel bestenfalls erst gar nicht an. Wichtig ist, dass Sie sich gemeinsam mit dieser Produktgruppe auseinandersetzen und Ihrem Kind erklären, weshalb es diese Produkte in der Regel nicht gibt; Ausnahmen sind ab und zu möglich. Lassen Sie sich auf keinen Fall von der Werbung beeindrucken! Beurteilen Sie Nahrungsmittel anhand des Zutatenverzeichnisses immer selbst. Schaffen Sie den Bezug zur Herkunft von Lebensmitteln! Erstellen Sie gemeinsam mit Ihrem Kind einen Speiseplan für die Woche und lassen Sie es beim Einkaufen und Zubereiten mithelfen.

• Kinder in **Bewegung**

Doch nicht nur Süßigkeiten und Kinderlebensmittel enthalten viel Zucker. Auch der Zuckergehalt von *ganz normalen* Nahrungsmitteln wird oft unterschätzt. Zucker ist das billigste Nahrungsmittel und damit ein günstiger Füllstoff. Wie Fett, erhöht auch Zucker vor allem den Genusswert vieler Speisen und Produkte. In den Zutatenverzeichnissen von Nahrungsmittelverpackungen sind oft verschiedene Zuckerstoffe aufgeführt. Dadurch wird der Zucker nicht an erster Stelle als Hauptzutat erkannt.

Wussten Sie beispielsweise, dass ein durchschnittlicher Fruchtjoghurt bereits sechseinhalb Stück Würfelzucker enthält?

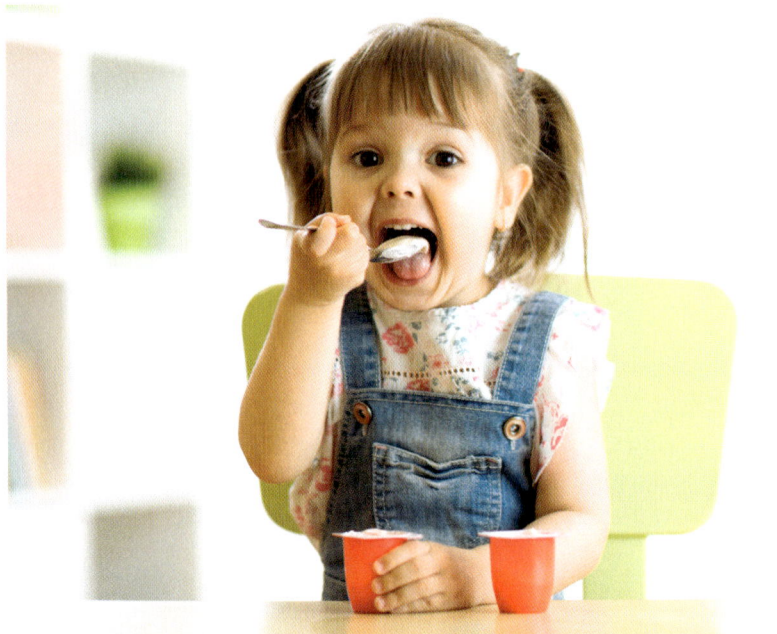

*Zuckerbombe*

Künstliche Süßstoffe, wie z. B. Acesulfam K® oder Aspartam®, sind für Kinder keine Alternative. Insbesondere bei Kleinkindern ist Vorsicht geboten, da die als unschädlich angesehene Höchstmenge pro Tag und Kilogramm Körpergewicht sehr viel schneller aufgenommen ist als bei Erwachsenen. Diese Höchstmenge wird zum Beispiel mit 200 ml eines künstlich gesüßten Getränks pro Tag bereits erreicht.

Ob die Süße letztlich aus weißem oder braunem Zucker, aus Honig, Dicksaft oder Sirup stammt – grundsätzlich sollte sparsam gesüßt werden, damit sich Kinder nicht an einen zu süßen Geschmack gewöhnen. Denn Zucker sowie oben genannte Süßungsmittel liefern fast nur Kohlenhydrate und sonst keine nennenswerten Nährstoffe!

## 3.32 Mahlzeitenverteilung im Tagesverlauf

Wie bei Erwachsenen ist auch der kindliche Körper nicht immer gleich leistungsstark. Er unterliegt im Verlauf des Tages natürlichen Schwankungen. Phasen ausgezeichneter Leistungs- und Konzentrationsfähigkeit wechseln mit solchen ab, in denen man müde und träge ist. Diese Leistungskurve kann durch die Ernährung beeinflusst werden.

Unsere Leistungskurve erreicht ihren absoluten Tageshöhepunkt zwischen 9 und 11 Uhr vormittags. Über Mittag sinkt die Kurve bis zu einem ersten Tiefpunkt um 14 Uhr. Wie tief dieser ist, hängt stark vom verzehrten Mittagessen ab. Darauf folgt ein nochmaliger Anstieg. Allerdings wird die Höhe des Vormittagsgipfels nicht mehr erreicht. Ab 19 Uhr sinkt die durchschnittliche Leistungsfähigkeit gleichmäßig ab. Gegen 3 Uhr nachts ist ihr absolutes Minimum erreicht. Innerhalb der nächsten 6-8 Stunden wird wiederum das Vormittagshoch erlangt.

Damit der Körper gemäß seiner Leistungskurve optimal funktioniert, muss er zur richtigen Zeit den richtigen Nachschub an Energie und Nährstoffen erhalten. Dies gilt insbesondere dann, wenn der Körper, wie bei Kindern und Jugendlichen, wachsen und gleichzeitig geistige und körperliche Leistungen erbringen muss.

Aufgrunddessen ist das Frühstück für Kinder eine wichtige Hauptmahlzeit und liefert inklusive einer Zwischenmahlzeit am Vormittag genügend Vitamine und Mineralstoffe. Frühstück und Zwischenmahlzeit decken zusammen etwa 35 % des täglichen Energiebedarfs ab. Aus dem Mittagessen sollten etwa 30 % der täglich benötigten Energie stammen. Eine kleine Zwischenmahlzeit am Nachmittag sollte Kindern hauptsächlich Vitamine und Mineralstoffe liefern (Früchte, Milchprodukte, Vollkornprodukte; 10 %).

Das Abendessen sollten Kinder ca. zwei Stunden vor dem Schlafengehen einnehmen. Leicht verdauliche Speisen liefern rund 25 % des Tagesenergieverbrauchs. Deutlich wird, dass der Energie- und Nährstoffanteil der beiden Vormittagsmahlzeiten kaum durch die nachfolgenden Mahlzeiten Mittagessen, Zwischenmahlzeit und Abendessen ersetzt werden kann. Fünf kleinere Mahlzeiten, über den Tag verteilt, wirken sich günstig auf den Stoffwechsel aus. Die Verdauungsorgane werden weniger beansprucht, und die Blutzuckerkurve verläuft flacher.

● Kinder in **Bewegung**

## 3.33 Knigge für Eltern/ Erziehungsberechtigte

Kinder müssen das Essen erst einmal lernen. Im Lebensverlauf gelangen innere, angeborene Programme immer weiter in den Hintergrund. Das Essverhalten wird dann stärker von externen Einflussfaktoren bestimmt.

Das Verhältnis zu Essen und das Verhalten am Esstisch, welches wir als Kind erlernen, prägt uns bis ins Erwachsenenalter und ebnet den Weg zu mehr oder weniger Gesundheit. Eltern legen dabei bereits vor der Geburt wichtige Grundsteine und sind in der Verantwortung, ihrem Kind einen abwechslungsreichen Esshorizont zu zeigen, der es ihm ermöglicht, eigene Vorlieben und Verhaltensweisen im Rahmen der vorherrschenden Esskultur zu entwickeln.

Dabei scheint eine Ernährungserziehung, die das Prinzip der Einteilung in *gute* und *schlechte* bzw. *gesunde* und *ungesunde* Nahrungsmittel verfolgt und mit Belohnungen und Verboten zum Verzehr auffordert und verhindern möchte, eher ein gestörtes Verhältnis zum Thema Essen bei Kindern zu fördern. Das wiederum birgt das Risiko der Entwicklung von Übergewicht und Adipositas oder anderer Essstörungen. Am Erfolg versprechendsten ist das Lernen von positiv besetzten Vorbildern über die zentralen Motive Genuss und Geschmack.

# Ernährung

*TIPPS:*

- Schalten Sie Ihr Handy vor dem Essen aus. Gelesen wird nicht bei Tisch, der Fernseher läuft nicht.

- Streit gehört nicht an den Esstisch. Diskussionen können auf später verschoben werden.

- Es ist schön, wenn man mit einem kleinen Ritual wie einem *„Guten Appetit"* oder einem Tischspruch die Mahlzeit beginnt und so das Essen eröffnet.

- Sprechen Sie Lob und/oder Dank für das Essen aus. Das tut demjenigen, der gekocht hat, gut!

- Nehmen Sie die Bedürfnisse Ihres Kindes ernst.

- Gleichzeitig sollten Sie nicht zu stark auf Ihr Kind achten. Ihm passieren viel mehr Fehler und Ungeschicklichkeiten, wenn es sich dauernd kontrolliert und beobachtet fühlt. Kleine Missgeschicke diskret in Ordnung bringen.

- Niemand redet dem anderen rein. Man wartet, bis jemand fertig mit Sprechen ist. Das gilt auch für Eltern!

- Gute Tischmanieren sind wichtig, aber nicht immer. Ab und zu sollten Kompromisse eingegangen werden, z. B. kann manchmal Fingerfood oder ein Lebensmittel gegessen werden, das man einfach nicht, ohne zu kleckern, essen kann. Man kann auch einmal schmatzen und schlürfen, was das Zeug hält. Einfach so, als Spiel und weil es Spaß macht.

- Wer vom Tisch gehen möchte, bevor alle fertig sind, fragt zuerst. Das gilt auch für Erwachsene. Eine Begründung macht sich noch besser.

- Erfreuen Sie sich an der kindlichen Neugier; lernen Sie auch von Ihrem Kind – Essen soll Spaß machen. Machen Sie Ihr Kind nicht zu Ihrem Gesundheits- oder Ernährungsprojekt. Genießen Sie die gemeinsame Zeit als Familie am Esstisch.

**Guten Appetit!**

## 3.34 Ernährungsmedizinerin Dr. Jessica Männel klärt auf!

### Welche Mikronährstoffe braucht Ihr Kind?

Eine ausreichende Versorgung mit Mikronährstoffen ist in der Wachstumszeit besonders wichtig, damit der kindliche Körper und das Gehirn sich normal entwickelt. Gerade in den ersten zwei Jahren wächst das Gehirn am schnellsten und benötigt eine ausreichende Menge an Eisen, Vitamin A, $B_1$, $B_6$ und $B_{12}$ sowie Vitamin D, Jod, Zink und andere Mikronährstoffe.

Wenn diese zu wenig aufgenommen werden, kann es zu einer Störung der strukturellen Entwicklung des Gehirns kommen und kognitive Defizite entstehen, die lebenslang die Entwicklung des Kindes beeinträchtigen können. Im Grundschulalter und in der Pubertät erfolgen weitere Wachstumsschübe des Gehirns, insbesondere des Frontalhirns, das für komplexe Denkfunktionen wie die Entwicklung von Strategien und Problemlösung wichtig ist. Deswegen sollte auch hier auf eine gute und ausgewogene Ernährung geachtet werden.

### Sind unsere Kinder ausreichend versorgt?

Zwei deutsche Studien *EsKiMo I und II* über die Versorgung der Kinder mit Makro- und Mikronährstoffen zeigen, dass die Nährstoffversorgung bei Kindern im Kindergarten- und Grundschulalter im Allgemeinen ganz gut ist, aber Folsäure und Vitamin D durchschnittlich zu wenig aufgenommen wird („RKI – EsKiMo II", 2019).

Auch bei den Mineralstoffen Eisen, Jod und Kalzium liegt die durchschnittliche Aufnahme über die Ernährung etwas niedriger als die Empfehlung der DGE. Die sechs- bis 11-jährigen Schulkinder nahmen außerdem etwas zu wenig Vitamine A und E auf. Bei den B-Vitaminen liegt die Versorgung insgesamt über dem Durchschnitt, was auch damit zusammenhängen kann, dass mittlerweile vielen Frühstückscerealien B-Vitamine zugesetzt werden.

Die Ergebnisse der *Nationalen Verzehrstudie II*, bei der das Ernährungsverhalten von Jugendlichen ab 14 Jahren und Erwachsenen abgefragt wurde, zeigen ebenso bei Jugendlichen eine Unterversorgung von Vitamin D und Folsäure. Jeder fünfte Jugendliche nimmt außerdem zu wenig Vitamin $B_1$ und $B_2$ über die Nahrung auf. 76 % der Mädchen haben eine zu geringe Eisenversorgung und 33 % nehmen zu wenig Vitamin $B_{12}$ auf. Auch die

Versorgung mit Vitamin C und Zink war bei 30 % der Jugendlichen nicht optimal (Max-Rubner-Institut Bundesforschungsinstitut für Ernährung und Lebensmittel, 2008). Gerade diese Mikronährstoffe sind für das Wachstum und die Gehirnentwicklung sehr wichtig.

Wir möchten deswegen hier einen kurzen Überblick über diese und weitere Mikronährstoffe geben, die für das Wachstum und die Entwicklung wichtig sind, und in welchen Lebensmitteln sie vorkommen.

## Vitamin A

Vitamin A und seine Vorstufe Betakarotin, die in pflanzlichen Nahrungsmitteln enthalten sind, ist nicht nur für die Entwicklung des Auges und des Sehens wichtig, sondern auch grundsätzlich für das Wachstum und die Differenzierung von allen Zellen und Geweben vom Emryonalstadium bis ins hohe Alter. Vitamin A spielt außerdem eine wichtige Rolle bei der Bildung und Vernetzung der Nervenzellen, und wird in jedem Alter für die Neuroplastizität, d. h., die Fähigkeit der Nervenzellen, sich funktionell und strukturell an Veränderungen anzupassen, benötigt.

Vitamin A bzw. Betakarotin ist häufig z. B. in Innereien wie Leber und Leberwurst enthalten, außerdem auch in Butter, Margarine, Möhren, Honigmelone, Feldsalat, Spinat und Grünkohl. Der Bedarf eines Grundschulkindes von ca. 800 µg wird durch eine mittelgroße Möhre, 100 g Feldsalat oder 10 g Leberwurst gedeckt.

## Vitamin $B_1$

Vitamin $B_1$ hat eine wichtige Funktion für den Energiestoffwechsel und spielt so bei der Versorgung der Nervenzellen eine große Rolle. Außerdem ist Vitamin $B_1$ am Stoffwechsel der Neurotransmitter (Botenstoffe im Nervensystem) beteiligt. Ein Vitamin $B_1$-Mangel kann zu neurologischen Störungen führen.

In israelischen Studien wurden die Folgen einer Vitamin-$B_1$-Unterversorgung durch einen Produktionsfehler von Milchersatzprodukten untersucht, denen kein Vitamin $B_1$ zugesetzt wurde. Es zeigte sich, dass die Kinder durch die Unterversorgung mit Vitamin $B_1$ zu schweren Sprachstörungen und einer Beeinträchtigung der Grob- und Feinmotorik neigten (Harel et al., 2017).

Unser Körper kann Vitamin $B_1$ nur sehr wenig speichern und die Aufnahme wird außerdem durch den Verzehr von Süßigkeiten und zuckerhaltigen Softdrinks negativ beeinflusst.

Vitamin $B_1$ ist in folgenden Nahrungsmitteln enthalten: Haferflocken, Reis, Roggen- und Knäckebrot, Hülsenfrüchten, Fleisch, insbesondere Schweinefleisch und Schinken („DocMedicus Vitalstofflexikon", o. J.). Der Bedarf eines Grundschulkindes von ca. 0,8 mg/Tag wird durch 100 g Schnitzel, 150 g Haferflocken oder 200 g Linsen oder 125 g Erbsen gedeckt.

## Vitamin $B_6$

Vitamin $B_6$ ist an sehr vielen enzymatischen Reaktionen im Körper beteiligt und sehr wichtig für den Eiweiß- und den Nervenstoffwechsel. Außerdem ist Vitamin $B_6$ essenziell für die Bildung von den Nervenscheiden, von Myelin und Bestandteilen der Zellmembranen. Ein Vitamin-$B_6$-Mangel kann zu Gefühlsstörungen und veränderter Schmerzwahrnehmung in den Armen und Beinen führen.

Vitamin $B_6$ findet man in folgenden Lebensmitteln: Fisch, insbesondere Lachs und Makrele, Sardine, Hummer sowie Sojabohnen, Linsen, Bohnen, Fleisch, Walnüssen, Sonnenblumenkernen, Erdnüssen, aber auch in Bananen, Kartoffeln und Möhren („DocMedicus Vitalstofflexikon", o. J.). Grundschulkinder können ihren Bedarf von 1 mg/Tag z. B. durch 200 g Hühnerfleisch oder 100 g Lachs oder 300 g Kartoffeln oder Möhren decken.

## Vitamin $B_{12}$ und Folsäure

Beide Vitamine sind wichtig für eine ausreichende Methylierung (Umwandlungsreaktionen) des zentralen Nervensystems und damit auch für die Bildung von Botenstoffen im Nervensystem (Neurotransmitter). Folsäure und Vitamin $B_{12}$ sind für den Abbau von Homocystein, einer Aminosäure, wichtig. Ein Mangel kann zu einer erhöhten Konzentration an Homocystein führen, was ein erhöhtes Risiko für Herz-Kreislauf-Erkrankungen mit sich zieht und z. B. durch Durchblutungsstörungen zu Hirnleistungsstörungen führen kann. Verschiedene Untersuchungen zeigten außerdem die Zusammenhänge von einem erhöhten Homocysteinspiegel mit Autismus.

Da Vitamin $B_{12}$ für die Myelinsynthese benötigt wird, kann ein Vitamin-$B_{12}$-Mangel bei Kindern zu einem Verlust der weißen Hirnsubstanz sowie zu einer verzögerten Myelinisierung führen.

Vitamin $B_{12}$ ist besonders reichlich in Innereien wie Leber enthalten, außerdem in Schnitzel, Fisch, wie Rotbarsch, Hering, Makrele, und außerdem in Käse und Ei („DocMedicus Vitalstofflexikon", o. J.). 75 g Rotbarsch, 150 g Rindfleisch, 100 g Camembert oder 250 ml Vollmilch decken den Bedarf von 3,5 µg/Tag im Grundschulalter.

## Folsäure

Eine ausreichende Aufnahme von Folsäure ist wichtig für die normale Entwicklung des Embryos, um Fehlbildungen zu vermeiden. Deswegen wird Schwangeren oder Frauen, die schwanger werden wollen, die Einnahme von Folsäure empfohlen. Folsäure ist in der gesamten Lebenszeit essenziell für die Synthese unserer Gene und für die Methylierung und damit für die Bildung von Phospholipiden und Botenstoffe des Nervensystems.

Englische Wissenschaftler untersuchten in einer Studie den Zusammenhang zwischen dem Ernährungsstatus und der Intelligenz bei sechsjährigen Kindern. Sie fanden einen signifikanten positiven Zusammenhang zwischen der ausreichenden Folsäure- und Eisenaufnahme mit der Verbal- sowie Gesamtintelligenz (Harms, Burne, Eyles & McGrath, 2011).

Folsäurereiche Nahrungsmittel sind neben Hülsenfrüchten alle grünen Gemüse, wie Salate, Spinat, Grünkohl, Brokkoli, Porree und auch Spargel („DocMedicus Vitalstofflexikon", o. J.). Den Tagesbedarf von 180 mg können Grundschulkinder z. B. mit 120 g Feldsalat, 100 g Rosen- oder Grünkohl oder 125 g Erbsen decken.

## Vitamin C

Vitamin C, ein wichtiges Antioxidans, das freie Radikale unschädlich macht, ist für die Hirnentwicklung von großer Bedeutung. Es wird sowohl für die Reifung der Nervenzellen als auch für die Myelinbildung benötigt. Außerdem beeinflusst es unsere Neurotransmittersysteme im Gehirn und vermindert die Giftigkeit von Schwermetallen, die die Hirnentwicklung stören können. Vitamin C verbessert auch die Eisenaufnahme. Reich an Vitamin C sind z. B. Johannisbeeren, Paprika, Brokkoli, Kiwis, Erdbeeren, Zitronen und Kohlrabi. Schon eine Kiwi oder eine halbe Paprika deckt mehr als den Tagesbedarf von 45 mg Vitamin C von einem Grundschulkind.

## Kalzium

Kalzium spielt nicht nur für den Aufbau der Knochen und der Zähne eine Rolle, sondern wird auch für die Blutgerinnung und die Reizleitung in Nerven- und Muskelzellen benötigt. Bis zum Ende der Pubertät ist 90 % unserer Knochendichte erreicht, die durch eine ausreichende Zufuhr von Kalzium, Vitamin D und regelmäßige körperliche Aktivität unterstützt werden kann. Probleme mit den Zähnen und Zahnfleisch, Ekzeme und brüchige Fingernägel können neben Krampfneigung auf einen Kalziummangel hinweisen.

• Kinder in **Bewegung**

Gute Kalziumlieferanten sind neben Milchprodukten (insbesondere Hartkäse und Camembert), Sesamsamen und Sojabohnen. Aber auch grünes Gemüse, wie zum Beispiel Brokkoli, Fenchel, Spinat oder grüne Bohnen, enthält Kalzium („DocMedicus Vitalstofflexikon", o. J.). Ähnlich wie Eisen wird Kalzium aus tierischen Lebensmitteln besser aufgenommen als aus pflanzlichen. Der Tagesbedarf von 900 mg Kalzium im Grundschulalter kann z. B. mit einem Mehrkornbrot mit 50 g Emmentaler, 250 g Joghurt oder Vollmilch und 150 g Brokkoli gedeckt werden.

## Vitamin D

Als „Sonnen- und Knochenvitamin" bekannt, kann Vitamin D aber viel mehr: In den letzten Jahren konnte gezeigt werden, dass Vitamin D sehr viele andere Funktionen im Stoffwechsel hat, wichtig für das Immunsystem ist und z. B. die Infektanfälligkeit beeinflussen kann. Wir besitzen in fast allen Organen und Gewebestrukturen Vitamin-D-Rezeptoren, selbst im Gehirn. Vitamin D ist nicht nur für einen optimalen Kalziumeinbau in den Knochen und damit für den Aufbau einer stabilen Knochenmasse wichtig, sondern aktiviert verschiedene Faktoren, die die Reifung und das Wachstum der Nervenzellen des Gehirns anregen.

So kann sich ein Vitamin-D-Mangel in der Schwangerschaft negativ auf die kindliche Gehirnentwicklung auswirken und möglicherweise die Sprachentwicklung beeinflussen. In mehreren Untersuchungen zeigte sich bei autistischen und ADHS-Kindern ein verminderter Vitamin-D-Spiegel (Kočovská, Fernell, Billstedt, Minnis & Gillberg, 2012; Harms, Burne, Eyles & McGrath, 2011). Eine Unterversorgung mit Vitamin D ist nicht nur bei Kindern, sondern auch bei Erwachsenen weit verbreitet und wird als Schutzfaktor vor Autoimmunerkrankungen, wie z. B. MS und Diabetes mellitus Typ 1, diskutiert.

Der Körper kann durch Sonneneinstrahlung auf die Haut selbst Vitamin D herstellen, in Europa reichen z. B. 20 Minuten Spielen ohne Sonnenschutz an der frischen Luft im Frühjahr/Sommer in der Zeit von 11-15 Uhr aus, um ausreichend Vitamin D zu produzieren. In den Wintermonaten ist leider der Sonnenwinkel zu flach. Deswegen sollte gerade in den Herbst- und Wintermonaten auf eine ausreichende Versorgung durch die Ernährung geachtet werden oder gegebenenfalls Nahrungsergänzungsmittel mit hohem Vitamin-D-Gehalt eingenommen werden.

Nahrungsmittel, die viel Vitamin D enthalten, sind insbesondere fette Fische wie Matjes, Lachs, Aal, Thunfisch, Makrele, aber auch Lebertran, Eier, Schmelzkäse, Milch („DocMedicus Vitalstofflexikon", o. J.). So deckt ein Kind seinen Tagesbedarf an 20 µg/800 IE Vitamin D mit z. B. 125 g Lachs, sieben Eiern oder 1,5 l Vollmilch oder 7,5 ml Lebertran.

Da das Ernährungsverhalten der Kinder den Bedarf nur selten gut abdecken kann und auch die Bewegung im Freien immer weniger wird, ist die Unterversorgung mit Vitamin D in allen Altersgruppen vorprogrammiert.

## Beeinträchtigt Eisenmangel die schulischen Leistungen?

Der häufigste Mikronährstoffmangel weltweit ist Eisenmangel. Neben Frauen, die regelmäßig Eisen über die Periode verlieren, haben auch Kinder in verschiedenen Wachstumsphasen ein größeres Risiko für einen Eisenmangel. In der Schwangerschaft, als Kleinkind und in der Pubertät deckt häufig die Aufnahme nicht den Eisenbedarf. Und dabei spielt Eisen eine sehr wichtige Rolle für die Gehirnentwicklung, den Energiestoffwechsel und die Produktion verschiedener Neurotransmitter, z. B. Dopamin und Serotonin.

Verschiedene Studien zeigten, dass ein Eisenmangel im Säuglingsalter zu langfristigen Störungen der Motorik, der Kognition und des emotionalen Verhaltens führen kann (Georgieff, 2011). Wenn die schwangere Mutter ihr Kind im Mutterleib gut mit Eisen versorgt hat, reichen die Eisenspeicher bis zu sechs Monate nach der Geburt aus. Danach steigt das Risiko für einen Eisenmangel an und kann neben einer verzögerten Hirnentwicklung auch den Intelligenzquotienten negativ beeinflussen.

Bei Jugendlichen führt Eisenmangel neben einer verminderten Leistungsfähigkeit in der Schule auch zu vermehrter Ängstlichkeit und Depression. Diese Symptome können durch eine ausreichende Eiseneinnahme aber wieder vollständig verschwinden.

Eisen ist neben Vitamin $B_{12}$ und $B_6$ für die Blutbildung wichtig. Eine Blutarmut aufgrund eines Eisenmangels kann auch im Kindesalter auftreten und schränkt durch verminderte Sauerstoffaufnahme die geistige und körperliche Leistungsfähigkeit ein.

Tierische Nahrungsmittel, wie Schweinefleisch und Rindfleisch, enthalten zwar weniger Eisen als pflanzliche Haferflocken, Hirse, Hülsenfrüchte und Spinat, aber das in den tierischen Lebensmitteln enthaltene, zweiwertige Eisen wird dreimal so gut aufgenommen als das pflanzliche, dreiwertige Eisen, da dies erst mal gespalten werden muss.

Gemüse oder Saft, der Vitamin C enthält, kann die Eisenresorption aus der Nahrung verbessern. Den Tagesbedarf von 10 g Eisen kann ein Grundschulkind z. B. durch 150 g Fleisch mit 200 g Erbsen oder Bohnen decken oder es kann morgens 100 g Haferflocken mit 125 g Himbeeren, ein Ei und ein Glas Kakao zu sich nehmen und tagsüber noch eine Möhre und eine Portion Feldsalat essen.

● Kinder in **Bewegung**

### Jod ist wichtig für die Schilddrüse

Die Schilddrüsenhormone bestehen zu einem großen Teil aus Jod. Ein Mangel kann zu einer Unterfunktion der Schilddrüse führen und in der Embryonalzeit sogar mit irreversiblen Entwicklungsstörungen des Gehirns einhergehen, da die Schilddrüsenhormone und das darin enthaltene Jod für die Umhüllung der Nerven (Myelinisierung) und für die Bildung der Nervenzellen selbst benötigt werden. Während der Pubertät steigt der Jodbedarf an, da vermehrt Schilddrüsenhormone gebildet werden. Wenn nicht genügend Jod durch die Nahrung aufgenommen wird, kann es zu einer Schilddrüsenunterfunktion kommen, die häufig mit Müdigkeit und Beeinträchtigung der kognitiven Leistungsfähigkeit verbunden ist.

Jodreiche Nahrungsmittel sind viele Seefische, wie z. B. Kabeljau, Schellfisch, Rotbarsch, aber auch Meeresfrüchte. In Deutschland wird vielen Speisen jodhaltiges Salz zugesetzt, sodass bei dessen Verwendung häufig schon die Versorgung von 140 µg/Tag bei Schulkindern gewährleistet ist.

### Zink

Zink ist als Co-Faktor von über 300 Enzymen sehr wichtig für alle Entwicklungs-, Wachstums- sowie Regenerationsprozesse. Es ist essenziell für die Gehirnentwicklung und Modulierung der Neurotransmittersysteme. Ein leicht- bis mittelgradiger Zinkmangel kann zu einem reduzierten Wachstum und zu einer Beeinträchtigung der Entwicklung führen, wie verschiedene Studien zeigten. Zinkmangel beeinflusst das Immunsystem negativ und kann die Infektanfälligkeit erhöhen.

Eine ausreichende Zinkaufnahme hat außerdem bei Kindern eine positive Auswirkung auf die Hirnleistungsfähigkeit und scheint eine Rolle bei ADHS zu spielen. Bei Kindern mit ADHS wurden im Vergleich zu gesunden Kontrollpersonen niedrige Zinkkonzentrationen gemessen und die Zinkeinnahme verbesserte die Wirksamkeit von ADHS-Medikamenten (Esparham, Evans, Wagner & Drisko, 2014).

Zinkreiche Nahrungsmittel sind z. B. Haferflocken, Weizenbrot, Hülsenfrüchte, Rindfleisch, Erdnüsse und Walnüsse sowie Hartkäse („DocMedicus Vitalstofflexikon", o. J.). Den Tagesbedarf von ca. 6 mg kann ein Grundschulkind durch zwei Scheiben Mischbrot mit Käse decken oder durch einen Teller Linsensuppe mit Rindfleisch.

**Fazit:** Mehr Obst, Gemüse, Fisch und Bewegung an der frischen Luft!

Zusammenfassend kann eine bessere Versorgung mit den für die kindliche Entwicklung wichtigen Nährstoffen durch eine Steigerung des Verzehrs von Gemüse, Obst, Hülsenfrüchten und ballaststoffreichen Vollkorn-Getreideprodukten, wie z. B. Haferflocken, sowie der regelmäßige Verzehr von fetten Fischen, Nüssen, Samen und guten Ölen erreicht werden. Tägliches Toben an frischer Luft ist wichtig für die Vitamin-D-Versorgung, außerdem erhöht es den Energieverbrauch und senkt das Risiko für Übergewicht.

## Digitale Attacke

Eine ausgewogene Ernährung und die richtige Menge an Mikronährstoffen sind sehr wichtig für eine altersgerechte normale Entwicklung und Wachstum. Es gibt aber noch weitere beeinflussbare Faktoren, die vor allem die geistige und emotionale Entwicklung unserer Kinder beeinträchtigen können: die zunehmende Digitalisierung!

Eine übermäßige Nutzung der digitalen Medien kann irreversibel die kognitive und emotionale Reifung des Gehirns beeinträchtigen und eine digitale Sucht fördern. Das Gehirn ist im analogen Rhythmus getaktet und gerade Kinder brauchen zur Entwicklung und Reifung räumliche, motorische, sensorische und emotionale Reize und Erfahrungen. Die früher üblichen 2-3 Stunden des Spielens draußen wie drinnen, Klettern, Turnen, Tanzen, Hürden meistern und Basteln fördern die Reifung und Verschaltung der Nervenzellen (Teuchert-Noodt, 2018).

Grundschulkinder brauchen insbesondere rhythmische Spiele und beidhändige Ballspiele zum Ausgleich der einseitigen Belastung der linken Gehirnhälfte durch das Schreibenlernen. Digitale Medien unterfordern das Gehirn, es bilden sich weniger Vernetzungen zwischen beiden Hirnhälften, gerade die rechte Hirnhälfte ist für die globalen geistigen Fähigkeiten zuständig. So kann ein bisschen zu viel Fernsehen, iPad® und Handyspielen bei Kindern die lebenslange geistige Entwicklung deutlich beeinträchtigen!

Das digitale Lernen ist nicht viel besser: Die Kinder lernen mit Lernplattformen nicht durch Raumerfahrung und emotionale Prozesse, sondern durch Konditionierung. Man sollte digitale Medien deswegen sehr dosiert einsetzen und je nach Alter versuchen, den digitalen Konsum auf maximal 30-60 Minuten pro Tag einzuschränken, denn die digitale Überschleunigung verursacht auch Stress. Zudem haben die digitalen Medien leider bei Kindern einen hohen Suchtfaktor, den sie vor dem Erreichen des 16. Lebensjahrs nicht selbst kontrollieren können.

Lieber selbst mit den Kindern rausgehen, ein Spiel spielen, basteln oder einfach nur mal faulenzen, denn das regeneriert zugleich die Hirnleistung, auch bei den Erwachsenen!

• Kinder in **Bewegung**

## Gesundes Essen in der Schule?!

### Pausensnacks und Co.

In fast allen Schulen wird den Eltern empfohlen, den Kindern keine Süßigkeiten, sondern ein Vollkornbrot mit Wurst oder Käse und ein Stück Obst oder Gemüse mitzugeben. Die Realität sieht häufig anders aus – es schleichen sich immer mehr süße Teilchen, Salami, gezuckerte Cerealien in die Brotbox (oder werden getauscht) und das Brot und Obst kommt häufig unangebissen zurück.

Die Pausen sind nach der Meinung vieler Kinder zu kurz, um einen ganzen Apfel oder das Pausenbrot zu essen und richtig zu kauen. Der falsche Snack oder gar nicht zu essen, kann leider die schulischen Leistungen und Konzentration negativ beeinflussen.

Deswegen ist es wichtig, mit dem Kind gemeinsam zu besprechen, was es in die Schule mitnimmt und auch isst. Eine Anregung mit etwas anderen, aber trotzdem gesunden Pausensnacks finden Sie im Rezeptteil.

### Das Mittagessen in der Schule

Viele Schulen sind mittlerweile Ganztagsschulen und bieten ein Mittagessen an, das durch externe Anbieter zubereitet und bis zur Anlieferung warmgehalten wird. Über 42 % der Schüler nutzen das Angebot der Ganztagsschulen. Die Auswahl der Speisen sollte sich an den Qualitätsstandards der Deutschen Gesellschaft für Ernährung (DGE) orientieren und die Wochenspeisekarte liest sich meistens nicht schlecht. Der Inhalt und Geschmack variierten aber je nach Anbieter.

In einer groß angelegten Studie, die die Hamburger Hochschule für Angewandte Wissenschaft im Auftrag des Bundesministeriums für Ernährung und Landwirtschaft (BMEL) durchgeführt hat, wurden 212 Schulträger, 1.554 Schulleitungen und über 12.566 Schüler der Klassen 1-10 über die Qualität des Schulessens befragt.

**Ergebnis:** Die Qualitätsvorgaben der DGE werden nur zu einem geringen Teil erfüllt, es gibt zu häufig Fleisch, meist auch paniert, zu wenig Fisch und keineswegs täglich Obst und Gemüse oder Salat. An weiterführenden Schulen dominiert in den Mensen neben einem Mittagsmenü das Angebot von Brot, Brötchen, süßen Backwaren, Süßigkeiten und Fast Food. Frisches Obst und Rohkost findet sich nur sehr selten. Wenn Gemüse oder Kartoffeln angeboten werden, bemängeln viele Kinder, dass sie entweder nach gar nichts oder nach Salz schmecken.

Wir als Eltern haben das Recht, das Speiseangebot in der Schule zu prüfen, ob es gesundheitsförderlich ist, gut schmeckt und nachzufragen, ob der jeweilige Anbieter das Essen nach den Qualitätsstandards der DGE zubereitet. Auf der Seite **www.macht-dampf.de**, die vom BMEL initiiert ist, kann man den jeweiligen Speiseplan von einer Woche von der Schule überprüfen lassen und findet viele Anregungen rund um gesunde Ernährung und Ernährungsbildung in den Schulen.

### Gesunde Zusatzprogramme

Schulen haben die Möglichkeit, zusätzlich an verschiedenen geförderten Programmen teilzunehmen, die z. B. frisches Obst und Gemüse an die Schule liefern oder übergreifende Unterrichtseinheiten zur gesunden Ernährung, Bewegung, Entspannung und Problemlösung anbieten, um die Gesundheit der Kinder zu unterstützen. Manche Schulen und Schulleitungen sind aber mit dem Schulalltag selbst so beschäftigt und leiden an Personalmangel, sodass keine Zeit für Anträge und Durchführungen von gesundheitsfördernden Projekten bleibt. Anbei zwei Beispielprojekte, die relativ einfach und mit ein bisschen Elterninitiative umsetzbar sind.

Das *EU-Schulprogramm Obst und Gemüse* versorgt Grundschulen kostenlos z. B. mit einer Extraportion Obst und Gemüse, das je nach Bedarf bis zu dreimal wöchentlich von zugelassenen Schulobstlieferanten geliefert wird und von den Kindern, Eltern oder Schulpersonal selbst zubereitet und verteilt wird. Auch die Durchführung von Projekttagen, Ausflug zu einem Bauernhof, Besuch von Landfrauen im Unterricht kann über das EU-Schulprojekt organisiert werden.

Im Schuljahr 2019/20 werden so 240.000 Schüler mit zusätzlichem Obst und Gemüse versorgt. Die Schulen müssen sich dafür im Frühjahr für das kommende Schuljahr bewerben. Wenn die Schulleitung sich selbst nicht drum kümmern kann, bedarf es der Initiative der Eltern.

In dem Programm *Klasse2000* (klasse2000.de), einem Programm zur Gesundheitsförderung und Prävention, lernen die Kinder in den Klassen 1-4 nicht nur, wie man sich gesund ernährt, sondern auch, wie man sich ausreichend bewegen und gut entspannen kann. Außerdem werden Lebenskompetenzen, wie der Umgang mit Stress und Konflikten, besprochen.

Neben den Lehrern werden geschulte Gesundheitsförderer dazu eingesetzt. Das Programm wird durch Spenden und Fördergelder finanziert, die Klasse bzw. die Eltern suchen einen Paten oder bekommen ihn zugeteilt, der für 220 € pro Klasse und Schuljahr das Programm unterstützt. Im Schuljahr 2018/19 nahmen 22.300 Grundschulklassen teil, das entspricht 16 % aller Grundschulklassen.

• Kinder in **Bewegung**

## Elterninitiative OGS

Eine weitere Möglichkeit, die Kinder aktiv für gesunde Ernährung zu sensibilisieren, wäre, ein dementsprechendes Angebot als AG in der OGS zu etablieren. Je nach Schule werden verschiedene AGs zum Thema Basteln, Ballspiele, Yoga, Garten und Fotografieren angeboten. In einigen Schulen werden Back- und Koch-AGs angeboten, wo die Kinder vor allem Kuchen, Muffins und Pizza backen.

Meine Idee war es, in der Grundschule meiner Kinder eine gesunde Snack-AG zu etablieren, wo die Kinder mit gesunden Zutaten experimentieren können und wir vom Frühstücks-Granola über Energiebällchen, Nussriegel, Smoothie bis hin zum Apfelmuffin und Gurkenkrokodil wöchentlich verschiedene Snacks zubereiten.

Neben dem aktiven Teil bespreche ich mit den Kindern, in der Zeit, wo die Sachen z. B. im Ofen backen, wichtige Aspekte der gesunden Ernährung, analysiere die Frühstücksboxen und mache gern mal den Zuckerwürfeltest bei Süßigkeiten und Getränken. Die Kinder freuen sich auf die AG und nutzen die Rezepte später zu Hause mit den Eltern.

Anbei finden Sie einen kleinen Auszug aus meiner Rezeptsammlung für die gesunde Snack-AG, die die Kinder teilweise selbst zusammengestellt oder modifiziert haben, wie z. B. den Multikultismoothie.

Ernährung

## 3.35 Rezepte

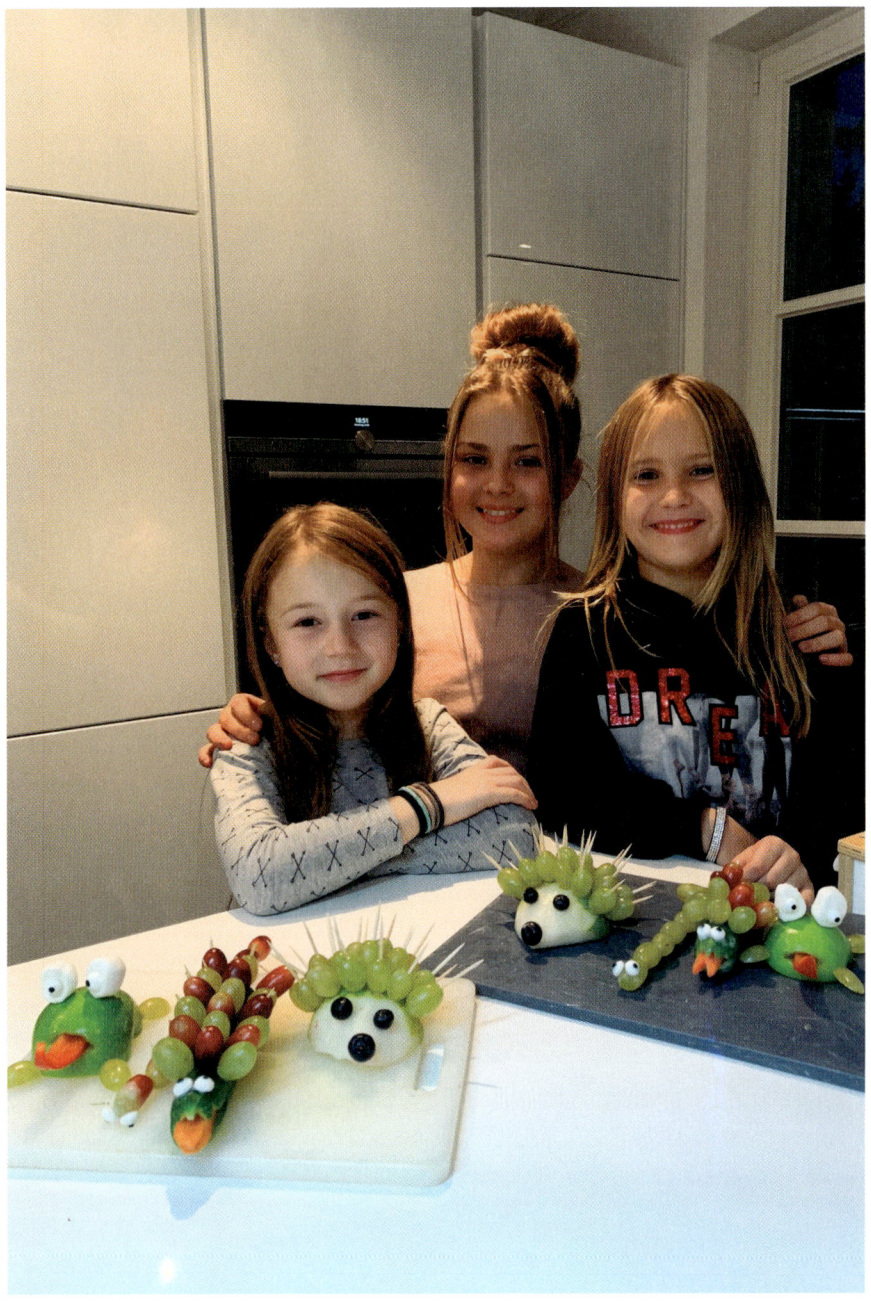

*Anna, Selma und Violet – die kreativen Kinderköche*

# Kinder in Bewegung

## Nussriegel

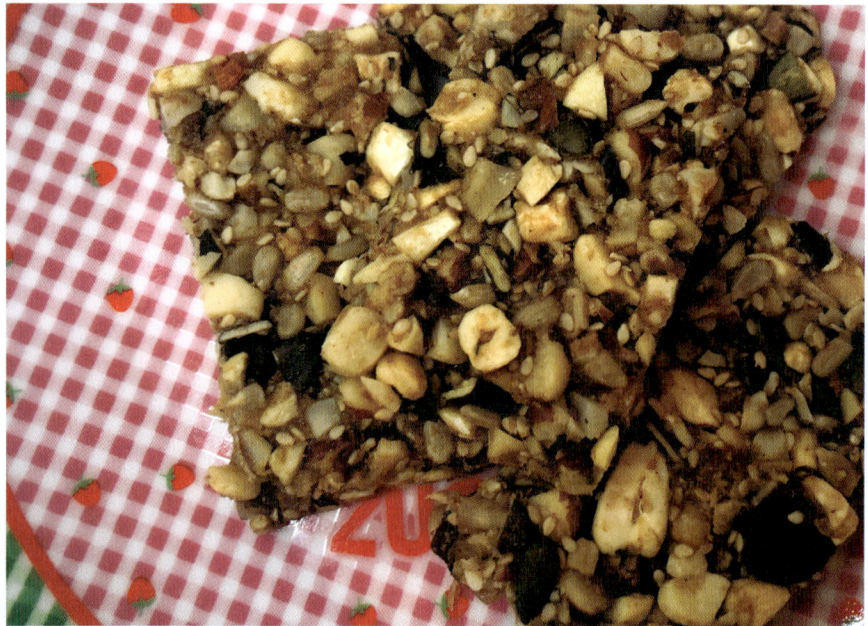

### Zutaten für ca. 12 Riegel

- 350 g gemischte Nüsse
- 50 g Sonnenblumenkerne, Kürbiskerne, Sesamkerne etc.
- 4 getrocknete Datteln
- 1 EL Dinkelmehl
- 1 großer Apfel
- Bei Bedarf 1-2 TL Honig oder Agavendicksaft

### Zubereitung:

Backofen auf 120° C Umluft vorheizen. Als Erstes die Nüsse grob hacken und in einer Schüssel mit dem Mehl vermischen, dann den Apfel schälen, klein schneiden und mit den Datteln pürieren. Wer es gerne süß mag, kann auch Honig oder Agavendicksaft dazugeben. Alles gut miteinander verrühren und die Masse auf einem kleinen Backblech oder auf ca. ein Drittel eines großen Backbleches 2 cm dick ausstreichen und mit einem Pfannenwender fest zusammendrücken.

Die Nussriegel werden für etwa 30 Minuten im Ofen bei 120° C gebacken und nach dem Auskühlen in 12 Riegel geschnitten.

## Apfel-Zimt-Muffins

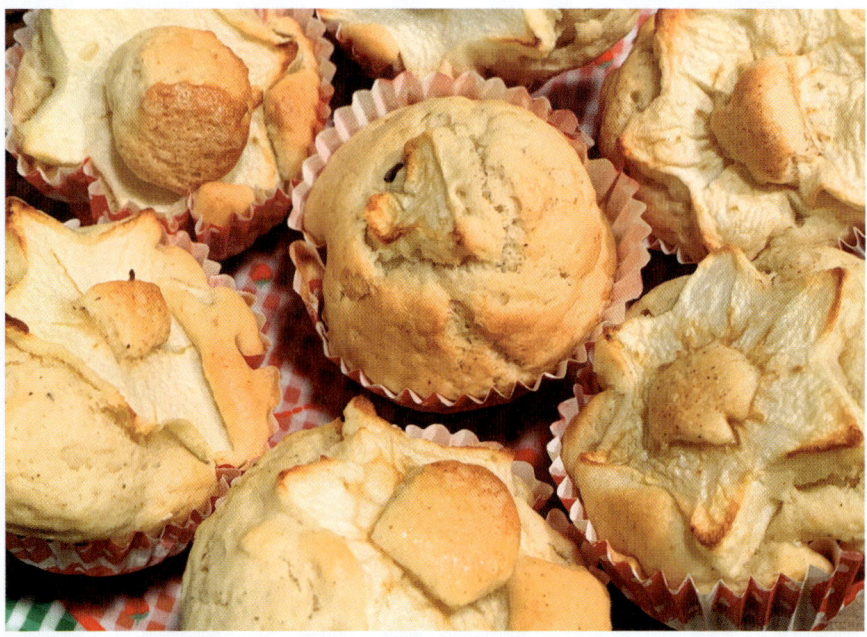

**Zutaten:**
(für ca. 12 kleinere Muffins)

- 250 g Dinkelmehl Typ 630
- 3 TL Backpulver
- 60 g Butter oder Rapsöl
- 50 g Agavendicksaft oder Ahornsirup
- 200 ml Hafermilch, Sojamilch oder Mandelmilch
- 2 Äpfel (klein geraspelt), gegebenenfalls ein zusätzlicher Apfel für Verzierungen
- 1 TL Zimt

**Zubereitung**

Zuerst den Backofen auf 180° C (Umluft) vorheizen. Dann alle Zutaten zusammenmischen, sodass ein fester Teig entsteht. Den Teig mithilfe von zwei Löffeln in die Muffinformen oder in ein Muffinblech geben, mit einem ausgestochenen Apfelherz verzieren und ca. 20 Minuten backen lassen, abkühlen und genießen.

• Kinder in **Bewegung**

## Apfel-Müsli-Riegel

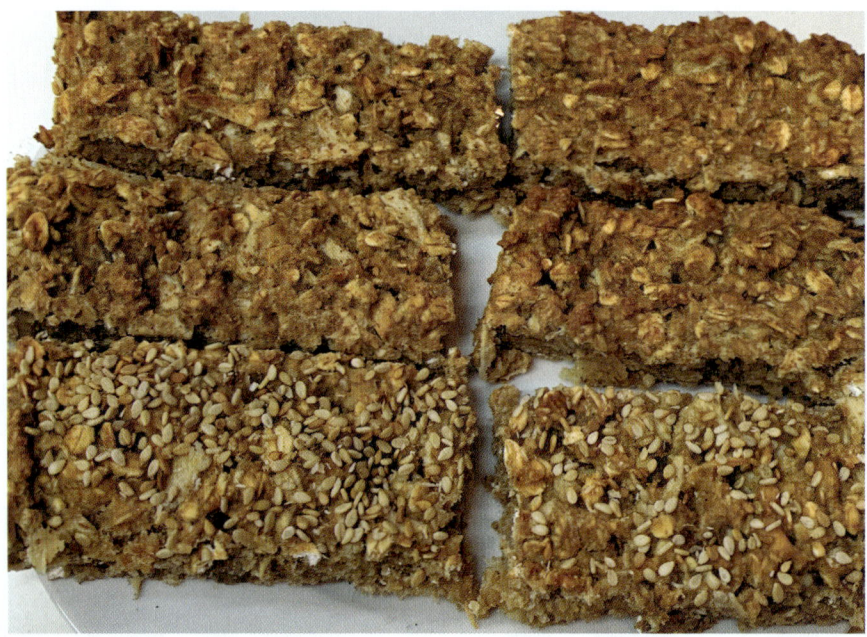

### Zutaten für ca. 8 Stück

- ½ Tasse kernige Haferflocken
- ½ Tasse zarte Haferflocken
- 2-4 EL Wasser oder Hafermilch
- 2-4 EL Dinkelmehl Typ 605 oder Vollkornmehl
- 1 EL Honig oder Ahornsirup
- 1 Prise Salz
- ½ Apfel, gerieben
- 1 Handvoll gehackte Nüsse
- 1 TL Zimt

### Zubereitung:

Den Backofen auf 180° C Ober- und Unterhitze vorheizen. Die Haferflocken mit dem Mehl vermischen und das Wasser/Milch langsam zugeben, bis es ein geschmeidiger Teig wird. Danach den Honig/Ahornsirup, das Salz und den geriebenen Apfel, Nüsse und Zimt gut untermischen. Alternativ kann man auch zwei Esslöffel Kokosraspeln und drei Esslöffel, zerkleinerte Bananenchips nehmen. Die Masse wird ca. auf ein Viertel Blech, das mit Backpapier ausgelegt ist gestrichen, ca. 1,5 cm hoch und ca. 20 Minuten backen lassen.

Aus dem Ofen nehmen und im warmen Zustand in acht Stücke schneiden und weiter auskühlen lassen.

## Apfelfrosch

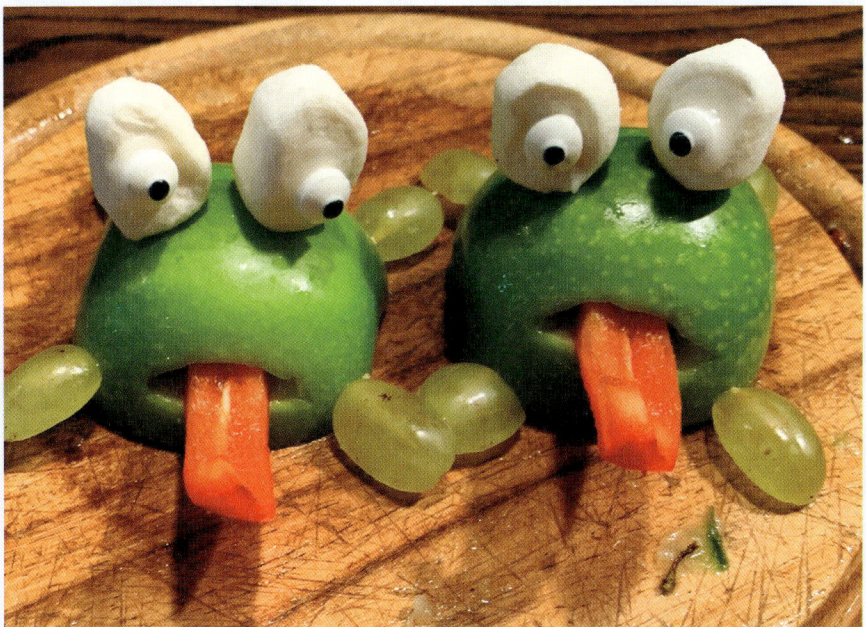

**Zutaten für einen Frosch:**

- 1/2 Apfel, (grün)
- 2 Weintrauben
- 1 Stück rote Paprika
- 1 Marshmallow
- 2 Schokodekortropfen oder fertige Augen, etwas Zuckerguss
- 3-4 Zahnstocher

**Zubereitung:**

Einen Apfel halbieren und auf einen Teller legen.

Ca. 1-2 cm vom unteren Rand längs einen ca. 2 cm breiten Schlitz in den Apfel schneiden, dies wird der Mund des Frosches. Weintrauben halbieren und je eine Hälfte vorn und hinten als Füße und Arme an den Apfel mit einem Zahnstocher feststecken. In An jede Seite kommen zwei halbe Weintrauben.

Das Marshmallow einmal durchschneiden und je einen Schokotropfen als Pupille oder Auge draufsetzen, gegebenenfalls mit Zuckerguss fixieren, wenn das Marshmallow nicht gut klebt. Beide Marshmallowhälften mit je einem Zahnstocher in die obere Apfelhälfte stecken.

• Kinder in **Bewegung**

## Gurkenkrokodil

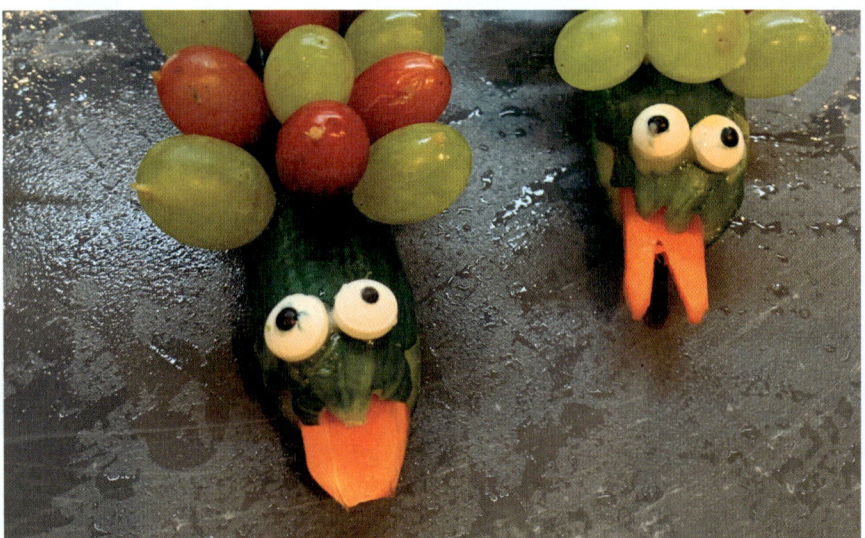

**Zutaten für eine Portion:**

- 1 kleine Gurke
- 1 Packung Weintrauben, Cocktailtomaten (alternativ kann man auch eine Packung Mini-Mozzarella mit aufspießen)
- 2 Möhre (halbe Möhren als Zunge, Rest als Deko aufspießen)
- 2 Schokodekortropfen oder fertige Augen, etwas Zuckerguss
- Holzspieße bzw. Zahnstocher

**Zubereitung:**

Die Gurke an der Unterseite der Länge nach etwas abschneiden, damit sie auf einem Teller oder Tablett gut liegt, ohne wegzurollen. Aus diesem Abschnitt kann man dann die Füße des Krokodils machen.

An der Vorderseite der Gurke einen Einschnitt von ca. 5 cm machen und mit einem Messer oben und unten Zacken als Zähne einschneiden. Möhren schälen, die halbe Möhre quer durchschneiden und eine Zunge zurechtschneiden und in den Mund stecken, den Rest in mundgerechte Stücke schneiden.

Dann auf die Oberseite der Gurke Spieße aufstecken (Zahnstocher am besten halbieren, da sie sonst zu lang sind) bis sie vollkommen bedeckt ist. Auf jeden Spieß eine Cocktailtomate, Weintraube oder Möhrenstück stecken, gegebenenfalls auch Mozzarella-Kugeln. Mit zwei Schokodekortropfen und etwas Zuckerguss zwei Augen machen, alternativ fertige Augen aufkleben.

## Obstigel

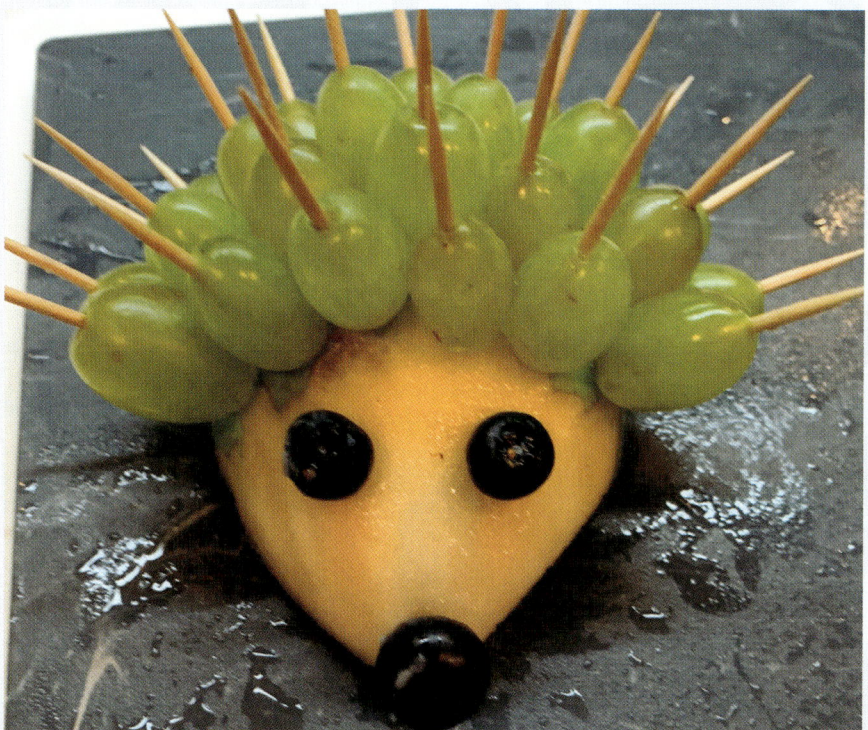

**Zutaten für eine Portion:**

- 1/2 Birne
- 20 Weintrauben, alternativ Himbeeren, Blaubeeren, Brombeeren, Physalis
- 22 Zahnstocher
- 3 Heidelbeeren, Zitronensaft, gegebenenfalls etwas Puderzucker

**Zubereitung:**

Die Birne halbieren, an der vorderen Seite (die mit der Spitze) die Schale entfernen und mit Zitronensaft bestreichen. Auf die andere Hälfte mit der Schale die Zahnstocher mit einer Traube/Beere feststecken, sodass alles bedeckt ist und ein Teil der Zahnstocher als Stachel rausguckt.

Zum Schluss die Heidelbeeren als Augen und Nase an der Birnenspitze mit einem halben Zahnstocher befestigen.

• Kinder in **Bewegung**

## Weintraubenraupe

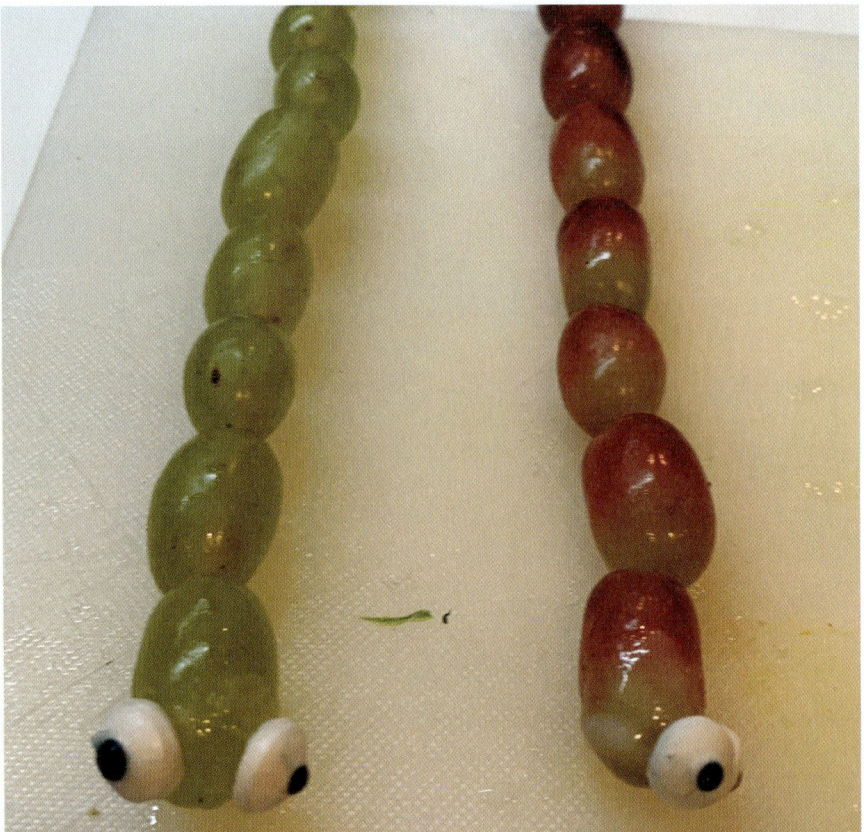

**Zutaten für 4 Portionen:**

- 24 Weintrauben
- 8 Schokodekortropfen oder fertige Augen, etwas Zuckerguss
- Alternative Köpfe: Cocktailtomaten
- 4 Holzspieße

**Zubereitung**

Die Weintrauben auf die vier Holzspieße stecken.

Mit etwas Wasser und Puderzucker einen festen Guss herstellen. Jeweils zwei kleine Kleckse (ungefähr die Größe der Schokotropfen) Zuckerguss auf die vordere Weintrauben geben. Darauf die Schokotropfen drücken, sodass der Zuckerguss rundherum hervorquillt, sodass Zuckerguss und Schokotropfen so aussehen wie Augen.

## Gesunde Karottencookies

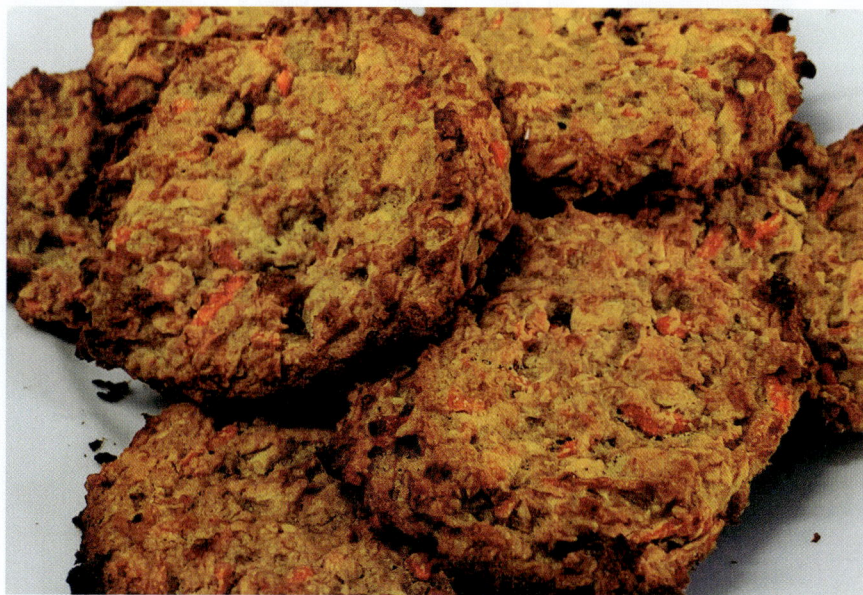

**Zutaten:**

- 2 Bananen
- 2 kleine Äpfel
- 2 kleine Möhren
- 150 g feine Haferflocken
- Bei Bedarf 80 g Rosinen oder andere klein geschnittene Trockenfrüchte
- 3 EL Ahornsirup oder Honig
- ½ TL Zimt
- 1 EL Erdmandelcreme
- 1 EL Kokosöl

**Zubereitung:**

Backofen auf 200° C Ober- und Unterhitze vorheizen. Ein Backblech mit Backpapier auslegen. Die Bananen in einer Schüssel mit der Gabel zerdrücken. Äpfel und Karotten schälen und mit einer Küchenreibe nicht zu fein reiben, zu der Banane in die Schüssel geben. Haferflocken, Rosinen/Trockenfrüchte, Ahornsirup und Zimt dazugeben. Die Erdmandelcreme und Kokosöl hinzufügen und alle Zutaten mit einem Löffel oder Teigschaber gut miteinander vermischen. Wenn die Creme und das Kokosöl sehr fest sind, kann man sie vorher leicht erwärmen.

Den Teig portionsweise mit einem Esslöffel auf dem vorbereiteten Backblech verteilen. Die Cookies im vorgeheizten Backofen bei 200° C auf der mittleren Schiene für ca. 25-30 Minuten goldbraun backen, herausnehmen und auf einem Kuchengitter auskühlen lassen.

• Kinder in **Bewegung**

## Multikultismoothie

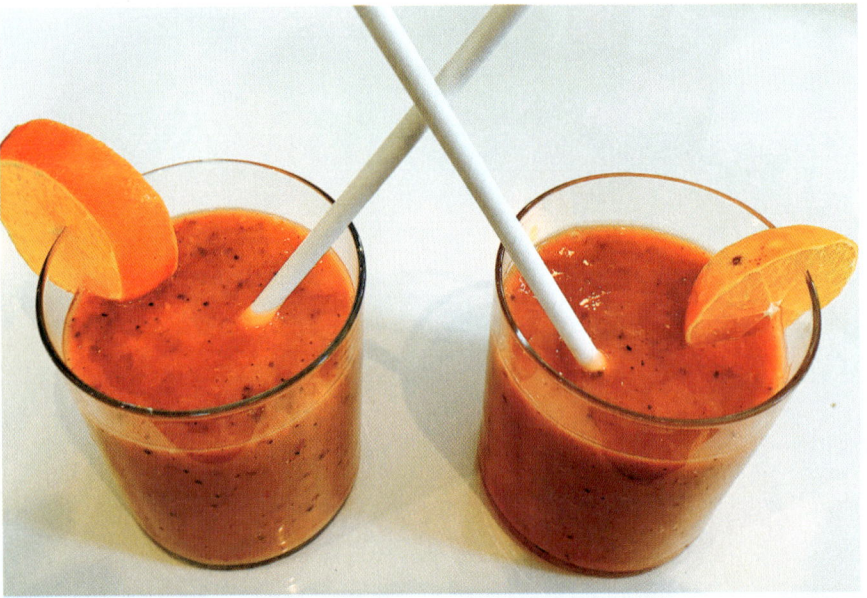

**Zutaten für 2 Smoothies:**

- 150 g Honigmelone
- ½ reife Mango, ½ Papaya
- Eine Handvoll Beeren (Himbeeren, Blaubeeren, Brombeeren oder Johannisbeeren)
- 1 Kiwi
- 1 Banane
- Saft von 2 Orangen
- Bei Bedarf 1 TL Superfood Supergreen (gemahlenes Weizengras, Mangold, Spinat und Kräuter)

**Zubereitung:**

Melone, Papaya, Banane, Kiwi und Mango schälen und klein schneiden, Beeren waschen und halbieren, Orangen durchschneiden und auspressen. Alle Zutaten im Mixer fein pürieren, im Sommer mit gecrashtem Eis oder Eiswürfel servieren.

Ernährung

## Mango-Bananen-Sorbet

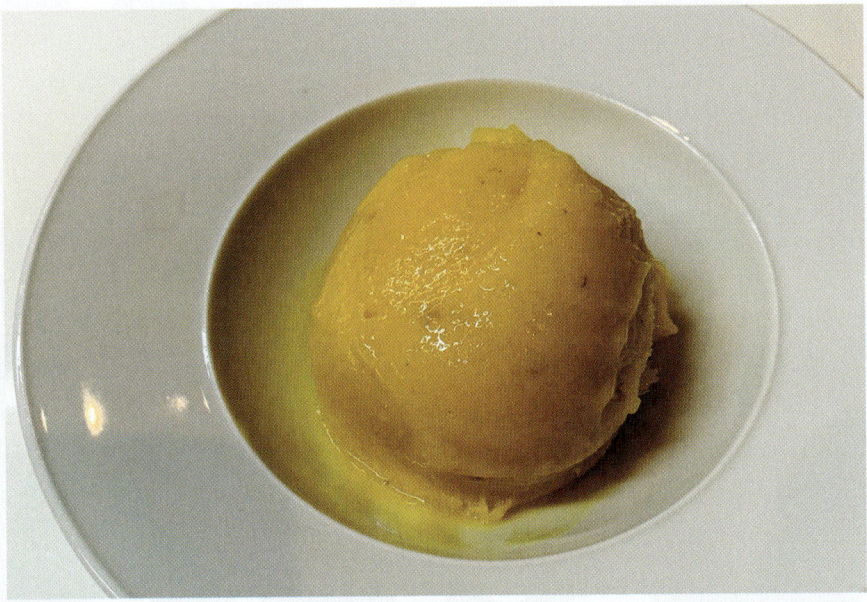

**Zutaten für ca. 500 ml:**

- 2 Bananen
- 300 g TK Mango
- Saft einer Zitrone
- Je ¼ TL Johannisbrotkernmehl und Guarkernmehl

**Zubereitung:**

Am Vortag die Bananen schälen, in Scheiben schneiden, halbieren und in einem Gefrierbeutel über Nacht im TK-Fach oder Gefrierschrank gefrieren lassen. Am nächsten Tag die gefrorenen Bananen und die TK-Mango in den Mixer geben und etwas antauen lassen.

Den Saft einer Zitrone dazugeben und ca. eine Minute zu einer cremigen Masse pürieren. Danach das Johannisbrotkernmehl und das Guarkernmehl untermischen. Man kann das Eis gleich genießen oder für eine etwas festere Konsistenz noch 5-10 Minuten in einer Eismaschine weiter rühren lassen.

# Kinder in Bewegung

## Energiebällchen

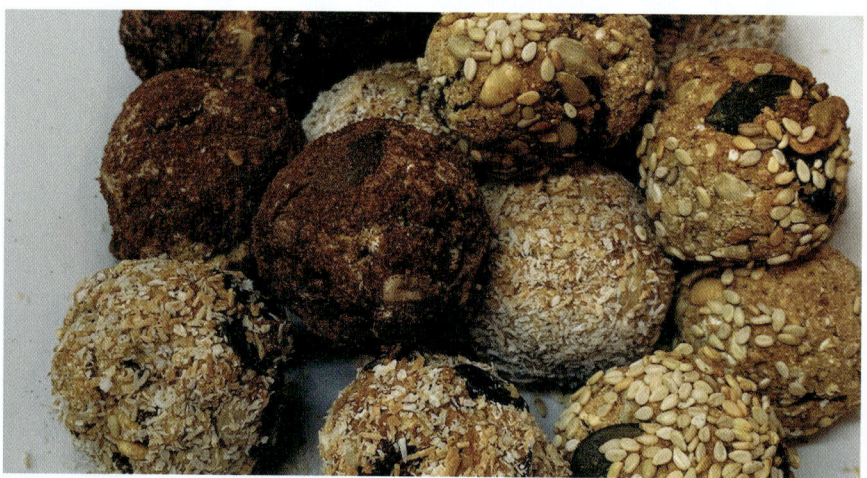

**Zutaten:**

- 200 g feine Haferflocken
- 100 g gemahlene Mandeln
- 100 g gemahlene Erdmandeln
- 2 reife Bananen
- 2 EL Honig oder Ahornsirup
- 3 EL zerkleinerte Rosinen oder Trockenfrüchte
- 3 EL Kerne (Kürbis, Sesam, Sonnenblumen etc.)
- Variation: z. B. mit 3 EL klein gehackte Bananenchips, Kokoschips oder andere Nüssen
- 2 EL Milch (auch Sojamilch, Hafermilch)
- Kokosraspeln und Kakaopulver zum Wälzen

**Zubereitung:**

Den Backofen auf 180° C vorheizen. Die Bananen zerdrücken, alle weiteren Zutaten zu einem gut formbaren, nicht mehr klebrigen Teig verarbeiten. Um den Teig fester werden zu lassen, nach Bedarf noch mehr gemahlene Nüsse hinzufügen.

Walnussgroße Kugeln formen und in Kakaopulver oder Kokosraspeln wälzen und auf ein mit Backpapier bedecktes Backblech legen. Im Backofen bei 180° C Ober- und Unterhitze 20-25 Minuten backen.

Im Kühlschrank und luftdicht verpackt halten die Bällchen ein paar Tage.

## Visionen

Das Thema *Essen und Ernährung* haben die Bundesländer zwar in ihren Lehr- und Bildungsplänen verankert, aber was davon wird wie umgesetzt? In der *Studie zur ernährungsbezogenen Bildungsarbeit in Kitas und Schulen*, die vom BMEL in Auftrag gegeben wurde, zeigte sich, dass die Fachkräfte nur unzureichend auf ihre Aufgaben vorbereitet werden und die Lehrbücher häufig fachliche Mängel aufwiesen.

In den Fächern Sachunterricht und Biologie als Leitfächer für Ernährungsbildung wird meist die naturwissenschaftliche Perspektive und der Aufbau des Körpers betrachtet. Praktisches Wissen zur Herkunft und Umgang mit Lebensmitteln bzw. wie eine gesunde Ernährung aussieht, wird weniger vermittelt.

Gemeinsam mit dem Bundeszentrum für Ernährung, BZfE, will die Bundesministerin Julia Klöckner nun ein Konzept erarbeiten, wie man das Thema Ernährungsbildung verstärkt in der Schulbildung verankern kann.

Bis dahin sollten wir uns als Eltern nicht ausruhen, sondern selbst für eine gute und ausgewogene Ernährung unserer Kinder sorgen, die eine wichtige Grundlage für die geistige und körperliche Entwicklung bildet. Und eine gesunde Ernährung schadet auch uns Eltern nicht!

• Kinder in **Bewegung**

## 3.36 Kinder

Im Wartezimmer unseres Kinderarztes erinnert eine Tafel mit einem etwas längeren Text daran, wie wir den Umgang mit unseren Kindern gestalten sollten.

Es lohnt sich, Perspektiven zu verschieben, den Druck herauszunehmen und zu erkennen, was Kinder sind und wie wir Ihnen zur Seite stehen können.

*Deine Kinder sind nicht Deine Kinder,
sie sind die Söhne und Töchter
der Sehnsucht des Lebens nach sich selbst.
Sie kommen durch Dich, aber nicht von Dir,
obwohl sie bei Dir sind, gehören sie Dir nicht.
Du kannst ihnen Deine Liebe geben, aber nicht
Deine Gedanken; denn sie haben ihre eigenen Gedanken.
Du kannst ihrem Körper ein Heim geben,
aber nicht ihrer Seele, denn ihre Seele wohnt im
Haus von morgen, das Du nicht besuchen kannst,
nicht einmal in Deinen Träumen.
Du kannst versuchen, ihnen gleich zu sein,
aber nicht, sie Dir gleich zu machen,
denn das Leben geht nicht rückwärts
und verweilt nicht beim Gestern.
Du bist der Bogen, von dem Deine Kinder
als lebende Pfeile ausgeschickt werden.
Lass Deine Bogenrundung in der Hand
des Schützen Freude bedeuten!*

– Khalil Gibra –

**Wir wünschen Ihnen eine spannende
und wundervolle Zeit mit Ihren Kindern.**

Ernährung

## 3.37 100 Tipps kompakt

*100 Tipps gegen Bewegungsmangel und Fehlernährung*

## Kinder in **Bewegung**

Nutzen Sie diese Tipps und Ratschläge zum Erinnern und zum Auffrischen des Erlernten aus dem Buch. Wir möchten Sie nicht missionieren, sondern vielmehr Hilfestellung und Impulse geben.

Arbeiten Sie die Tipps nicht ab, sondern sehen Sie sie als Inspiration und Orientierung. Pflegen Sie einen entspannten Umgang mit Ihrem Kund **und** mit sich selbst.

1. Machen Sie Ihr Kind stark und geben Sie Ihrem Kind Handlungsstrategien mit auf den Weg. Das gibt Ihrem Kind, aber auch Ihnen ein Gefühl von Sicherheit.

2. Achten Sie darauf, dass die Anerkennung immer erst im Nachhinein kommt und Sie keine „Vorschusslorbeeren" verteilen.

3. Vertrauen Sie auf die eigenen Fähigkeiten Ihres Kindes. Vertrauen Sie darauf, dass es alles in sich hat, um zu einem selbstbewussten, glücklichen Erwachsenen heranzuwachsen.

4. Fragen Sie Ihr Kind nach seiner Meinung, lassen Sie es mitbestimmen (dem Alter entsprechend) und versuchen Sie immer, es zu verstehen.

5. Nehmen Sie sich Zeit für Ihr Kind und zeigen Sie ehrliches Interesse an den Themen, die Ihr Kind beschäftigen.

6. Ziehen Sie Konsequenzen, wenn bestimmte Verabredungen nicht eingehalten werden, aber verhängen Sie keine Strafen.

7. Verstehen Sie unter Respekt nicht blinden Gehorsam. Sie wissen, dass Konflikte zum Leben dazugehören. Sie sind bereit, entstandene Konflikte unter Beachtung der Rechte und Würde Ihres Kindes zu lösen.

8. Sie übernehmen Verantwortung für Ihr eigenes Wohlbefinden, weil Sie wissen, wenn es Ihnen gut geht, geht es auch Ihrem Kind und der ganzen Familie gut.

9. Sie sind sich bewusst, dass Ihre Kinder Sie immer als Vorbild nehmen. Überlegen Sie sich daher genau, welche Einstellungen und Verhaltensweisen Sie sich für Ihre Kinder wünschen und wann es sich für Sie lohnt, Ihre Komfortzone zu verlassen, um ungeliebte Gewohnheiten zu verändern.

10. Ihr Kind verlässt sich auf Ihre Zusagen. Wenn Sie etwas versprechen, halten Sie es ein!

Ernährung

11. Seien Sie vorsichtig mit voreiligen Versprechungen oder Belohnungen. „Zwingen zum Guten", „Erpressen zum Guten" oder „unter Druck setzen zum Guten" funktioniert nicht. Ständige Belohnungen funktionieren auch nicht.

12. Sie sind immer die beste Mutter oder der beste Vater, die/der Sie zu jeder Zeit sein konnten. Vergeben Sie sich Fehlentscheidungen und „falsche" Reaktionen in der Vergangenheit.

13. Machen Sie sich zu einem positiv denkenden Menschen – beginne Sie heute – und verhalten Sie sich danach. Damit öffnen Sie den Weg in ein erfülltes Zusammenleben mit Ihrer Familie und Ihren Kindern.

14. Wagen Sie den Perspektivwechsel und erfahren Sie, was Sie von Kindern lernen können, wenn Sie sich auf sie einlassen.

15. Lassen Sie Ihr Kind träumen. Es fördert dabei seine Fantasie und Kreativität.

16. Verinnerlichen Sie die **GE$^3$HZEIT-Formel**. (Seite 31 ff.). Die Umsetzung der einzelnen Buchstaben dieses Akronyms wird Ihnen in der Begleitung Ihres Kindes eine große Hilfe sein.

17. Loben ebnet den Weg zur Selbstständigkeit. Geben Sie Ihren Kindern die Kraft für diesen Weg. Mit von Herzen kommendem, dosiertem und ehrlichem Loben.

18. Begleiten Sie Ihr Kind, anstatt es zu erziehen!

19. Reden Sie mit Ihren Kindern über Ihre Gefühle und Emotionen, das macht sie sozial und emotional kompetent und verhindert Schuldgefühle sowohl bei Ihnen als auch bei Ihren Kindern.

20. Kinder sind oft der Spiegel von unterdrückten Emotionen der Eltern. Also, was Sie an Ihren Kindern stört, stört Sie auch an Ihnen selbst. Nehmen Sie Unterstützung bei emotionalen Klärungen an und fördern Sie gute Gespräche. Je besser Sie auf sich achten, desto besser geht es Ihrem Nachwuchs.

21. Positive gemeinsame Rituale, Kommunikationsinseln und gemeinsame Unternehmungen stärken die Familie. Am besten sofort damit anfangen. Besonders im Alltag sind tägliche gemeinsame Zeiten so wertvoll.

22. Ein verständnisvoller Umgang, Gleichberechtigung und Miteinander, auch wenn es mal stressig ist, lässt Sie als Familie immer stark sein. Anerkennung, aktives Hinhören, Verstehen und Bewertungsfreiheit tut jedem gut!

# Kinder in Bewegung

23. Bauen Sie Stress gemeinsam ab! Abtanzen und lachen, mal schreien bei Wut, Bewegung, Sport, loslassen und neu versuchen, das verbindet. Wir brauchen Bewegung, um zu lernen.

24. Alles darf sein, auch wenn es einmal unbequem ist. Eine gemeinsame Lösung findet sich immer. Fragen Sie Ihre Kinder, was ihnen hilft, sie unterstützt und was sie gerade brauchen.

25. Haben Sie Spaß am Leben und bleiben Sie gesund! Nähren Sie sich mit gesunden Lebensmitteln und positiven Gedanken.

26. Lieben Sie, was Sie tun! Schenken Sie auch den kleinen Glücksmomenten besondere Beachtung, denn auch der Alltag ist voll davon, wenn wir aufmerksam sind.

27. Lieben Sie Ihr Mutter-/Vater-/Elternsein, denn es ist ein wunderbares Geschenk, was Sie sich als Paar gemacht haben. Und natürlich lieben Sie Ihre Kinder und Ihre Familien und klären Konflikte immer sofort.

28. Lassen Sie sich öfter auf sportliche „Abenteuer" mit Ihren Kindern ein und helfen Sie Ihrem Kind dabei, seinen Bewegungsdrang zu stillen. Ganz nebenbei werden Sie dazu auch noch Ihrer Rolle als Bewegungsvorbild gerecht.

29. Sie können Ihr Schaltsystem der DNA, also Ihre Gene, durch Ihr Verhalten und durch das Vermeiden von schädlichen Umweltfaktoren positiv beeinflussen und an Ihre Kinder weitervererben.

30. Die Gesundheit Ihrer Kinder und die bewegungsorientierte Entwicklung kontinuierlich zu fördern, sollte stets Ihr Anliegen sein und oberste Priorität besitzen.

31. Für eine gesunde Entwicklung sollte Kindern genügend Zeit und Raum für das freie, kreative Spiel gegeben werden, unabhängig von den verschiedenen Angeboten.

32. Bewegung geht eigentlich immer, wenn man den Bewegungsräubern im Alltag auf die Schliche kommt: der Rolltreppe, dem Auto, dem Fahrstuhl, dem Fernseher!

33. Zum Weitersagen an Erzieher und Lehrer… pädagogische Fachkräfte können sich kostenfrei zu Genussbotschaftern fortbilden lassen, um Kinder im Alter zwischen drei und 10 Jahren in der Lebenswelt Kindergarten und Grundschule für das Kochen und eine ausgewogene Ernährung zu begeistern. Informationen unter https://ichkannkochen.de/

Ernährung

34. Integrieren Sie koordinative und spielerische Elemente wie Life Kinetik® in das Bewegungsprogramm Ihrer Kinder

35. Meditieren Sie doch selbst einmal und motivieren Sie Ihre Kinder zu Meditation und Achtsamkeit.

36. Üben Sie regelmäßig Meditation mit Ihrem Kind (Übung macht den Meister).

37. Schaffen Sie Ruheinseln im Kinderzimmer und in der Wohnung.

38. Respektieren Sie die Fähigkeiten und Grenzen Ihres Kindes.

39. Erkennen und fördern Sie die Stärken Ihres Kindes und schätzen Sie seine Individualität.

40. Seien Sie der sichere Hafen für Ihr Kind.

41. Stellen Sie bei der Auswahl einer Sportart nicht den Förderaspekt in den Vordergrund, sondern achten Sie vor allem darauf, dass Ihr Kind Spaß an der Bewegung und am Sport hat!

42. Testen Sie in einem Probetraining neue Sportangebote. Schauen Sie sich das Training an und diskutieren Sie anschließend mit Ihrem Kind über das Erlebte.

43. Druck ist nie eine Lösung. Zwingen Sie Ihr Kind nicht zu einer bestimmten Sportart, sondern berücksichtigen Sie seine Wünsche. Ihr Kind sollte sich freiwillig für einen Sport entscheiden.

44. Eine Sportstunde sollte als fester Termin in Ihrem Kalender festgehalten werden.

45. Das Training sollte nur ausnahmsweise ausfallen. Kindergeburtstage oder andere Ereignisse wie Arztbesuche etc. stellen Ausnahmen dar. Aber ein: „Ich mag heute nicht!", ist kein triftiger Grund.

46. Sofern Ihr Kind jedoch des Öfteren keine Lust zum Training hat, sollten Sie diese Gefühlslage hinterfragen. Gibt es Probleme mit dem Trainer oder mit anderen Kindern? Fühlt es sich vielleicht über- oder unterfordert? Vielleicht mag Ihr Kind auch die Sportart nicht mehr und möchte etwas anderes ausprobieren?

47. Sorgen Sie dafür, auch wenn Sie selbst keine Zeit haben, Ihr Kind zu begleiten, für moralische und seelische Unterstützung durch einen Freund oder eine Freundin.

## Kinder in **Bewegung**

48. Lassen Sie sich von Ihrem Kind berichten, was es in den Sportstunden gelernt hat. Honorieren Sie Erlerntes durch Loben und überzeugen Sie sich selbst, indem Sie an Aufführungen, Wettkämpfen oder Spielen als Zuschauer interessiert und aufmerksam dabei sind.

49. Für den Fall, dass Ihr Kind über mehrere Wochen Desinteresse an den Sportstunden zeigt, schauen Sie sich nach Alternativen um.

50. Ob sich Ihr Kind am Ende für eine Individualsportart oder für eine Mannschaftssportart entscheidet, ist von sekundärer Bedeutung. An erster Stelle sollte immer der Spaß und die Freude an der Bewegung und an der selbst gewählten Sportart stehen.

51. Die App *Baby und Essen* vom Netzwerk *Gesund ins Leben* liefert einen Essensfahrplan für das erste Lebensjahr.

52. Bieten Sie abgelehnte Nahrungsmittel in unterschiedlichen Kombinationen und Darreichungsformen an und geben Sie, darum würde ich Sie bitten, bei Ablehnung nicht zu schnell auf!

53. Ermutigen Sie Ihr Kind, neue Lebensmittel zu probieren und zu entdecken. Dazu ist es notwendig, für ein vielfältiges und abwechslungsreiches Geschmacksangebot zu sorgen. Sie werden Geduld benötigen! Es ist wiederholtes Probieren notwendig, bevor Ihr Kind entscheidet, ob es ein Lebensmittel geschmacklich mag.

54. Bieten Sie Lebensmittel unbedingt auch einzeln an, damit Ihr Kind seinen Eigengeschmack erfährt. Dieses Geschmackserlebnis verhindern Sie, wenn Sie Ketchup als Option erlauben, nur damit beispielsweise das Gemüse gegessen wird.

55. Fördern Sie die Akzeptanz nährstoffdichter Nahrungsmittel, denn im frühen Kindesalter geprägte Geschmacksvorlieben werden bis ins Erwachsenenalter mitgenommen.

56. Machen Sie Ihr Kind neugierig auf Obst, Gemüse, Vollkornprodukte und Co. Das Auge, erst recht bei Kindern, isst immer mit! Alles, was Streusel hat, ist cool. Und alles, was eine bestimmte Form hat, ist cool. Richten Sie doch einmal die Speisen besonders an. Aus einer Scheibe Brot, etwas Käse und ein paar Beeren wird so beispielsweise ganz einfach eine Regenwolke, hinter der die Sonne herauskommt. Eine kleine Raupe aus aufgespießten Weintrauben will ebenso verspeist werden wie der rote Paprikakrebs mit Joghurtdip.

## Ernährung

57. Der Teller sollte möglichst bunt sein. Lassen Sie der kindlichen Fantasie freien Lauf. Gemischt werden darf alles, was schmeckt und Spaß macht. Auch unterschiedliche Konsistenzen sehen spannend aus und laden zum Essen ein. Kinder lieben es, wenn Nahrungsmittel Geschichten erzählen. Dann wird auch schnell vergessen, dass da eigentlich Obst und Gemüse auf dem Teller liegen.

58. Möglichst viel frisch und selbst kochen.

59. Möglichst oft gemeinsam essen.

60. Kleinkinder nicht überfüttern – wenn ein Kleinkind signalisiert, dass es nicht mehr essen möchte, kein weiteres „Löffelchen" anbieten.

61. Größere Kinder bei der Essensplanung, beim Einkaufen und beim Kochen mit einbeziehen.

62. Täglich einen Rohkost-Früchte-Teller mit ungesalzenen Nüssen als Zwischenmahlzeit reichen.

63. Kein Essen zum Trösten verwenden – wenn ein Kind weint, braucht es jemanden, der es in den Arm nimmt und zuhört, aber keine Schokolade.

64. Kein Essen als Belohnung verwenden.

65. Keine Süßigkeiten als Deko in der Wohnung benutzen – führen Sie Ihre Kinder (und sich selbst) nicht unnötig in Versuchung.

66. Keine süßen Getränke im Alltag, sondern nur zu besonderen Gelegenheiten.

67. Mit kleinen Kindern täglich an die frische Luft gehen zum Rennen, Klettern, Toben, Hüpfen, Schaukeln. Größere Kinder für mindestens eine Sportart im Sportverein anmelden.

68. Planen Sie Mahlzeiten in einem regelmäßigen Rhythmus ein, den Kinder erkennen und für sich abspeichern können. Für Kinder bieten sich im Tagesverlauf beispielsweise drei Hauptmahlzeiten und zwei kleine Zwischenmahlzeiten an.

69. Kinder über zwei Jahre sollten mindestens vier Mahlzeiten am Tag zu sich nehmen. Studien weisen darauf hin, dass Kinder, die weniger als vier Mahlzeiten pro Tag zu sich nehmen, ein höheres Risiko für die Entwicklung von Übergewicht haben. Wasser gibt es aber immer zu jeder Zeit.

## Kinder in Bewegung

70. Essen Sie gemeinsam ohne Ablenkung, mit Zeit und in Ruhe. Machen Sie den Fernseher aus. Hintergrundmusik ist nicht notwendig. Und legen Sie Tablets und Smartphones außer Reichweite. Alle Familienmitglieder sollten sich ausschließlich auf das Essen und das Miteinander fokussieren.

71. Kündigen Sie Kindern immer rechtzeitig an, wenn eine Mahlzeit bevorsteht. Dazu können Sie sich eines akustischen Signals, z. B. Gong, Wecker oder Spieluhr, bedienen. Die Kinder wissen dann, dass sie ihr Spiel beenden beziehungsweise unterbrechen müssen, weil das Essen bald fertig ist.

72. Beginnen Sie die Mahlzeiten ganz eindeutig für Ihr Kind z. B. durch einen Tischspruch. *Einerlei, ob Gemüse, Suppe oder Brei, wichtig ist, du bist dabei. 1, 2, 3, 4, 5, 6, 7, guten Appetit, ihr Lieben.*

73. Nehmen Sie sich für eine Familienmahlzeit ungefähr 20 Minuten Zeit. Für Kinder ist es ein wichtiger Lernprozess, sitzen zu bleiben. Länger als 30 Minuten sollte aber keine Hauptmahlzeit für (Klein-)Kinder dauern.

74. Schaffen Sie durch Rituale und ausreichend Zeit eine freundliche Atmosphäre, sodass Ihr Kind Mahlzeiten als positives Erlebnis in sich aufnimmt. Vermeiden Sie strenge Maßregelungen wie: *„Schmatze nicht so"* oder: *„Nimm die Ellbogen vom Tisch. Du sollst anständig essen."* Äußerungen dieser Art senden negative Botschaften und vermitteln den Eindruck: *„Mit dir stimmt etwas nicht!"*

75. Ermöglichen Sie es Ihrem Kind, dass es selbstständig isst. Lassen Sie es aktiv an Mahlzeiten teilnehmen, um es bei Bedarf zu unterstützen. Sobald Ihr Kind selbstständig essen kann, sollten Sie Ihre Aufmerksamkeit bei den Mahlzeiten nicht ungeteilt auf Ihr Kind legen. Denn, wer im Mittelpunkt (unter Beobachtung) steht, ist kein Teil der Gemeinschaft.

76. Essen zu lernen, heißt natürlich auch, Fertigkeiten im Umgang mit Besteck und Geschirr sowie Trinkgefäßen zu entwickeln. Haben Sie Geduld! Üben, ohne zu kleckern, ist nicht möglich.

77. Gemeinsam zu essen, ist wichtig und stärkt eine Familie. Dazu ist aber die richtige Atmosphäre unheimlich wichtig. Ist beispielsweise die Beziehung zu einem *(neuen)* Erwachsenen gestört, fehlt häufig der Appetit oder Kinder nörgeln am Essen herum – vor allem dann, wenn der *neue* Erwachsene das Gericht zubereitet hat.

## Ernährung

78. Versuchen Sie, klare, persönliche Aussagen am Tisch zu formulieren. Oder mit Interesse und Einbeziehung auf das Verhalten Ihres Kindes am Esstisch zu reagieren. Anstatt Verärgerung darüber auszudrücken, dass eine Speise, die sonst immer gegessen, heute abgelehnt wird, könnten Sie Ihr Kind fragen: *„Ich habe heute etwas verändert. Schmeckst du heraus, was anders ist? Mich würde interessieren, was du davon hältst."*

79. Wie verhalten Sie sich eigentlich am Esstisch? Kinder lernen das Essen durch Nachahmung und Beobachtungslernen sowie durch Interaktion und Kommunikation mit anderen. Es ist äußerst schwierig, Kindern etwas beizubringen oder zu vermitteln, was in der Gemeinschaft nicht gelebt wird.

80. Das Vorsetzen großer Essensmengen kann ein Kind leicht überfordern. Bieten Sie Ihrem Kind deshalb, sobald Selbstbedienung möglich ist, zunächst nur eine kleine Portion an. Lassen Sie Ihr Kind sich die Portion eigenständig nehmen. Es kann nachfordern oder nachnehmen, bis es satt ist. Ihr Kind entscheidet, wie viel es isst.

81. Kinder möchten erkennen, was sie essen. Daher werden Nahrungsmittel besser angenommen, wenn sie selbst wählen dürfen, was sie auf den Teller legen. Das ästhetische Anrichten von Speisen spielt auch schon für Kleinkinder eine wesentliche Rolle: Zeigen Sie Ihrem Kind, aus welchen Komponenten die Mahlzeit besteht. Lassen Sie ihm Zeit, die Eindrücke in sich aufzunehmen.

82. Beendet Ihr Kind frühzeitig die Mahlzeit oder will es gar nichts essen, reichen wenige Versuche, es zum Essen zu ermutigen. Bieten Sie keine Extraspeisen an!

83. Ein Kind is(s)t wählerisch, wenn es führungslos über seine Ernährung entscheiden soll oder aber gezwungen wird, Dinge, natürlich die *richtigen* oder *gesunden*, zu essen. Insbesondere Zwang zerstört jeglichen Genuss und nimmt somit die Lust am Thema Ernährung.

84. **Tipp:** Achten Sie bei Getreideprodukten auf möglichst unverarbeitete Produkte.

85. Wählen Sie für Essanfänger fein gemahlenes Vollkornbrot.

86. Gewöhnen Sie Ihr Kind außerdem schrittweise an Nahrungsfasern, sprich, Lebensmittel mit einem hohen Gehalt an Ballaststoffen.

87. Achten Sie bei tierischen Produkten unbedingt auf die Qualität durch eine tiergerechte Haltung und regionale Produktion. Pro Tag sollte Ihr Kind eine Portion Fleisch ODER Wurst ODER Fisch ODER Ei essen.

## Kinder in Bewegung

88. Eine ausreichende Zufuhr von Omega-3-Fettsäuren ist essenziell. Neben Fisch, stehen pflanzliche Alternativen in Öl- oder Kapselform zur Verfügung.

89. Möchten Sie Ihr Kind vegetarisch ernähren, kann Unterstützung in Form einer Ernährungsberatung durch eine Fachkraft sinnvoll sein!

90. Schalten Sie Ihr Handy vor dem Essen aus. Gelesen wird nicht bei Tisch, der Fernseher läuft nicht.

91. Streit gehört nicht an den Esstisch. Diskussionen können auf später verschoben werden.

92. Es ist schön, wenn man mit einem kleinen Ritual wie einem *Guten Appetit* oder einem Tischspruch die Mahlzeit beginnt und so das Essen eröffnet.

93. Sprechen Sie Lob und/oder Dank für das Essen aus. Das tut demjenigen, der gekocht hat, gut!

94. Nehmen Sie die Bedürfnisse Ihres Kindes ernst.

95. Gleichzeitig sollten Sie nicht zu stark auf Ihr Kind achten. Ihm passieren viel mehr Fehler und Ungeschicklichkeiten, wenn es sich dauernd kontrolliert und beobachtet fühlt. Kleine Missgeschicke diskret in Ordnung bringen.

96. Niemand redet dem anderen rein. Man wartet, bis jemand fertig mit Sprechen ist. Das gilt auch für Eltern!

97. Gute Tischmanieren sind wichtig, aber nicht immer. Ab und zu sollten Kompromisse eingegangen werden, z. B. kann manchmal Fingerfood oder ein Lebensmittel gegessen werden, das man einfach nicht, ohne zu kleckern, essen kann. Man kann auch einmal schmatzen und schlürfen, was das Zeug hält. Einfach so, als Spiel und weil es Spaß macht.

98. Wer vom Tisch gehen möchte, bevor alle fertig sind, fragt zuerst. Das gilt auch für Erwachsene. Eine Begründung macht sich noch besser.

99. Erfreuen Sie sich an der kindlichen Neugier; lernen Sie auch von Ihrem Kind – Essen soll Spaß machen. Machen Sie Ihr Kind nicht zu Ihrem Gesundheits- oder Ernährungsprojekt. Genießen Sie die gemeinsame Zeit als Familie am Esstisch.

100. Bleiben Sie immer in Bewegung, geistig und körperlich, denn ohne Bewegung bewegt sich nichts!

# Ernährung

# Anhang

## Literaturverzeichnis

Akcakus, M. & Koklu, E. et al. (2007). Macrosomic newborns of diabetic mothers are associated with increased aortic intima-media thickness and lipid concentrations. *Horm Res; 67 (6)*, 277-83.

Ball, D. J. (2002). Playgrounds – risks, benefits and choices. *HSE Cntract Research Report, 426*. HSE Books. ISBN 0717623408.

Beauchamp, G. K. & Mennella, J. A. (2009). Early flavor learning and its impact on later feeding behavior. *J Pediatr Gastroenterol Nutr., 48* (Suppl. 1), 25-30.

Becker, S. & Heuckmann, L. (2019). *Pädiatrische Empfehlungen für Eltern zum Bildschirmmediengebrauch bei Kindern.* https://www.becker-heuckmann.de/downloads/. Abruf am 20.10.2019.

Beliebteste Sportarten Deutschland – SportMember.de. (o. J.). Abgerufen 8. Januar 2020, von https://www.sportmember.de/de/artikel/beliebteste-sportarten-deutschland

Bispham, J. & Gardener, D. S. et al. (2005). Maternal nutritional programming of fetal adipose tissue development: Differential effects on messenger ribonucleic acid abundance for uncoupling proteins and peroxisome proliferator-activated and prolactin receptors. *Endocrinology, 146 (9)*, 3943-9.

Bloch, M. H. & Qawasmi, A. (2011). Omega-3 fatty acid supplementation for the treatment of children with attention-deficit/hyperactivity disorder symptomatology: Systematic review and meta-analysis. *Journal of the American Academy of Child & Adolescent Psychiatry, 50 (10)*, 991-1000. https://doi.org/10.1016/j.jaac.2011.06.008

Borg-Laufs, M. (2012). Die Befriedigung psychischer Grundbedürfnisse als Weg und Ziel der Kinder- und Jugendlichenpsychotherapie. Paper presented at the Forum für Kinder- und Jugendpsychiatrie, Psychosomatik und Psychotherapie.

Brigham, E. P., Woo, H., McCormack, M., Rice, J., Koehler, K., Vulcain, T. & …Hansel, N. N. (2019). Omega-3 and omega-6 intake modifies asthma severity and response to indoor air pollution in children. *American Journal of Respiratory and Critical Care Medicine, 199 (12)*, 1478-1486. https://doi.org/10.1164/rccm.201808-1474OC

Britton, W. B., Lepp, N. E., Niles, H. F., Rocha, T., Fisher, N. E. & Gold, J. S. (2014). A randomized controlled pilot trial of classroom-based mindfulness meditation compared to an active control condition in sixth-grade children. *Journal of School Psychology, 52 (3)*, 263-278. https://doi.org/10.1016/j.jsp.2014.03.002

Brunner, K. M. (2011). Der Ernährungsalltag im Wandel und die Frage der Steuerung von Konsummustern. In A. Ploeger, G. Hirschfelder & G. Schönberger (Hrsg.), *Die Zukunft auf dem Tisch. Analysen, Trends und Perspektiven der Ernährung von morgen.* VS Verlag für Sozialwissenschaften/Springer Fachmedien, Wiesbaden.

Bussler, S., Penke, M., Flemming, G., Elhassan, Y. S., Kratzsch, J., Sergeyev, E. & …Kiess, W. (2017). Novel insights in the metabolic syndrome in childhood and adolescence. *Hormone Research in Paediatrics, 88 (3-4)*, 181-193. https://doi.org/10.1159/000479510

Childwise, C. (2013, März 9). *Empathie.* Abgerufen 8. Januar 2020, von http://childwise-ch.blogspot.com/2013/03/empathie.html

Clausen, T., Burski, T., Oyen, N., Godang, K., Bollerslev, J. & Henriksen, T. (2005). Maternal anthropometric and metabolic factors in the first half of pregnancy and risk of neonatal macrosomia in term pregnancies. A prospective study. *Eur J Endocrinol, (6)*, 887-94.

Curran, E. A., O'Neill, S. M., Cryan, J. F., Kenny, L. C., Dinan, T. G., Khashan, A. S. & Kearney, P. M. (2014). Research review: Birth by caesarean section and development of autism spectrum disorder and attention-deficit/hyperactivity disorder: a systematic review and meta-analysis. *Journal of Child Psychology and Psychiatry, 56 (5)*, 500-508. https://doi.org/10.1111/jcpp.12351

Denham, J., Marques, F. Z., Bruns, E. L., O'Brien, B. J. & Charchar, F. J. (2016). Epigenetic changes in leukocytes after 8 weeks of resistance exercise training. *European Journal of Applied Physiology, 116 (6)*, 1245-1253.

Deutsche Gesellschaft für Ernährung (2016). *Ernährungsbericht 2016*. Deutsche Gesellschaft für Ernährung, Bonn.

Deutsche Gesellschaft für Ernährung (2016). Vegane Ernährung: Nährstoffversorgung und Gesundheitsrisiken im Säuglings- und Kindesalter. *Ernährungs Umschau 63 (04)*, 92-102.

Deutsche Gesellschaft für Ernährung (2009). *Presseinformation, Prävention beginnt bereits im Mutterleib. Ernährung und frühe kindliche Prägung.* DGE aktuell, 01/2009.

DocMedicus Vitalstofflexikon. (o. J.). Abgerufen 11. November 2019, von http://www.vitalstoff-lexikon.de/

Dordel, S. (2003). *Bewegungsförderung in der Schule: Handbuch des Sportförderunterrichtes.* Verlag Modernes Lernen.

Dovey, T. M., Staples, P. A., Gibson, E. L. & Halford, J. C. (2008). Food neophobia and ‚picky/fussy' eating in children: A review. *Appetite, 50,* 181-193.

Ellrott, T. (2009). Einflussfaktoren auf die Entwicklung des Essverhaltens im Kindesalter. *Oralprophylaxe Kinderzahnheilkunde, 31, 8.*

Ellrott, T. (2007). Wie Kinder essen lernen. *Ernaehr Wiss Prax, 1*, 167-173.

Esparham, A., Evans, R., Wagner, L. & Drisko, J. (2014). Pediatric integrative medicine approaches to attention deficit hyperactivity disorder (ADHD). *Children, 1 (2)*, 186-207. https://doi.org/10.3390/children1020186

Fettsäuren-Verhältnis – deine-ernaehrung.de. (o. J.). Abgerufen 7. November 2019, von https://deine-ernaehrung.de/gesunde-fette-fast-jeder-macht-hier-gravierende-fehler/fettsaeuren-verhaeltnis-2/

Finger, J., Varnaccia, G., Borrmann, A., Lange, C. & Mensink, G. (2018). Körperliche Aktivität von Kindern und Jugendlichen in Deutschland – Querschnittergebnisse aus KiGGS Welle 2 und Trends. *Journal of Health Monitoring, 3 (1)*, Robert-Koch-Institut.

Gaster, C. (2012). *Macht Fernsehwerbung dick?* UGB-FORUM, 2/12, 100-101.

Georgieff, M. K. (2011). Long-term brain and behavioral consequences of early iron deficiency. *Nutrition Reviews, 69,* 43-48. https://doi.org/10.1111/j.1753-4887.2011.00432.x

Gerfen, P. (2019). *Bewegung! Motivation – Training – Ernährung.* Aachen: Meyer & Meyer Fachverlag.

Gießelmann, K., (2016). Frühkindliche Ernährung: Die ersten 1.000 Tage entscheiden. *Dtsch Arztebl, 113 (43)*, A-1920/B-1617/C-1605.

Glenn, J. D. & Mowry, E. M. (2016). Emerging concepts on the gut microbiome and multiple sclerosis. *Journal of Interferon & Cytokine Research, 36 (6)*, 347-357. https://doi.org/10.1089/jir.2015.0177

GmbH, D. R. Ä. D. Ä. & Arnold, Dr. med. I. A. (2016, November 4). *Arthrose: Was gibt es Neues?* Abgerufen 10. November 2019, von https://www.aerzteblatt.de/treffer?mode=s&wo=272&typ=16&aid=183365&titel=arthrose&s=arthrose

Grimm, H.-U. (2017). *Gummizoo macht Kinder froh, krank und dick dann sowieso: Kinderernährung – was gut ist und was schädlich.* Droemer HC.

Gröber, U. (2018). *Mikronährstoff-Beratung: Ein Arbeitsbuch.* Stuttgart: Wissenschaftliche.

Guthold, R., Stevens, G. A., Riley, L. M. & Bull, F. C. (2020). Global trends in insufficient physical activity among adolescents: A pooled analysis of 298 population-based surveys with 1·6 million participants. *The Lancet Child & Adolescent Health, 4 (1)*, 23-35. https://doi.org/10.1016/s2352-4642(19)30323-2

Hammons, A. J. & Fiese, B. H. (2011). Is frequency of shared family meals related to the nutritional health of children and adolescents? *Pediatrics, 127,* e1565-e1574.

Harel, Y., Zuk, L., Guindy, M., Nakar, O., Lotan, D. & Fattal-Valevski, A. (2017). The effect of subclinical infantile thiamine deficiency on motor function in preschool children. *Maternal & Child Nutrition, 13 (4)*. https://doi.org/10.1111/mcn.12397

Harms, L. R., Burne, T. H. J., Eyles, D. W. & McGrath, J. J. (2011). Vitamin D and the brain. *Best Practice & Research Clinical Endocrinology & Metabolism, 25 (4)*, 657-669. https://doi.org/10.1016/j.beem.2011.05.009

Hauck, C. & Ellrott, T. (2017), Food Addiction: Suchtartiges Essverhalten. *Ernährungs Umschau, 6*, M330 bis M338.

Heldmann-Kiesel, E. (2010). *Renate Zimmer bringt die frühkindliche Bildung in Bewegung.* Abgerufen 8. Januar 2020, von https://www.yumpu.com/de/document/read/8797805/renate-zimmer-bringt-die-fruh-kindliche-bildung-in-bewegung

Iwan, A. (2013). *Jede Frau kann schlanker werden: Das Anti-Diät-Buch.* Aktualisierte Ausgabe (German Edition). München: Goldmann Verlag.

Je browser bijwerken | Facebook. (o. J.). Abgerufen 7. November 2019, von https://www.facebook.com/unsupportedbrowser

Johnson, M., Fransson, G., Östlund, S., Areskoug, B. & Gillberg, C. (2016). Omega 3/6 fatty acids for reading in children: A randomized, double-blind, placebo-controlled trial in 9-year-old mainstream schoolchildren in Sweden. *Journal of Child Psychology and Psychiatry, 58 (1)*, 83-93. https://doi.org/10.1111/jcpp.12614

Joyce, A., Etty-Leal, J., Zazryn, T. & Hamilton, A. (2010). Exploring a mindfulness meditation program on the mental health of upper primary children: A pilot study. *Advances in School Mental Health Promotion, 3 (2)*, 17-25. https://doi.org/10.1080/1754730X.2010.9715677

Kaisari, P., Yannakoulia, M. & Panagiotakos, D. B. (2013). Eating frequency and overweight and obesity in children and adolescents: A metaanalysis. *Pediatrics, 131*, 958-967.

Kaiserschnitt erhöht Adipositasrisiko der Kinder. (2016, September 7). Abgerufen 8. Januar 2020, von https://www.aerzteblatt.de/nachrichten/70383/Kaiserschnitt-erhoeht-Adipositasrisiko-der-Kinder

Kempermann, G. (2019, Oktober 25). *Sport in der Schwangerschaft fördert bei Mäusebabys Nervenbildung.* MDC Berlin. Abgerufen 10. November 2019, von https://www.mdc-berlin.de/node/21415

Kim, N., Thatcher, T. H., Sime, P. J. & Phipps, R. P. (2017). Corticosteroids inhibit anti-IgE activities of specialized proresolving mediators on B cells from asthma patients. *JCI Insight, 2 (3)*. https://doi.org/10.1172/jci.insight.88588

Kinderturnen Augsburg Kinderkurse Outdoor [Kinderturnen Augsburg, Kinderkurse Augsburg, Hebamme Augsburg, Hebammenpraxis Augsburg, Mutter-Kind-Turnen Augsburg, Sportkurse Kinder Augsburg] www.kinderreich-augsburg.de. (o. J.). Abgerufen 30. Oktober 2019, von https://www.kinderreich-augsburg.de/cms/index.php?cms_id=112

Kočovská, E., Fernell, E., Billstedt, E., Minnis, H. & Gillberg, C. (2012). Vitamin D and autism: Clinical review. *Research in Developmental Disabilities, 33 (5)*, 1541-1550. https://doi.org/10.1016/j.ridd.2012.02.015

Kromeyer-Hauschild, K., Moss, A. & Wabitsch, M. (2015). Referenzwerte für den Body-Mass-Index für Kinder, Jugendliche und Erwachsene in Deutschland. Anpassung der AGA-BMI-Referenz im Altersbereich von 15 bis 18 Jahren. *Adipositas, 9,* 123-127.

Kurpiers, N. & Kersting, U. G. (2017). The one-ski-method-effects of an alternative teaching approach on selected movement patterns in alpine skiing. *Cogent Social Sciences, 3 (1)*, 1-11.

Laging, R. (1991). *Stundenblätter Turnen. Bewegungsgelegenheiten zum Erkunden – Lernen – Gestalten.* Stuttgart.

Landgraf, K., Kiess, W. & Körner, A. (2019). Frühe Fettgewebsdysfunktion bei Kindern mit Adipositas. *Thieme E-Journals – Adipositas – Ursachen, Folgeerkrankungen, Therapie, 13 (01)*, 14-22.

Lasner-Tietze, C. (o. J.). *Starke Eltern – Starke Kinder® – Startseite.* Abgerufen 11. November 2019, von http://www.sesk.de/content/start.aspx

Lebensmittel | DocMedicus Vitalstofflexikon. (o. J.). Abgerufen 7. November 2019, von http://www.vitalstoff-lexikon.de/Fettsaeuren/Omega-3-Fettsaeuren/Lebensmittel.html

Leichter-Saxby, M. (2009, Oktober 2). *gambia –.* Abgerufen 8. Januar 2020, von https://playeverything.wordpress.com/tag/gambia/

Lernpause. (2017, September 12). Abgerufen 1. November 2019, von https://www.teachback.de/blog/lernpause/

Li, J., Kaiser, T., Pollmann-Schult, M. & Strazdins, L. (2019). Long work hours of mothers and fathers are linked to increased risk for overweight and obesity among preschool children: longitudinal evidence from Germany. *J Epidemiol Community Health, 73*, 723-729.

Liebisch, R. & Koschel, D. (1998). *Gesundheitsförderung im Vorschulalter. Ein Praxisleitfaden.* Hannover.

Lutz, H. (2015). *Life Kinetik®: Gehirntraining durch Bewegung.* München: BLV, ein Imprint von GRÄFE UND UNZER Verlag GmbH.

Lutz, H. (2008). *Life Kinetik – Gehirntraining durch Bewegung.* CD/Sprecher: Wolfgang Schatz. München: BLV.

Mangner, N., Scheuermann, K., Winzer, E., Wagner, I., Hoellriegel, R., Sandri, M., Zimmer, M., Mende, M., Linke, A., Kiess, W., Schuler, G., Körner, A. & Erbs, S. (2014). Childhood obesity: Impact on cardiac geometry and function. *JACC Cardiovasc Imaging, 7 (12)*, 1198-205. PMID: 25306542 [PubMed – in process] [IF: 6,986]

Max-Rubner-Institut Bundesforschungsinstitut für Ernährung und Lebensmittel 2008. (2008). *Ergebnisbericht, Teil 2 Nationale Verzehrsstudie II.* Abgerufen von mel.de/SharedDocs/Downloads/Ernaehrung/NVS_ErgebnisberichtTeil2.pdf;jsessionid=8632582B550BA0AAD6AA1E2A91AFEF7C.2_cid288?__blob=publicationFile

## Kinder in Bewegung

Nakajima, K., Takeoka, M., Mori, M., Hashimoto, S., Sakurai, A., Nose, H. & …Oh, T. (2010). Exercise effects on methylation of ASC gene. *International Journal of Sports medicine, 31 (09)*, 671-675.

Nier, A., Brandt, A. & Baumann, A. et al. (2019). Metabolic abnormalities in normal weight children are associated with increased visceral fat accumulation, elevated plasma endotoxin levels and a higher monosaccharide intake. *The Lancet Global Health VOLUME 7*, ISSUE 7, PE849-E860.

Panorama: Eltern loben Kinder öfter als früher. (2006, Juli 1). Abgerufen 1. November 2019, von https://www.tagesspiegel.de/gesellschaft/panorama/eltern-loben-kinder-oefter-als-frueher/726794.html

Portillo-Reyes, V., Pérez-García, M., Loya-Méndez, Y. & Puente, A. E. (2014). Clinical significance of neuropsychological improvement after supplementation with omega-3 in 8-12 years old malnourished Mexican children: A randomized, double-blind, placebo and treatment clinical trial. *Research in Developmental Disabilities, 35 (4)*, 861-870. https://doi.org/10.1016/j.ridd.2014.01.013

Präventionsradar (2019). Institut für Therapie- und Gesundheitsforschung IFT-Nord gGmbH. Gefördert durch die DAK.

Ratey, J. J. & Hagerman, E. (2013). *Superfaktor Bewegung: Das Beste für Ihr Gehirn!* Kirchzarten bei Freiburg: VAK.

Rezapour, S., Shiravand, M. & Mardani, M. (2018). *Epigenetic changes due to physical activity. Biotechnology and applied Biochemistry.* doi:10.1002/bab.1689

RKI – EsKiMo II. (2019, Juli 10). Abgerufen 11. November 2019, von https://www.rki.de/DE/Content/Gesundheitsmonitoring/Studien/Kiggs/kiggs_2/Eskimo_2/eskimo_2_node.html

RKI – Journal of Health Monitoring – Motorik-Modul (MoMo) – das Modul zur Erfassung der motorischen Leistungsfähigkeit und der körperlich-sportlichen Aktivität in KiGGS Welle 2 – Concepts & Methods – JoHM S3/2017. (2017). Abgerufen 8. Januar 2020, von https://www.rki.de/DE/Content/Gesundheitsmonitoring/Gesundheitsberichterstattung/GBEDownloadsJ/ConceptsMethods/JoHM_02S3_2017_MoMo.html

Rüegg, J. C. (2007). *Gehirn, Psyche und Körper: Neurobiologie von Psychosomatik und Psychotherapie.* Stuttgart: Schattauer.

Rütten, A. & Pfeifer, K. (2017). *Nationale Empfehlungen für Bewegung und Bewegungsförderung.* Köln: Bundeszentrale für gesundheitliche Aufklärung.

Sandseter, E. B. H. (2007a). Categorizing risky play – how can we identify risk-taking in children's play? *European Early Childhood Education Research Journal, 15 (2)*, 237-252.

Schäfer, T., Bauer, C.-P., Beyer, K., Bufe, A., Friedrichs, F., Gieler, U. & …Muche-Borowski, C. (2014). S3-Guideline on allergy prevention: 2014 update. *Allergo Journal International, 23 (6)*, 186-199. https://doi.org/10.1007/s40629-014-0022-4

Schlack, R., Hölling, H., Kurth, B.-M. & Huss, M. (2007). Die Prävalenz der Aufmerksamkeitsdefizit-/Hyperaktivitätsstörung (ADHS) bei Kindern und Jugendlichen in Deutschland. *Bundesgesundheitsblatt – Gesundheitsforschung – Gesundheitsschutz, 50 (5-6)*, 827-835. https://doi.org/10.1007/s00103-007-0246-2

Schmiade, N., & Mutz, M. (2012). Sportliche Eltern, sportliche Kinder. *Sportwissenschaft, 42 (2)*, 115-125. https://doi.org/10.1007/s12662-012-0239-7

Schmidt, R. & Schnitzer, S. (2018). *Allergie und Mikrobiota.* Haug Verlag in Georg Thieme Verlag KG 2018. https://doi.org/10.1055/b-004-140265

Schmidtchen, S. (1989). *Kinderpsychotherapie: Grundlagen, Ziele, Methoden.* Kohlhammer.

Schwarz, J. M. et al. (2017). Effects of dietary fructose restriction on liver fat, de novo lipogenesis, and insulin kinetics in children with obesity. *Gastroenterology*, doi: 10.1053/j.gastro.2017.05.043

Shao, Y., Forster, S. C., Tsaliki, E., Vervier, K., Strang, A., Simpson, N. & …Lawley, T. D. (2019). Stunted microbiota and opportunistic pathogen colonization in caesarean-section birth. *Nature, 574 (7776)*, 117-121. https://doi.org/10.1038/s41586-019-1560-1

Shutts, K., Kinzler, K. D. & DeJesus, J. M. (2013). Understanding infants' and children's social learning about foods: Previous research and new prospects. *Dev Psychol 49*, 419-425.

Sonnberger, H. (2012b, November 21). *Schon Grundschüler leiden unter Stress.* Abgerufen 8. Januar 2020, von https://www.spiegel.de/lebenundlernen/schule/studie-zur-gesundheit-von-kindern-viele-schueler-leiden-unter-stress-a-868476.html

Spilling-Nöker, C. (o. J.). *Werde still.* Abgerufen 14. Januar 2020, von https://www.pius-kirchgessner.de/08_Impulse/D_Stille/Werde%20still.htm

## ● Kinder in Bewegung

Struwwelpeter-Sammlung. (2019). Abgerufen 10. Oktober 2019, von https://www.ub.uni-frankfurt.de/wertvoll/struwwelpeter.html

Teuchert-Noodt, G. (2018). Cyber-Attacke auf das Gehirn des Kindes. *Deutsche Heilpraktiker-Zeitschrift, 13 (08)*, 28-32. https://doi.org/10.1055/a-0729-3595

Uhlenbruck, G. (1996). Sport und das Immunsystem. Sarkoidose-Fachbeiträge Zum Krankheitsbild. Neuss: *Deutsche Sarkoidose Vereinigung*, 270-282.

Van Winckel, M. (2017). *Vegetarian and vegan diets; pros and cons in infants, children and adolescents. Presented at the Annual Meeting of the European Society for Paediatric Gastroenterology, Hepatology and Nutrition.* Prague, Czech Republic, 11 May, 2017.

Verbraucherzentrale (2017). *Energy Drinks: Gesundheitsrisiko für Vieltrinker.* https://www.verbraucherzentrale.de/wissen/lebensmittel/gesund-ernaehren/energy-drinks-gesundheitsrisiko-fuer-vieltrinker-11212. Abgerufen 20.10.2019

Verkehrstote in Deutschland bis 2018 | Statista. (2019). Abgerufen 30. September 2019, von https://de.statista.com/statistik/daten/studie/185/umfrage/todesfaelle-im-strassenverkehr/

Vinding, R. K., Stokholm, J., Sevelsted, A., Sejersen, T., Chawes, B. L., Bønnelykke, K. & …Bisgaard, H. (2018). *Effect of fish oil supplementation in pregnancy on bone, lean, and fat mass at six years: randomised clinical trial.* BMJ, k3312. https://doi.org/10.1136/bmj.k3312

Wahl, S., Drong, A., Lehne, B., Loh, M., Scott, W. R., Kunze, S. & …Chambers, J. C. (2016). Epigenome-wide association study of body mass index, and the adverse outcomes of adiposity. *Nature, 541 (7635)*, 81-86. https://doi.org/10.1038/nature20784

Walther, C., Mende, M., Gaede, L., Müller, U., Machalica, K. & Schuler, G. (2011). Einfluss eines täglichen Schulsportunterrichts auf das kardiovaskuläre Risiko – 2-Jahres Ergebnisse einer Cluster-randomisierten Studie. *DMW – Deutsche Medizinische Wochenschrift, 136 (46)*, 2348-2354. https://doi.org/10.1055/s-0031-1292049

Wampach, L., Heintz-Buschart, A., Fritz, J. V., Ramiro-Garcia, J., Habier, J., Herold, M. & …Wilmes, P. (2018). Birth mode is associated with earliest strain-conferred gut microbiome functions and immunostimulatory potential. *Nature Communications, 9 (1)*. https://doi.org/10.1038/s41467-018-07631-x

Weiss, R., Dziura, J., Burgert, T. S., Tamborlane, W. V., Taksali, S. E., Yeckel, C. W. & … Caprio, S. (2004). Obesity and the metabolic syndrome in children and adolescents. *New England Journal of Medicine, 350 (23)*, 2362-2374. https://doi.org/10.1056/nejmoa031049

Whitaker, R. C., Wright, J. A., Pepe, M. S., Seidel, K. D. & Dietz, W. H. (1997). Predicting obesity in young adulthood from childhood and parental obesity. *New England Journal of Medicine, 337 (13)*, 869-873. https://doi.org/10.1056/NEJM199709253371301

Yoshida, S., Yasutomo, K. & Watanabe, T. (2016). Treatment with DHA/EPA ameliorates atopic dermatitis-like skin disease by blocking LTB4 production. *The Journal of Medical Investigation, 63 (3.4)*, 187-191. https://doi.org/10.2152/jmi.63.187

Zhang, F. F., Cardarelli, R., Carroll, J., Zhang, S., Fulda, K. G., Gonzalez, K. & … Santella, R. M. (2011). Physical activity and global genomic DNA methylation in a cancer-free population. *Epigenetics, 6 (3)*, 293-299.

Zimmer, R. (2012). Kindergärten in Bewegung – Was zeichnet einen Bewegungskindergarten aus. *Motorik, 35 (1)*, 15-22.

• Kinder in Bewegung

## Buchempfehlung

„Bewegung!" von Peter Gerfen

Motivation – Training – Ernährung

Bewegung ist Entwicklung und Entfaltung. Bewegung ist essenziell.

Das *Bewegung!*-Buch basiert auf einem ganzheitlichen Konzept aus Motivation, Training und Ernährung. Kurz, das MTE-Konzept.

Alle Elemente sind aufeinander angewiesen und füreinander da.

Kein Mensch ist so wie der andere. Dem Autor Peter Gerfen war es wichtig, ein Konzept zu erstellen, das auf das Individuum und nicht auf die Masse zugeschnitten ist.

Im Buch wird Ihnen aufgezeigt, warum es für Sie so elementar wichtig sein sollte, Ihren Körper durch Trainings-und Ernährungsprogramme zu fordern, gleichzeitig aber auch Ihren Geist und Ihre Seele nicht zu vernachlässigen.

Das *Bewegung!*-Buch ist kein typisches Fitnessbuch, wie man es kennt.

*Bewegung!* nimmt den Leser mit auf eine Reise zu sich selbst und zu seinen Zielen.

Alles, was Sie an „Gepäck und Werkzeug" für Ihren Weg benötigen, erfahren Sie in diesem Buch.

„Bewegung!"

Meyer & Meyer Verlag, Aachen

ISBN-10: 3840376424

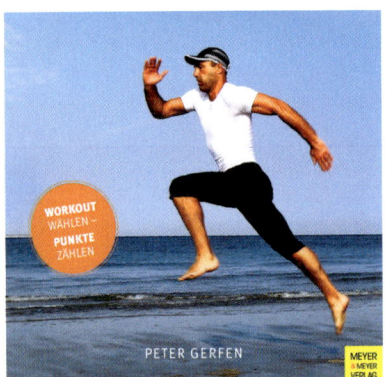

# Die Autoren

## Hauptautor

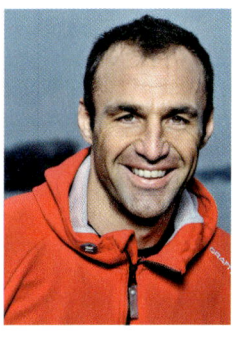

### PETER GERFEN

Peter Gerfen war in den 1990er-Jahren Handballnationalspieler und Torschützenkönig der Ersten Handball-Bundesliga.

Nach Ende seines Sportstudiums begann seine Karriere als Personal-Fitness-Trainer. Heute ist Gerfen einer der gefragtesten Fitnesstrainer in Deutschland. Er konzipiert Präventionskurse für Krankenkassen und schreibt Sachbücher zu den Themen Motivation, Training und Ernährung. Als „Brave Speaker" tritt Gerfen auf nationalen und internationalen Veranstaltungen als Redner und Mutmacher auf.

Mit seinem Kindersportcamp, einem Herzensprojekt, ist der zweifache Familienvater in vielen Städten als Bewegungsbotschafter unterwegs.

**Informationen:**
https://bewegung-petergerfen.de/ | https://www.bravespeakers.de/

## Co-Autoren

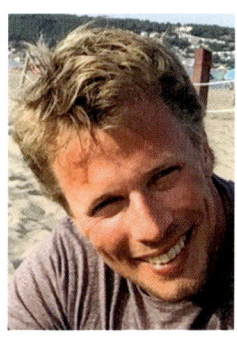

### PROF. DR. NICO KURPIERS

Prof. Dr. Nico Kurpiers (Jahrgang 1976) ist Sportwissenschaftler am Institut für Sportwissenschaft der Stiftung Universität Hildesheim. Er studierte Lehramt in Münster, war Gymnasiallehrer in Dortmund, hat dann in Neuseeland promoviert und anschließend in Aalborg/Dänemark, Flensburg und Hildesheim als Dozent gearbeitet. Er war viele Jahre erfolgreicher Leichtathlet (u. a. deutscher Jugendmeister im Sprint) und wettkampforientierter Freestyleskifahrer. Er lehrt und forscht im Bereich der Bewegungswissenschaft und des Gesundheitssports. Nico Kurpiers ist verheiratet und Vater eines Sohnes. Er lebt mit seiner Familie in der Nähe von Hildesheim.

**Informationen:**
https://www.ein-ski-methodik.de/ | https://www.slidation.com/

– • Kinder in **Bewegung**

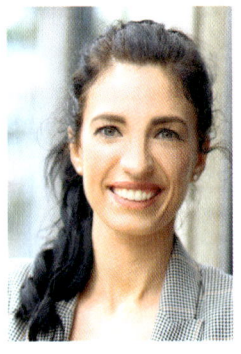

### BRINJA HOFFMANN

Brinja Hoffmann ist als Referentin und Coach für Unternehmen in der gesamten Bundesrepublik tätig. Hierbei begeistert die 31-jährige Diplom-Ernährungswissenschaftlerin und ehemalige Leistungssportlerin ihr Publikum mit spannenden Erkenntnissen und Fallbeispielen zum Thema Ernährung. Seit vielen Jahren begleitet sie zudem Kinder mit Essstörungen in ihrer Praxis für Ernährungsberatung und -therapie in der Nähe von Wolfsburg.

**Informationen:**
https://www.hhc-wolfsburg.de/

## Medizinische Fachbegleitung Bewegung und Ernährung

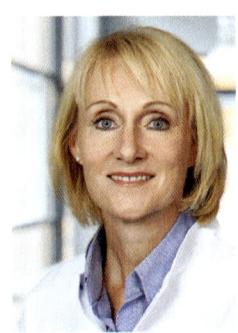

### DR. MED. CORINNA ABROLAT

Dr. med. Corinna Abrolat ist Oberärztin in der Radiologischen Klinik im St.-Bernward-Krankenhaus in Hildesheim. Neben zahlreichen Weiterbildungen in der Sport- und Suchtmedizin tritt Frau Dr. Abrolat als Gastreferentin im Institut für Sportwissenschaft in Hildesheim und im Ethnomedizinischen Zentrum in Hannover auf. Sie ist Mutter von zwei Kindern, leidenschaftliche Leichtathletin und Skifahrerin.

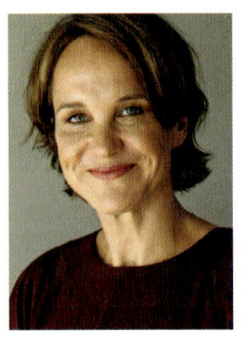

### DR. MED. JESSICA HINTEREGGER-MÄNNEL

Dr. med. Jessica Hinteregger-Männel ist Fachärztin für Allgemeinmedizin mit Schwerpunkt Ernährungsmedizin, Naturheilverfahren, Osteopathie und Sportmedizin. Niedergelassen im Salutomed Centrum Düsseldorf mit Zweitpraxis in Meerbusch. Sie ist außerdem Dozentin am Institut für Angewandte Osteopathie und Lehrbeauftragte für Integrative Medizin an der Hochschule Rhein Waal und hält viele Vorträge rund um gesunde Ernährung und die Bedeutung des Mikrobioms.

**Informationen:**
www.dr-maennel.com

# Anhang

## Gastautoren – Bewegung

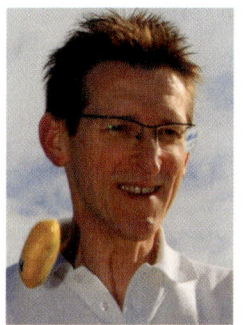

### HORST LUTZ

Horst Lutz nutzt seine langjährige Erfahrung als Diplom-Sportlehrer, Trainer und Dozent und entwickelte die Life-Kinetik®-Methode. Seit 2007 konzentriert er sich ausschließlich auf die Verbreitung dieses Programms durch Trainerausbildungen, Kurse, Coachings für Privatpersonen, Bildungseinrichtungen, Unternehmen und Hochleistungssportler. Zu seinen Kunden zählen u. a. Jürgen Klopp, Felix Neureuther sowie Fußball-Bundesliga-Mannschaften wie Borussia Dortmund und weitere Erstligamannschaften.

**Informationen:**
https://www.lifekinetik.de/

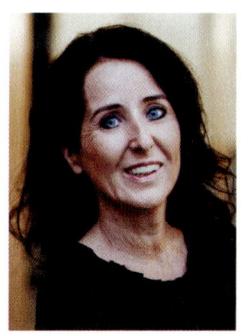

### TEAM „MAMICO"

Melanie Goldbeck wurde 1969 in Verden an der Aller geboren, ist verheiratet und Mutter eines Sohnes. Sie ist Gründerin von „mamico", Mutmacher, Energiespender und Wutzwerg-Schlichter.

Ihr Leitbild: Jedes Kind ist ein einzigartiges Geschenk!

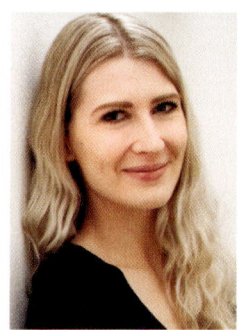

Kathrin Traullé ist 1987 in Minden geboren, verheiratet und Mutter von drei Kindern. Nach Absolvieren der Ausbildung zur Erzieherin und einem anschließenden Lehramts- und Sonderpädagogikstudium vertiefte sie ihre Kenntnisse durch zahlreiche Fortbildungen im Bereich der Früh- und Elementarpädagogik mit den Schwerpunkten Lernen und Entwicklung.

**Informationen:**
https://mamico.de/

• Kinder in Bewegung

## Gastautoren – Psychologie und Entspannung

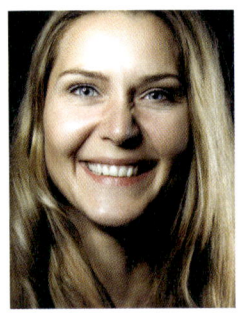

### MARIA HORN

Maria Horn wurde 1982 in Zeitz geboren und wuchs in Frankreich als mittleres Kind von drei Geschwistern auf.

Sie ist Kinder-Jugend-Eltern- und Familiencoach und spezialisiert auf Kinder und Jugendliche mit „Auffälligkeiten".

Ihr Motto: „Begleiten statt erziehen, macht Kinder stark und glücklicher."

Die Bewusstmachung und Nutzung der eigenen Potenziale, Fähigkeiten und Fertigkeiten ist die beste Basis zur Gestaltung eines selbstbestimmten, freien Lebens.

**Informationen:**
www.welt-veraendern.jetzt

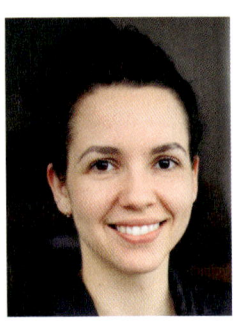

### FRANZISKA MARIA SIRIGNANO

Marie Franziska Sirignano studierte Psychologie und arbeitet heute als systemische Familientherapeutin mit eigener Praxis in Saarbrücken. Franziska Sirignano, die zudem im Adoptions- und Pflegekinderdienst tätig ist, erfüllt es mit Glück und Dankbarkeit, Kinder und Jugendliche auf ihrem Weg zu Entspannung, zur Stille und zu ihrer inneren Stärke zu begleiten.

**Informationen:**
https://www.meditationfuerkinder.de/

### KATRIN JUNGE

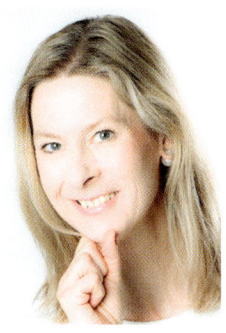

Life-Coach Katrin Junge bringt auf den Punkt, was Eltern wissen müssen, um Kindern einen guten Weg ins Leben zu ebnen, gerade in schwierigen familiären Zeiten.

Als Mutter von zwei Kindern weiß sie, worauf es ankommt und beschreibt, was Eltern tatsächlich praktisch verändern können und welche Grundsteine der Kommunikation die Basis für eine optimale Entwicklung der Kinder geben.

**Informationen:**
https://www.katrin-junge.de/home

## Gastautoren – Ernährung

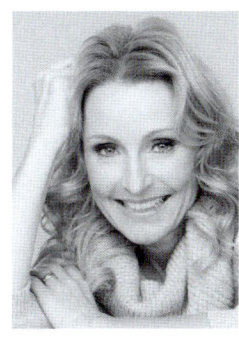

### DR. RER. NAT. ALEXA IWAN

Dr. rer. nat. Alexa Iwan ist Diplom-Oecotrophologin, zertifizierte Adipositastrainerin für Kinder und Jugendliche sowie Köchin, Journalistin und TV-Moderatorin. Viele Jahre arbeitete sie als Reporterin, Redakteurin und Moderatorin zahlreicher TV-Formate, bis sie sich nach der Geburt ihres zweiten Kindes ganz dem Thema „Gesundheit" und der Ernährungsaufklärung in der Öffentlichkeit verschrieben hat. In ihren Sendungen „rundumgesund" (WDR), „Liebling, wir bringen die Kinder um!" (RTL II), „vigoTV" (Center TV), „Alexa – ich kämpfe gegen Ihre Kilos" (RTL) und „Ully nimmt ab" (Health TV) coachte sie u. a. Familien mit Übergewichtsproblemen und half ihnen beim Einstieg in ein gesünderes und schlankeres Leben. Ihre Dissertation an der Deutschen Sporthochschule Köln schrieb Alexa Iwan zum Thema Adipositas im Kindes- und Jugendalter.

**Informationen:**
http://www.alexaiwan.de/

## Kinder in Bewegung

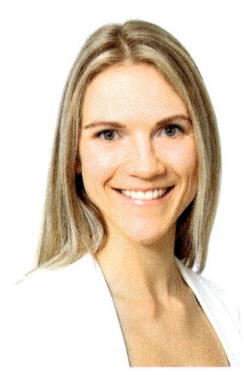

**SABRINA MAASSEN**

Sabrina Maaßen studierte in Jena und in Krems (Österreich) Ernährungswissenschaften und Sport. In ihrer Jugend war Maaßen international als Eisschnellläuferin aktiv. Dem Eis blieb die Diplom-Ernährungswissenschaftlerin auch später als Eishockeyspielerin in der zweiten Bundesliga treu.

Der Schwerpunkt ihrer Arbeit im Adipositaszentrum in Passau liegt in der Etablierung und Organisation der ernährungsmedizinischen Bereiche Adipositastherapie, Malnutrition und in ernährungsmedizinischen Patientenschulungen.

## Danke

Herzlichen Dank an alle Gastautoren und Interviewpartner, die mit ihren Beiträgen und Expertisen geholfen haben, die Themenfelder *Bewegung und Ernährung* aus unterschiedlichsten Blickwinkeln zu betrachten.

Vielen Dank an unsere Coverkinder Jan, Jarno, Emily und Olivia, sowie an alle weiteren Kinder, die uns für die Fotoaufnahmen zum Buch zur Verfügung standen. Hier gilt unser Dank auch allen Eltern, die ihre Erlaubnis hierzu erteilten.

Viele Geschichten in diesem Buch basieren aus Erfahrungen, die wir in unseren zahlreichen Kindersportcamps sammeln durften. Danke, liebe Teilnehmer, dass ihr uns so viel Vertrauen entgegenbringt und uns so viel Freude schenkt mit eurer Begeisterung, Lebensfreude und Aktivität.

Dank auch an Thomas Fenske aus Hameln, der uns als Life-Kinetik®-Trainer unterstützte.

Vielen Dank an das St.-Bernward-Krankenhaus Hildesheim, das uns in medizinischen Fragen hilfreich zur Seite stand.

Die Fotografin Anja Kunisch aus Hildesheim zeichnete für das Covershooting und für viele weitere Fotostrecken im Buch verantwortlich. Danke, Anja, es war wieder eine große Freude mit dir.

Mein großer und herzlicher Dank gilt meinen beiden Söhnen Jan und Jarno. Ihr seid meine stetige Quelle der Inspiration. Durch euch sind viele Ideen zu diesem Buch entstanden.

Ich bin glücklich und dankbar, dass es euch gibt.

• Kinder in Bewegung

## Bildnachweis

Umschlagfoto: Anja Kunisch

Fotos Innenteil:
Anja Kunisch: S. 11, 17, 32, 38, 61, 85, 88, 89, 90, 91, 92, 117, 120, 213
AdobeStock®: S. 13, 19, 28, 30, 36, 93, 121, 125, 138, 149, 158, 164, 169, 175, 184
Peter Gerfen: S. 115, 235 oben
Prof. Dr. Nico Kurpiers: S. 65, 66, 68, 70
St. Bernward Krankenhaus/Hanuschke Fotografie: S. 236 mitte
Radiologische Klinik St.-Bernward-Krankenhaus/Dr. Corinna Abrolat: S. 53
Zeichnung Thomas Gramkow: S. 54
Fotocredit, Marc Frankenhauser: S. 239 unten
Dr. Dr. med. Jessica Hinteregger-Männel: S. 199, 200, 201, 202, 203, 204, 205, 206, 207, 208, 209, 210, 236 unten

Nico Kurpiers: S. 235 unten
Brinja Hoffmann: S. 236 oben
Horst Lutz: S. 237 oben
Melanie Goldbeck: S. 237 mitte
Kathrin Traullé: S. 237 unten
Maria Horn: S. 238 oben
Katrin Junge: S. 239 oben
Sabrina Maaßen: S. 240
Franziska Maria Sirignano: S. 95, 98, 99, 101, 102, 103, 106, 238 unten

Covergestaltung & Layout: Katerina Georgieva

Lektorat: Dr. Irmgard Jaeger

Satz: www.satzstudio-hilger.de

# Für clevere Köpfe – Omega-3 für Kinder

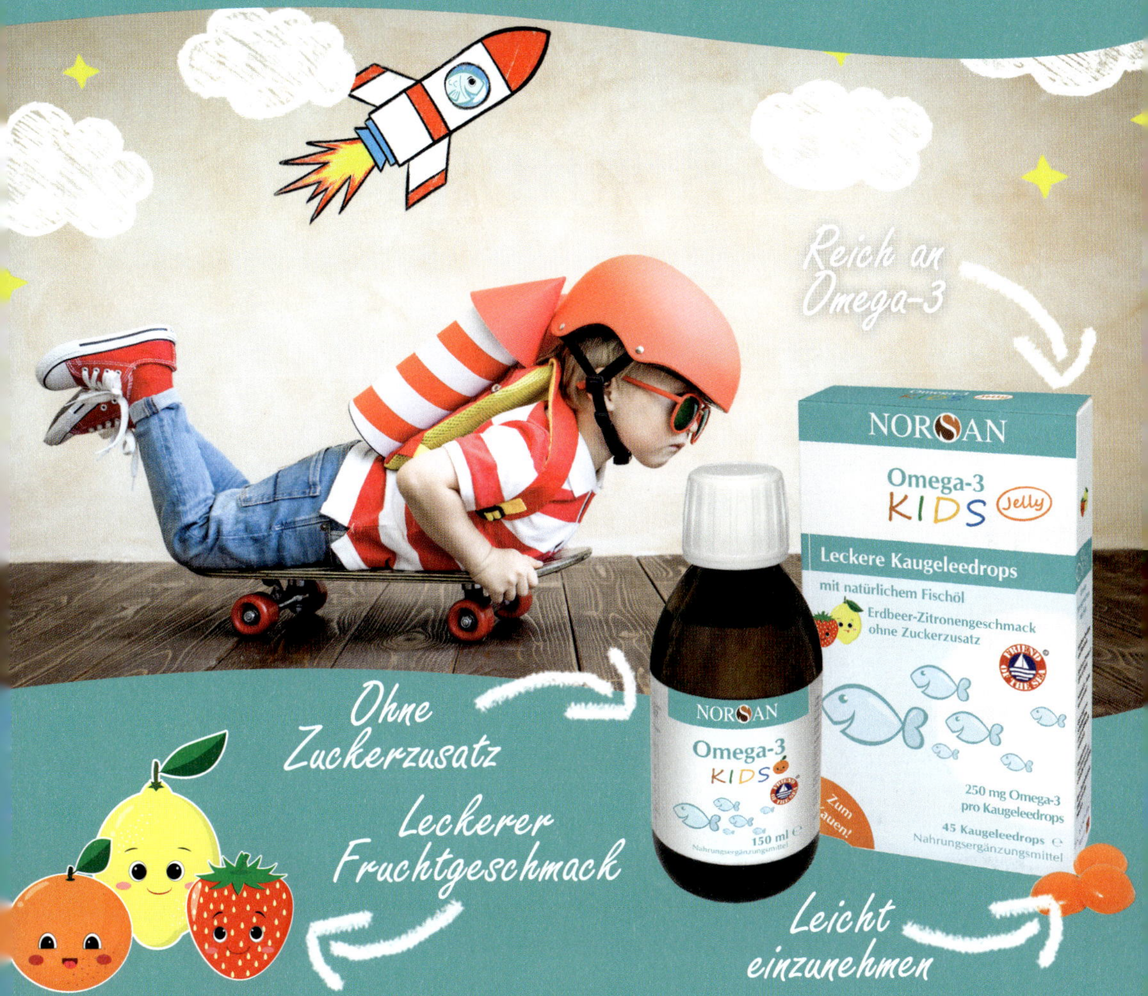

*Reich an Omega-3*

*Ohne Zuckerzusatz*

*Leckerer Fruchtgeschmack*

*Leicht einzunehmen*

Die ausreichende Versorgung von Kindern mit Omega-3, wie sie im Fisch vorkommen, bildet die Grundlage für eine gute Gedächtnisleistung, Konzentrationsfähigkeit und Lernvermögen – Brainfood für die Kleinsten also ☺. Neben der positiven Wirkung auf das Gehirn* sind die marinen Omega-3-Fettsäuren auch gut für Augen* und das Sehvermögen sowie das Herz**.

Gerade Kindern fällt es schwer, mehrmals pro Woche oder gar täglich Fisch zu essen. Unsere Omega-3 KIDS Produkte wurden speziell für die Bedürfnisse von Kindern entwickelt und können einfach in den Alltag integriert werden. Ob flüssiges Omega-3 Öl mit fruchtigem Orangengeschmack, eingerührt im Joghurt oder Smoothie, oder leckere Kaugeleedrops direkt zum Vernaschen.

Probieren Sie jetzt unsere Omega-3 KIDS Produkte und sparen Sie 15 %¹ auf Ihre erste Bestellung mit dem Code: BEWEGUNG15.
Einfach direkt unter www.norsan.de/omega-3-fuer-kinder/ bestellen.

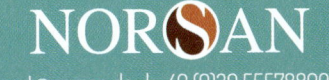

post@norsan.de | +49 (0)30 555788990

\* Laut EFSA ab täglicher Einnahmemenge von 250 mg DHA.
\*\* Laut EFSA ab täglicher Einnahmemenge von 250 mg EPA und DHA.
1: Gültig bis zum 31.12.2020, pro Kunde einmalig einlösbar.

Abonnieren Sie unseren kostenlosen Newsletter unter **www.dersportverlag.de**

# WEITERER TITEL DES AUTORS

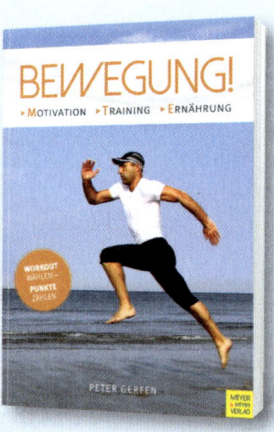

**BEWEGUNG!**

MOTIVATION - TRAINING - ERNÄHRUNG

272 Seiten, in Farbe
150 Fotos
Paperback, 16,5 x 24,0 cm

ISBN 978-3-8403-7642-9
€ [D] 22,00/[A] 22,70

Das MTE-Programm basiert auf den neuesten wissenschaftlichen Erkenntnissen. Es verspricht auch keinen Traumkörper ohne Fleiß und Anstrengung innerhalb weniger Wochen. Von vorgefertigten und variablen Trainingsplänen für jedes Fitnesslevel über Kräftigungsübungen bis hin zu kombinierten Kraft- und Ausdauertrainingseinheiten ist alles dabei. Das einzigartige Fitnessprogramm zeigt wie kein anderes Konzept eine perfekte Wegbeschreibung zu den individuellen sportlichen Zielen. Ein Punktesystem gibt einen stetigen Überblick, auf welchem Punkt des Weges sich der Sportler befindet. Abgerundet wird das Programm durch ein Ernährungskonzept. Der neue Weg zur Traumfigur!

**MEYER & MEYER Verlag**
Von-Coels-Str. 390
52080 Aachen

| | |
|---|---|
| Telefon | 02 41 - 9 58 10 - 25 |
| Fax | 02 41 - 9 58 10 - 10 |
| E-Mail | vertrieb@m-m-sports.com |
| Website | www.dersportverlag.de |

Abonnieren Sie unseren kostenlosen Newsletter unter www.dersportverlag.de

# WEITERE TITEL FÜR KINDER

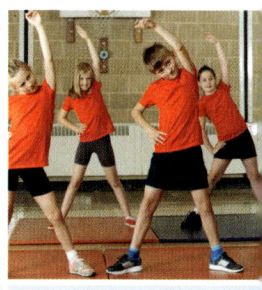

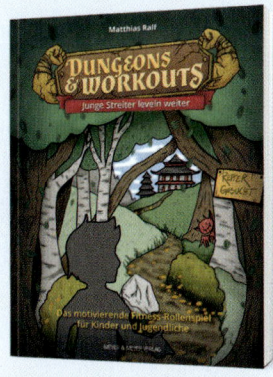

ISBN 978-3-8403-7690-0
€ [D] 22,00/[A] 22,70

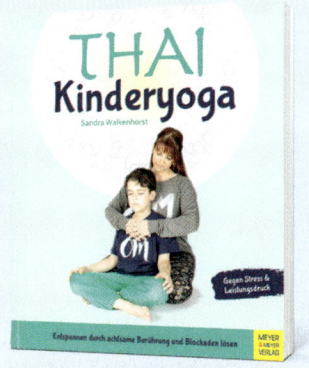

ISBN 978-3-8403-7662-7
€ [D] 24,00/[A] 24,70

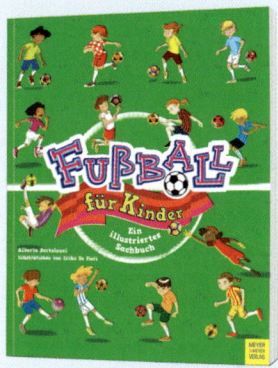

ISBN 978-3-8403-7616-0
€ [D] 16,95/[A] 17,50

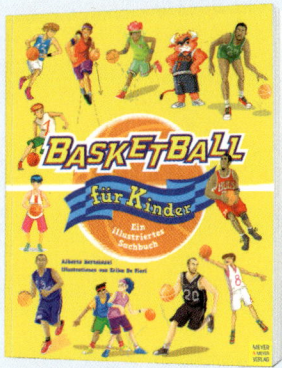

ISBN 978-3-8403-7643-6
€ [D] 16,95/[A] 17,50

Preisänderungen vorbehalten und Preisangaben ohne Gewähr! Bild oben rechts © AdobeStock

**MEYER & MEYER Verlag**
Von-Coels-Str. 390
52080 Aachen

Telefon  02 41 - 9 58 10 - 25
Fax  02 41 - 9 58 10 - 10
E-Mail  vertrieb@m-m-sports.com
Website  www.dersportverlag.de

**MEYER & MEYER VERLAG**